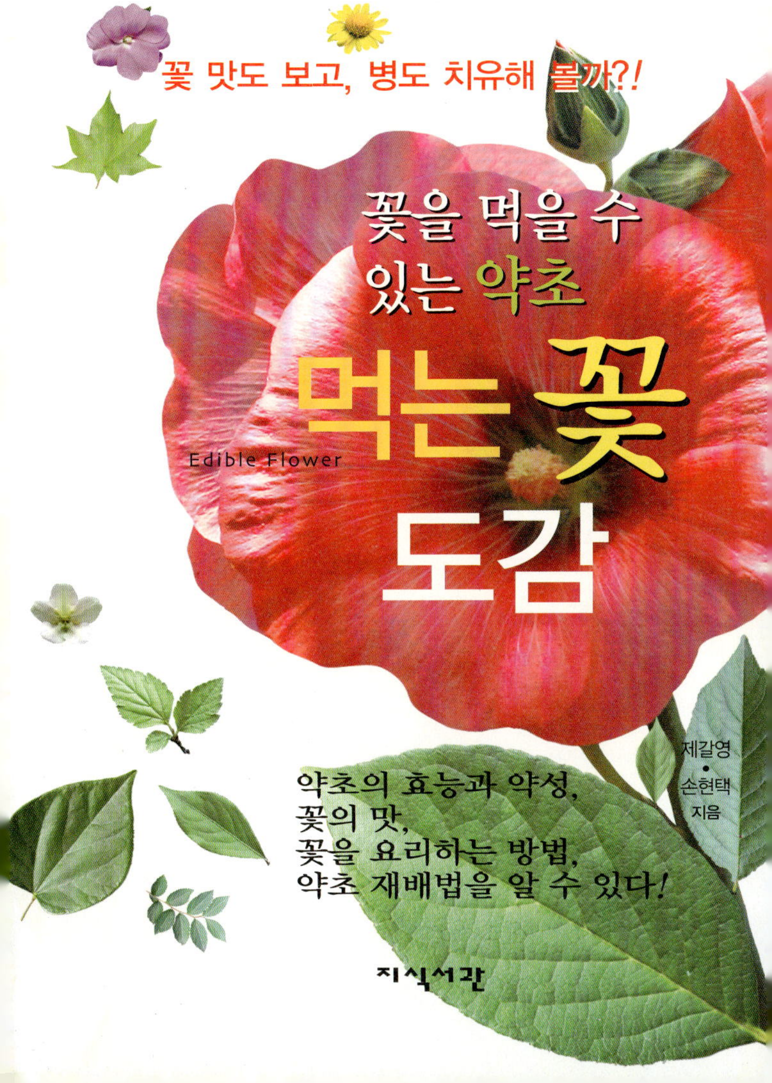

꽃 맛도 보고, 병도 치유해 볼까?!

## 꽃을 먹을 수 있는 약초
# 먹는 꽃 도감

Edible Flower

약초의 효능과 약성,
꽃의 맛,
꽃을 요리하는 방법,
약초 재배법을 알 수 있다!

제갈영・손현택 지음

지식서관

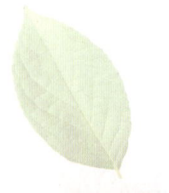
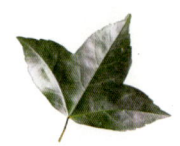
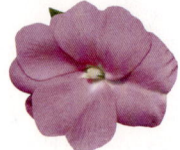

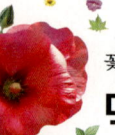

### 꽃을 먹을 수 있는 약초
# 먹는 꽃
### 도감

지은이 | 제갈영 · 손현택
펴낸곳 | 도서출판 지식서관
펴낸이 | 이홍식
디자인 | 디자인 감7
등록번호 | 1990. 11. 21 제96호
주소 | 경기도 고양시 덕양구 보광로 174번길 17-7(벽제동)
전화 | 031)969-9311  팩스 | 031)969-9313
e-mail | jisiksa@hanmail.net

초판 1쇄 발행일 | 2014년 5월 10일

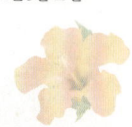
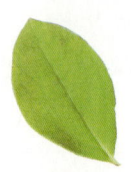

# 머리말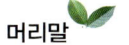

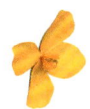

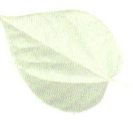

　식물원 출입이 잦아지면서 허브 꽃밥이란 것을 즐겨 먹었습니다. 그러던 3년 전인가요? 식물도감을 읽던 어느 날 불현듯 우리나라꽃은 허브 꽃처럼 식용 꽃이 없다는 생각이 들었습니다. 그래서 관련 문헌을 찾아보기 시작하였고 여러 가지 문서를 확인한 결과 국내에도 식용 꽃 문화가 있었다는 사실을 알았습니다.
　물론 그 식용 꽃 문화라는 것이 고작해야 20종 남짓하였으므로 책으로 꾸미기에는 턱없이 부족한 상태였습니다.

　때는 12월 달이었습니다. 쇠뿔도 단김에 빼라는 말이 있듯, 2년 프로젝트로 국내 자생종 꽃 1천 종을 먹어 보기로 결정하고 바로 다음 날 완도로 출장을 떠났습니다. 눈 내리는 겨울에 완도엔 뭐가 있을까요?

　12월에 눈 내릴 때 볼 수 있는 꽃이 있다면 아마 동백꽃이 있을 것입니다.

  이렇게 시작한 먹는 꽃 취재 여행은 어느덧 3년이 흘렀습니다. 그 기간에 운 좋게도 '세계꽃식물원' 원장님을 비롯한 여러 분들과 이야기할 수 있는 계기를 얻었습니다. 일면식도 없는 저에게 꽃의 식용에 관해 장장 3시간 동안 토론을 벌여주신 세계꽃식물원 원장님께 이 기회에 깊은 감사 인사를 드립니다.

  지난 3년 동안의 취재 결과 필자는 자생종 식물 꽃 1천 200여 종과 외래종 및 허브식물 꽃 400여 종을 식용해 보았습니다.

  색다른 건강서로 기획하여, 그 중에서 약초가 아닌 식물들도 소개하였지만 꽃을 먹을 수 있는 약초들을 추천하기 위해 이 책을 꾸몄습니다. 이 책이 먹는 꽃에 관심 있는 분들과 색다른 요리를 꿈꾸는 분들, 또한 식물을 사랑하고 아끼는 분들에게 많은 도움이 되길 기원 드립니다.

2011년 12월<br>제갈영, 손현택 드림<br>photocoffeeman@daum.net

# 들어가는 말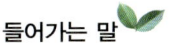

## 1. 먹는 꽃을 즐길 수 있는 시기는 언제일까요?

꽃을 식용할 때는 가급적 봄꽃 위주로 식용하는 것이 자연주의자들의 주장입니다. 여름, 가을 꽃은 꽃 안에 해충의알이나 곤충들이 서식하고 있을 확률이 높기 때문입니다. 그러므로 날벌레가 활동하지 않는 봄 꽃일수록 식용에 더욱 안전한 셈입니다. 만일 여름, 가을 꽃을 식용하고 싶다면 가볍게 세척한 뒤 전자렌지로 조금 익거나 응달에서 말린 뒤 식용할 것을 권장합니다.

Note

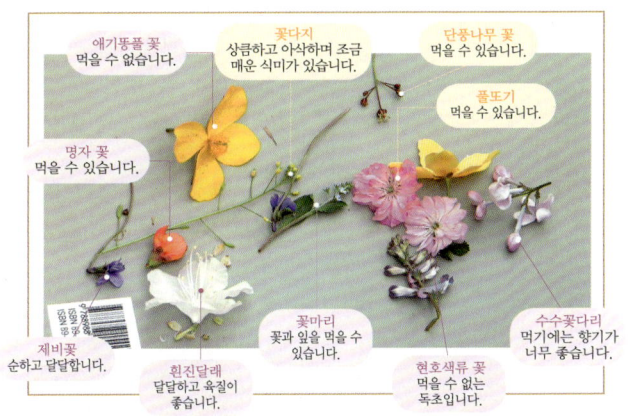

## 2. 꽃은 식량자원화가 가능할까?

꽃은 식량자원화가 불가능한 식품입니다. 영양학적 면에서 꽃에는 단백질과 지방 성분이 없으므로 포만감을 불러일으키지도 않습니다. 물론 식량자원화가 불가능한 가장 큰 이유는 아무래도 저장성이 없기 때문일 것입니다.

저장성이 없다는 것은 대부분의 꽃이 냉장고에 저온 저장해도 3~6시간 뒤면 원형이 크게 훼손되어 아예 식용이 불가능하다는 뜻입니다. 김치냉장고처럼 절대적인 저장방식이 없기 때문에 산에서 꽃을 채취한 뒤 개개별 가정으로 공수하는 행위는 괜한 헛고생이 될 것입니다.

예를 들어 산에서 먹고 싶은 꽃을 만났다고 가정해 봅니다. 꽃을 채취한 뒤 가정으로 돌아오는 시간은 2시간 내지 3시간이 소요될 것입니다. 그 시간 동안 상온에서의 꽃은 원형이 크게 훼손되어 먹지 못하는 꽃으로 변질됩니다.

이 때문에 필자는 매 순간 싱싱한 꽃을 섭취하려면 가정에서 집접 키워서 먹을 것을 권장합니다. 직접 키워서 먹는 방법만이, 자생지를 훼손하지 않고 싱싱한 꽃을 섭취할 수 있는 유일한 해결책일 것입니다.

### 동백꽃의 맛 구조

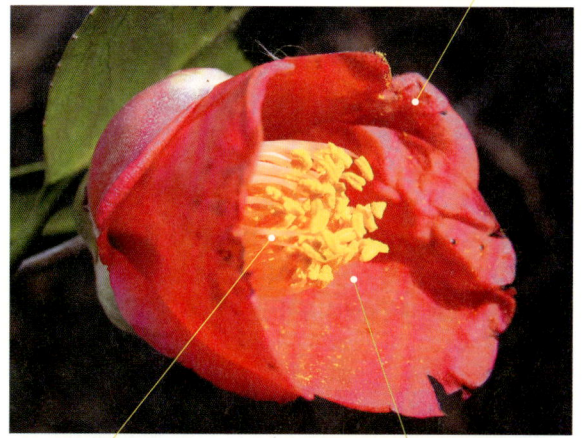

꽃잎은 육질이 다소 있고 맵다.

꽃밥이 무척 맵다.

식용보다는 요리 장식에 좋다.

### 3. 꽃에도 영양성분이 있나요?

꽃에서 가장 많이 차지하는 성분은 식용 색소입니다. 색소는 꽃의 색상을 표현하는 형질입니다. 꽃에는 항산화물질이 다량 함유된 것으로 이미 학계에 보고되어 있습니다.

꽃의 식용 색소 중 가장 중요한 색소는 안토시아닌 색소입니다. 안토시아닌 색소는 시력에 큰 도움을 주는 성분입니다.

안토시아닌 색소는 흰색보다는 붉은색, 붉은색보다는 보라색 계통의 꽃잎, 즉 어두운 색의 꽃잎일수록 함유량이 기하급수로 높아집니다. 그러므로 밝은색 계통보다는 붉은색 혹은 보라색 계통의 꽃을 섭취하면 시력에 많은 도움을 줄 것입니다.

꽃에 함유된 항산화물질은 노화방지에 도움이 되는 성분이므로 화훼학계에서는 꽃의 식용이 시력과 노화방지에 많은 도움을 준다고 말합니다.

### 4. 꽃의 채취 시기

일반적으로 꽃봉오리가 벌어질 무렵부터 꽃이 한참 개화중일 때까지의 꽃을 채취하는 것이 좋습니다. 꽃이 질 무렵에 채취하면 쓴맛 같은 잡맛이 생성되어 식용이 곤란할 수도 있습니다.

### 5. 꽃의 섭취량

이 책에서 소개하는 꽃은 독성여부를 정확하게 기술하려고 노력하였지만 이들 식물 중 몇몇은 미발견 독성이 존재할 수도 있습니다. 그러므로 꽃을 섭취할 때는 소량섭취를 원칙으로 합니다.

보통 5~8cm 길이인 꽃의 경우 1~3송이를 섭취하는 것이 적당합니다. 물론 예로부터 먹어 왔던 안정성이 입증된 꽃은 섭취량을 3송이 이상으로 높일 수 있을 것이고, 조리해서 섭취할 경우에는 섭취량을 더 높일 수 있을 것입니다.

### 6. 꽃차

꽃차는 꽃봉오리가 벌어지기 전이나 꽃이 벌어질 무렵에 채취하여 깨끗이 세척한 뒤 밝은 그늘에서 건조시킨 뒤 음용합니다.

햇볕에서 말릴 경우 향이 날아갈 수도 있습니다.

꽃에 따라 찜통에서 찐 뒤 말리는 경우도 있습니다. 잘 건조시킨 꽃을 뜨거운 물에 우려 꽃차로 음용하다 보면, 차를 우려낼 때 꽃봉오리가 천천히 벌어지는 아름다운 모습을 볼 수 있을 것입니다.

때때로 꽃잎만 떼어내어 건조시키는 경우도 있습니다.

### 꽃의 식용 방식

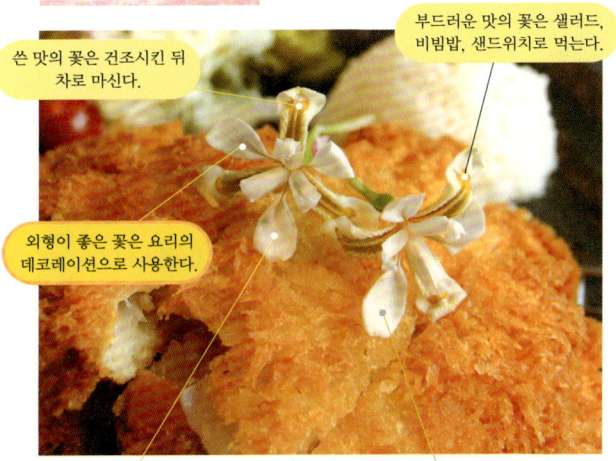

- 쓴 맛의 꽃은 건조시킨 뒤 차로 마신다.
- 부드러운 맛의 꽃은 샐러드, 비빔밥, 샌드위치로 먹는다.
- 외형이 좋은 꽃은 요리의 데코레이션으로 사용한다.
- 질긴 질감의 꽃은 채소처럼 볶거나 스프에 넣어 먹는다.
- 쓴 맛, 비린 맛, 잡 맛이 많은 꽃은 달달한 소스나 매운 소스에 찍어 먹는다.

# CONTENTS

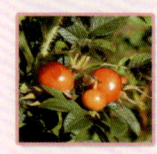

머리말 ● 05
들어가는말 ● 07

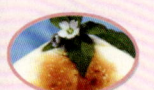

## Part 1  2~5월
## 봄 꽃 먹기

요로감염, 항암에 효능이 있는 산자고 꽃 ● 22

폐를 보하고 음기 결핍에 효능이 있는 개별꽃 ● 25

위장염증, 구토에 효능이 있는 얼레지 꽃 ● 28

변비, 천식, 식욕부진에 효능이 있는 당개지치 꽃 ● 31

구충, 이뇨, 괴혈병에 효능이 있는
　　　　　　　　　　　큰괭이밥 & 괭이밥 꽃 ● 34

해열, 독성 제거에 효능이 있는 큰구슬붕이 꽃 ● 38

해독, 이뇨, 간염에 효능이 있는 민들레 꽃 ● 41

기를 잘 통하게 하는 효능이 있는 꽃다지 꽃 ● 44

각종 종기에 효능이 있는 유채 꽃 ● 47

이뇨, 지혈, 해독에 효능이 있는 냉이 꽃 ● 50

신장 결석 치료약으로 유명한 긴병꽃풀 꽃 ● 51

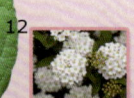
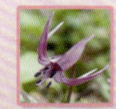

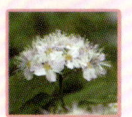
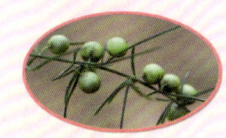
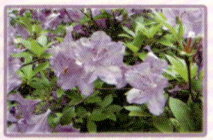

기관지염, 간 기능에 도움을 주는 금창초 꽃 ● 53

해독, 대하증에 효능이 있는 벌깨덩굴 꽃 ● 56

해열, 건위, 심장허약에 효능이 있는 꿀풀 꽃 ● 58

튀김 요리를 장식하는 살갈퀴 꽃 ● 61

해열, 소종에 효능이 있는 돌나물 꽃 ● 64

황달, 이질, 위염에 효능이 있는 제비꽃 ● 67

항염증, 이뇨, 해수에 효능이 있는 천문동 꽃 ● 71

이뇨, 변비에 효능이 있는
                 붓꽃 & 노랑무늬붓꽃 ● 75

요리 장식용으로 좋은 참꽃마리 꽃 ● 78

산삼을 능가하는 지치 꽃 ● 80

천식, 결핵, 몸 속 독소를 없애는 토끼풀 꽃 ● 82

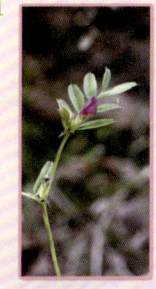
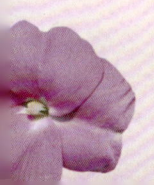
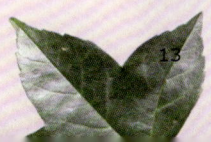

# Part 2  2~5월
## 봄나무 꽃 먹기

이질, 혈액 순환에 효능이 있는 진달래 꽃 ◦ 88

꽃봉오리 속에 꿀이 잔뜩 있는 뿔남천 꽃 ◦ 93

핼액순환, 각종 종기에 효능이 있는 생강나무 꽃 ◦ 96

항산화, 항암 성분이 있는 비목나무 꽃 ◦ 98

비염 치료에 좋은 목련 꽃 ◦ 99

항염증 성분이 있는 소영도리나무 & 병꽃나무 꽃 ◦ 103

조루, 보신, 당뇨에 효능이 있는 산수유나무 꽃 ◦ 106

암의 성장을 억제하는 성분이 있는 까마귀밥나무 꽃 ◦ 109

부종, 방광염, 빈혈에 효능이 있는
　　　　　벚나무 & 산벚나무 & 왕벚나무 꽃 ◦ 112

구토, 소화불량, 관절통에 효능이 있는 산당화 꽃 ◦ 116

5월에 피는 매화 산옥매 꽃 ◦ 119

담석증, 월경촉진에 효능이 있는 서부해당화 꽃 ◦ 121

키워서 먹는 꽃 꽃사과나무 & 사과나무 꽃 ◦ 123

산후어혈, 하리, 관절통에 효능이 있는 야광나무 꽃 ◦ 125

변비, 부종, 각기병에 효능이 있는 앵두나무 꽃 ◦ 128

천식, 기관지염, 황달에 효능이 있는
　　　　　　　　　　복사나무(복숭아나무) ◦ 131

두통, 치통, 위장을 보호하는 효능이 있는 자두나무 꽃 ◦ 134

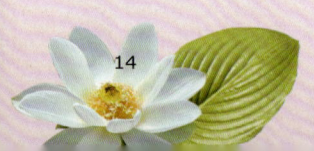
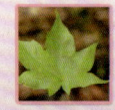

구토, 설사, 가래에 효능이 있는 모과나무 꽃 · 137

조금 좋지 않은 냄새가 나는
　　　　　　　문배나무(산돌배나무) 꽃 · 140

악취가 심하게 나는 배나무 꽃 · 142

건위, 소화불량에 효능이 있는 산사나무 꽃 · 143

관절통, 대하, 하리에 효능이 있는
수리딸기 & 산딸기 & 줄딸기 & 뱀딸기 · 144

해열, 신경통에 효능이 있는
　　　　　　　조팝나무 & 인가목조팝나무 꽃 · 147

노화방지 성분인 폴리페놀이 함유된 박태기나무 · 150

해열, 설사, 고혈압에 효능이 있는 등나무 꽃 & 칡 꽃 · 153

소염, 혈액순환에 효능이 있는 골담초 꽃 · 156

해열, 해독, 함암 목적으로 약용하는
　　　　　　　매자나무 & 매발톱나무 · 158

이뇨, 고혈압에 효능이 있는 산뽕나무 & 뽕나무 꽃 · 161

소염, 해독에 효능이 있는 단풍나무 & 홍단풍나무 꽃 · 164

단풍나무 꽃과 비슷한 맛의 당단풍나무 · 167

중국에서 들어온 단풍나무 중국단풍 · 168

가을 단풍이 아름다운 복자기 · 169

오래 전부터 식용해 온 신나무 · 170

장 청소, 변비, 산후조리에 효능이 있는 고로쇠나무 · 171

깊은 산 속의 단풍나무 청시닥나무 · 172

산후어혈과 마른기침에 효능이 있는 고추나무 꽃 ● 173
기침, 사지마비, 관절통에 효능이 있는 황매화 꽃 ● 176
설사, 홍역, 강장에 효능이 있는
　　　　　　미국산딸나무 & 산딸나무 꽃 ● 179
진해, 해독에 효능이 있는 자작나무 꽃 ● 182
도토리 열매가 열리는 참나무과의 꽃들 ● 184
학질, 감기, 종기에 효능이 있는
　　　　　　괴불나무 & 청괴불나무 꽃 ● 186
항균, 항염증에 효능이 있는 개나리 & 영춘화 꽃 ● 189

## Part 3  6~11월
## 여름·가을 꽃 먹기

타박상과 백일해에 효능이 있는 미나리냉이 꽃 ● 192
소화 및 혈액순환에 도움을 주는 두메부추 꽃 ● 195
위를 보호하고 해독 작용을 하는 부추, 참산부추, 한라부추 ● 198
혈액 정화에 특히 효능이 있는 원추리 꽃 ● 199
진해, 저혈당에 효능이 있는 둥굴레 꽃 ● 202
강장, 소종에 효능이 있는 풀솜대와 비비추 ● 205
혈액 순환, 염좌에 효능이 있는 갈퀴나물 꽃 ● 206
각종 염증, 혈우병 예방에 효능이 있는 땅콩 꽃 ● 209
작고 귀여운 꽃 가는장구채 꽃 ● 211

백일해, 관절염에 효능이 있는 달맞이꽃 ● 213

부인병, 진해, 알레르기에 효능이 있는
하늘말나리 & 땅나리 꽃 ● 216

고혈압, 대하에 효능이 있는 참나물 & 미나리 꽃 ● 219

지혈, 결핵, 두통에 효능이 있는 짚신나물 ● 223

복통, 해독에 효능이 있는 모싯대 꽃 ● 226

기침, 해독 작용에 효능이 있는 잔대 꽃 ● 229

거담, 진해에 약용하는 초롱꽃 & 섬초롱꽃 ● 230

거담, 고혈압, 당뇨에 효능이 있는 도라지 꽃 ● 232

자양강장, 토혈에 효능이 있는 맥문동 꽃 ● 234

항암 효능이 있는 옥잠화 꽃 ● 237

신장결석, 카타르성 염증 치료약 미역취 꽃 ● 240

두통, 염증, 해열에 효능이 있는 감국 & 산국 꽃 ● 243

온중(溫中), 소화 촉진에 효능이 있는
구절초 & 벌개미취 꽃 ● 246

## Part 4  6~11월
# 여름 · 가을 나무 꽃 먹기

객혈, 이뇨와 시력에 효능이 있는
아까시나무 & 민둥꽃아까시나무 꽃 ● 250

해수, 통증, 유선염에 효능이 있는 굴나무 & 비파나무 꽃 ● 255

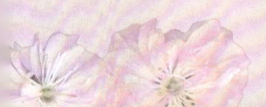

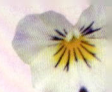

이질, 장염에 효능이 있는 (차나무) 노각나무 & 차나무 꽃 ● 258

이질, 해독, 종기에 효능이 있는
무궁화 & 접시꽃 & 마쉬멜로우 꽃 ● 261

시력, 노화방지, 암에 효능이 있는
블루베리나무 & 정금나무 꽃 ● 264

소변이 저절로 흐를 때 쓰는 빈도리 & 만첩빈도리 꽃 ● 268

관절염, 통증, 산후어혈에 효능이 있는 박쥐나무 꽃 ● 271

급성유선염, 이질에 효능이 있는 해당화 & 생열귀나무 꽃 ● 274

이뇨, 활혈, 해독에 효능이 있는 장미 & 찔레나무 꽃 ● 278

산후어혈, 구충, 복통에 효능이 있는
화살나무 & 회잎나무 꽃 ● 282

항암 성분이 있는 동백나무 꽃 ● 285

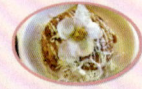

신경쇠약, 저혈압, 당뇨병을 치료하는
두릅나무 & 음나무 꽃 ● 288

빈혈, 자양강장에 효능이 있는 연꽃 ● 289

# Part 5  1년 365일
## 허브 꽃 먹기

몸 속의 독성을 없애주는 한련화 ● 294

간질, 천식, 이뇨에 효능이 있는 팬지(비올라) 꽃 ● 299

바흐 꽃 처방으로 유명한 임파첸스 ● 304

노화방지에 효능이 있는 토레니아 ● 307

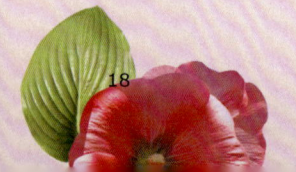
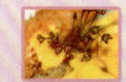

신경성 정신불안에 좋은 식용 꽃 **보리지** ◦ 310

살균, 진통, 강장에 효능이 있는 **페퍼민트** ◦ 313

살균, 우울증, 불임에 효능이 있는 **세이지** ◦ 316

설사, 변비, 신장 질환에 효능이 있는 **데이지** ◦ 320

기침, 감기, 기관지염에 효능이 있는 **멕시칸스위트** ◦ 323

저감미료 시대의 최고 허브식물 **스테비아** ◦ 326

향균, 살균의 효능이 있는 **라벤더** ◦ 329

살균, 황산화 성분이 있는 **로즈마리** ◦ 332

두통에 효능이 있는 **베고니아** ◦ 335

차로 즐기는 먹는 꽃 **제라늄** ◦ 339

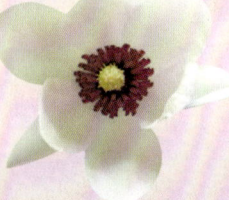

# Part 6  계절별 독성 식물들

**봄**, 식용할 수 없는 꽃들 ◦ 341

**여름·가을**, 식용할 수 없는 꽃들 ◦ 343

식용을 피해야 하는 **독성 나무 꽃** ◦ 345

**부록** 식용 가능한 꽃 ◦ 346

찾아보기 ◦ 348

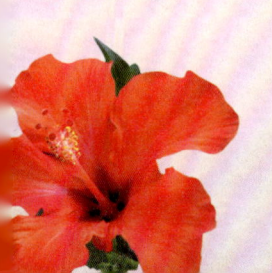

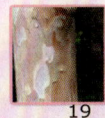

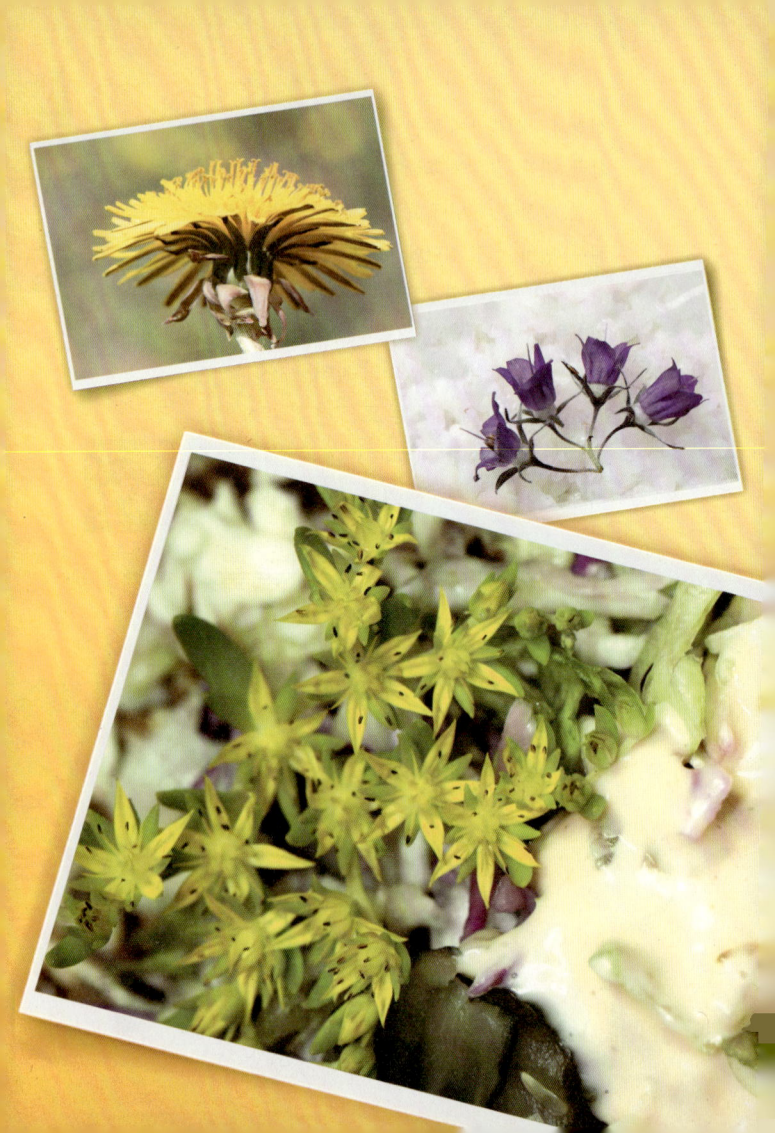

# Part 1

## 2~5월 봄꽃 먹기

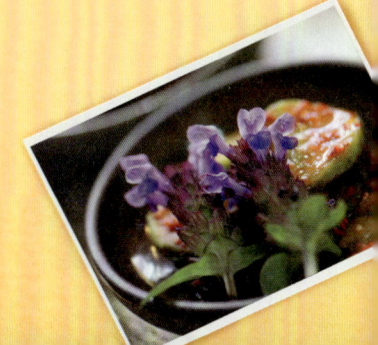

### 요로감염, 항암에 효능이 있는
# 산자고 꽃
백합과 여러해살이풀 *Tulipa edulis* 20~30cm

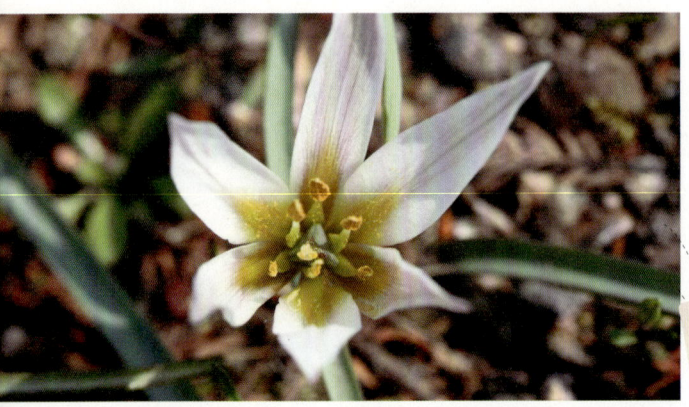

산자고 꽃

아삭한 마늘 향미가 나는 산자고 꽃은 우리나라 중부이남의 무등산, 내장산과 제주도의 양지바른 풀밭, 서해안의 영흥도 일대의 촉촉한 땅에서 자생한다. 이른 봄인 4월경에 꽃이 피는 대표적인 봄꽃으로서 '까치무릇'이라고도 불린다.

꽃대는 높이 30cm 내외로 자라지만 쓰러지는 경우가 많다. 잎은 2장씩 달리고 길이 20~25cm 정도이다.

꽃은 중부지방 기준으로 4~5월에 핀다. 꽃대마다 1~3송이의 꽃이 달리고 꽃의 길이는 2.5cm 정도이다.

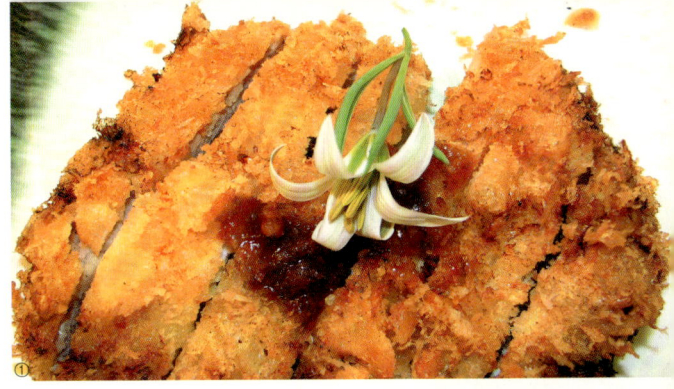

꽃잎처럼 보이는 화피갈래조각은 6개이고 흰색이며 안쪽에 노란색 무늬가 있다. 6개의 수술중 3개는 길고 3개는 짧다. 씨방에 1개의 암술대가 있다.

열매는 4~5월에 성숙하고 둥근 세모형이며 열매 끝에 암술대가 붙어 있다.

포기 전체를 식용 및 약용할 수 있지만 개체 수가 적기 때문에 자연에서 채취하기보다는 키워서 먹을 것을 권장한다.

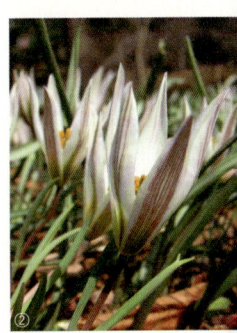

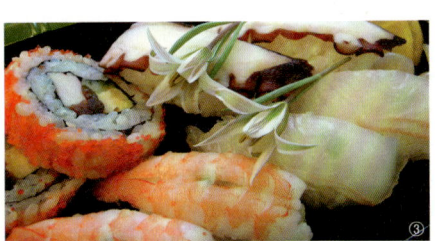

① 산자고 꽃 돈가스
② 산자고의 전초
③ 산자고 회초밥

## 꽃의 맛

야들야들한 식감에 마늘 향미가 있다.

### | 먹는 방법 |

4월에 수확한 꽃은 알싸한 마늘 향미가 있으므로 육류나 어패류 요리와 잘 어울린다. 꽃, 잎, 뿌리를 모두 식용할 수 있다. 꽃은 날것으로 먹거나 샐러드로 먹는다. 잘 말린 꽃은 차로 우려 마신다. 잎에서도 마늘 향미가 있으므로 날것으로 먹거나 조리해서 먹는다.
민감성 체질의 사람들에겐 피부 트러블이 발생할 수도 있으므로 과다섭취하지 않는 것이 좋다.

### | 약성 |

알뿌리(비늘줄기)는 해열, 해독, 가래, 항암에 달여 먹는다. 꽃은 요로감염, 항암에 효능이 있다. 잎은 각종 농양에 효능이 있다.
알뿌리를 약용할 경우 하루에 5개 분량 이상 섭취하면 문제가 발생할 수 있으므로 과다복용하지 않는다.

### | 번식 |

종자를 이른 봄에 채취한 뒤 바로 파종하면 2년 뒤 발아한다. 알뿌리는 9월경에 심고 그늘에 둔 뒤 이듬해 2월에 양지로 옮긴다.

### | 키우기 |

1 사설 식물원을 통해 종자나 모종의 구입이 가능한지 문의해 본다.
2 양지를 좋아하며 음지에서는 성장이 불량하다.
3 축축한 토양에서 잘 자란다.
4 수분은 보통보다 조금 촉촉하게 공급한다.
5 겨울철에 노지에서 월동한다.

### 폐를 보하고 음기 결핍에 효능이 있는
# 개별꽃
석죽과 여러해살이풀  *Pseudostellaria heterophylla*  8~15cm

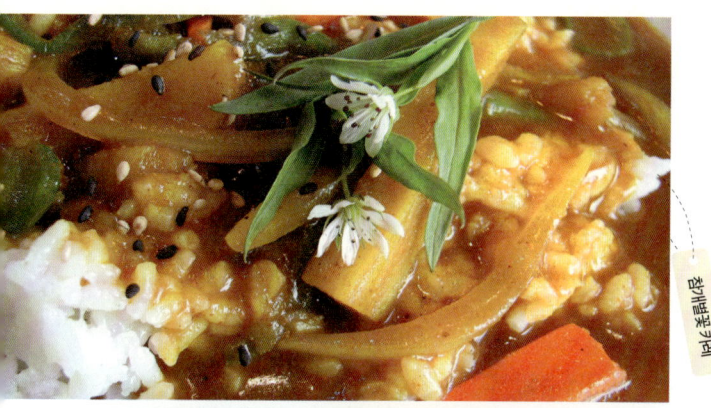

참개별꽃 카레

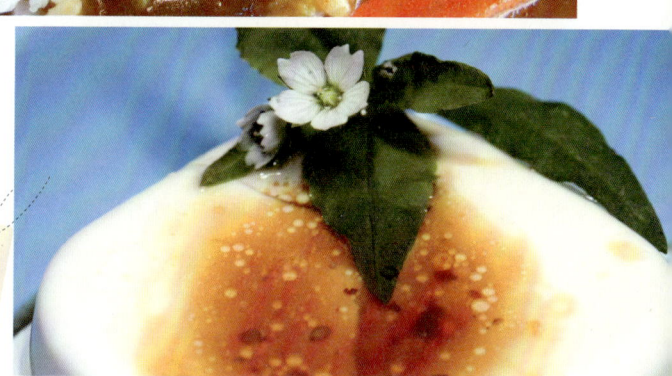

개별꽃 양갱무침

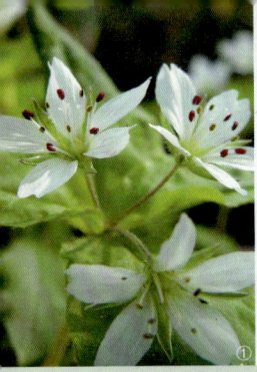 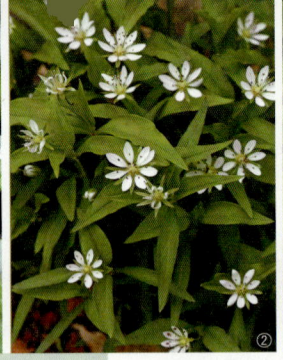 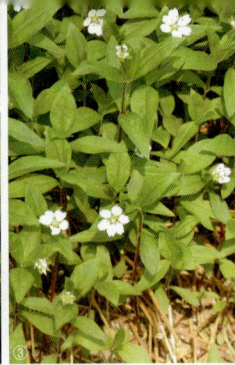

① 개별꽃　② 참개별꽃　③ 긴개별꽃

　개별꽃은 활엽수 아래에서 자생한다. 잎은 마주나고 길이 1~4cm 정도이다. 5월에 피는 꽃은 길이 2~3cm 정도이고 1개 또는 여러 개의 꽃이 달린다.
　꽃잎은 5개이고 끝부분이 움푹 패여 있다. 수술은 10개이고 3개로 갈라진 암술대가 있다. 열매는 난형이고 3개로 갈라진다. 줄기와 꽃자루에 잔털이 있다.
　참개별꽃은 꽃잎의 끝이 뾰족하고, 긴개별꽃은 꽃잎의 끝부분이 움푹 패여 있으나 잎 양면에 잔털이 있다. 모두 방추형 뿌리가 달린다. 전초를 약용하는데 인삼과 비슷한 효능이 있다고 하여 '태자삼'이라는 별칭이 있다.
　개별꽃 종류는 놀라운 약용 효과 때문에 남획이 심하여 그만큼 개체수가 많이 줄어들고 있다. 식용할 목적이라면 직접 키워 먹을 것을 권장한다.

## 꽃의 맛

연한 인삼 맛이 난다.

### | 먹는 방법 |

꽃을 날것으로 먹는다. 지면과 거의 붙은 상태로 자라므로 흙먼지로 오염된 경우가 많다. 깨끗이 세척한 뒤 전자렌지로 잠깐 익힌 뒤 식용한다. 꽃에서는 연한 인삼 맛이 나고 온화하다. 싱싱한 꽃을 육류 요리와 튀김 요리의 데코레이션으로 사용하거나 샐러드로 먹는 것도 좋은 방법이다.

### | 약성 |

방추형 뿌리를 햇볕에 잘 건조시킨 뒤 5~10g 단위로 달여 먹는다. 신경쇠약, 정신피로, 비위허약, 폐렴, 천식, 기침, 폐기종, 늑막염, 기관지염에 좋고 폐를 보하는 효능이 있다.
중국에서는 음기 결핍을 치료하는 인기 있는 약용식물이며 당뇨, 암, 에이즈 치료에 대한 가능성도 연구중이다. 최근엔, 담배 연기에 노출된 쥐에게 실험한 결과 폐를 복원하는 효능이 있음이 증명되었다.

### | 번식 |

종자

### | 키우기 |

**1** 높은 산의 아고산대 활엽수림 아래와 비탈진 사면에서 볼 수 있다.
**2** 활엽수 아래, 즉 부식질 토양에서 잘 자란다.
**3** 양지 또는 반그늘에서 잘 자란다.
**4** 수분은 보통으로 공급한다.
**5** 겨울에 월동이 가능하다.

봄 꽃 먹기

## 위장염증, 구토에 효능이 있는
# 얼레지 꽃

백합과 여러해살이풀  *Erythronium japonicum*  20~30cm

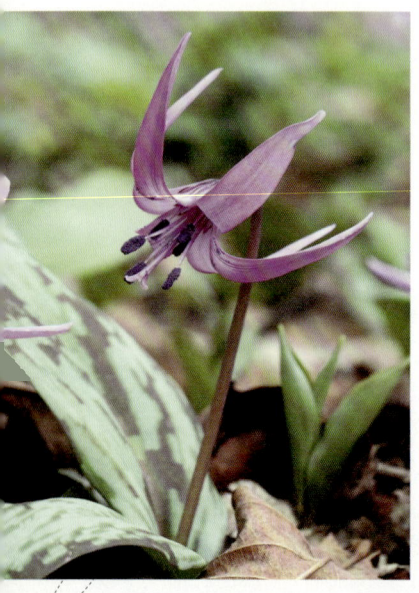

야들야들한 식감의 얼레지는 우리나라와 중국, 일본에서 자생하는 여러해살이풀로서 '가재무릇'이라고도 부른다.

높이 20~30cm 정도로 자라고 잎의 길이는 6~12cm 정도이며, 잎에 얼룩무늬가 있다.

1개의 긴 꽃대가 올라온 뒤 길이 7cm 정도의 보라색 꽃이 달린다.

꽃잎은 6개이고 맑은 날에 꽃잎이 뒤로 젖혀지는 성질이 있다.

꽃 안쪽에는 W자형의 얼룩이 있다.

타원형 열매는 6~7월에 성숙하고 검은색 종자가 들어 있다. 씨앗을 채취하려면 이때 바로 채취해야 하는데 이 시기를 놓치면 열매가 벌어지면서 씨앗이 낙과한다.

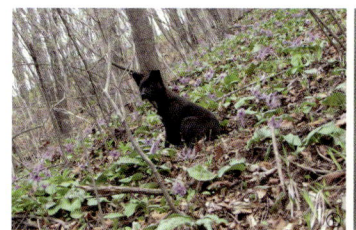 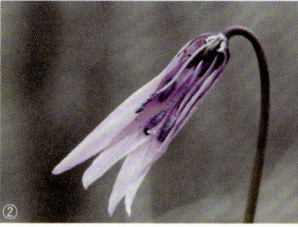

 우리나라에서는 전국의 높은 산에서 볼 수 있는데 화천 광덕산의 얼레지 군락이 전국적으로 유명하다.

 얼레지는 된장국으로 즐기는 유명한 나물이지만 과다 섭취를 하면 설사를 유발한다. 싱싱한 꽃을 섭취할 경우 1송이 내외, 잎을 섭취할 경우 2쪽 내외가 설사에 대한 방비책이다. 이웃 일본에서는 알뿌리로 전분을 만든 기록이 있지만 알뿌리를 직접 캘 때 피부질환을 일으킬 수도 있다.

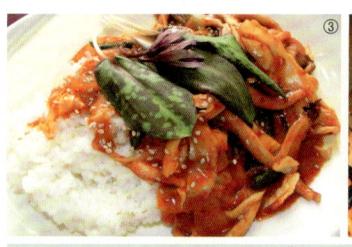 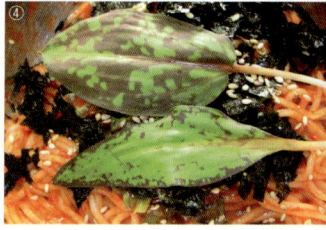

① 화천 광덕산 얼레지와 동네 개   ② 얼레지 꽃의 구조
③ 얼레지 오징어덮밥   ④ 비빔국수에 올려 먹는 얼레지

## 꽃의 맛

야들야들하고 아삭하다.

| 먹는 방법 |

4~5월에 꽃을 수확한다. 야들야들하고 약간의 비린 맛이 난다. 잎은 꽃과 거의 같은 맛이다. 섭취시 1~2개의 잎만 먹는다. 꽃과 잎을 과다섭취하면 설사를 유발한다.

알뿌리는 일본에서 과거에 전분으로 만들어 과자나 튀김 요리에 사용한 기록이 있고 이를 카타쿠리코(片栗粉, 얼레지 전분)라고 불렀지만 현재는 감자 전분을 뜻하는 용어가 되었다. 얼레지 알뿌리로 만든 전분은 시중에서 유통되지 않고 있으며 가격도 고가이다.

| 약성 |

공식적인 약용 기록이 없다. 민간에서는 위장염증과 구토 등에 약용하기도 한다.

| 번식 |

5월경 성숙한 종자를 수확한 뒤 가을에 파종한다.

| 키우기 |

1 사설 식물원을 통해 모종을 구입할 수 있는지 문의한다.
2 양지에서 잘 자란다.
3 배수가 잘 되는 축축한 부식질의 비옥한 토양을 선호한다.
4 수분은 보통으로 공급한다. 화분으로 키울 경우 휴면기에는 그늘로 옮기고 수분을 일정 간격으로 공급한다.
5 최적온도는 10~20°C이다. 늦봄부터 지상부가 시들면서 휴면기에 들어간다. 휴면기에서 깨어나려면 추운 온도가 필요하므로 늦가을부터 다시 활동을 시작하고 이듬해 봄에 개화한다.

## 변비, 천식, 식욕부진에 효능이 있는
# 당개지치 꽃
지치과 여러해살이풀 Brachybotrys paridiformis 40~60cm

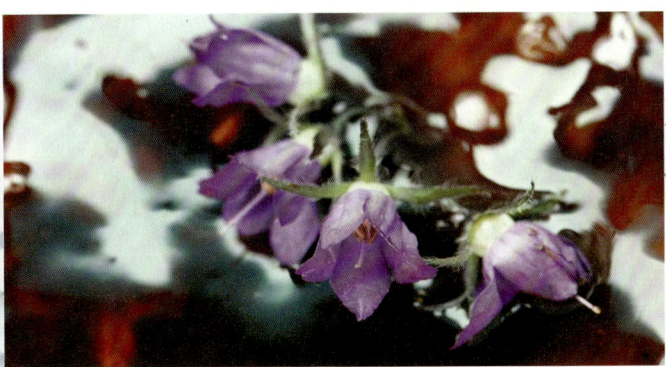

당개지치 꽃과 육류 요리

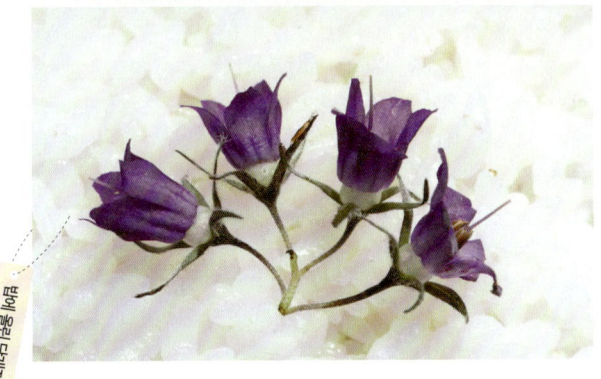

밥에 올린 당개지치 꽃

봄 꽃 먹기 31

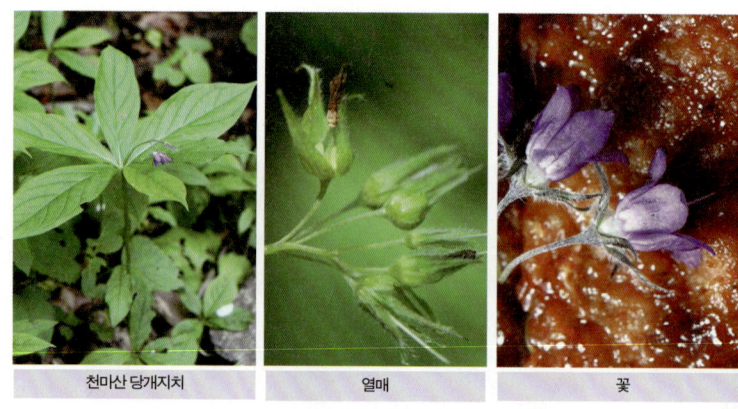

| 천마산 당개지치 | 열매 | 꽃 |

　은근히 맛있는 당개지치는 산과 숲의 축축하고 그늘진 곳에서 자란다. 어긋난 잎은 한 번에 5~7개씩 달리기 때문에 돌려나는 것처럼 보인다. 잎의 길이는 5~12cm 정도로서 비교적 크다.
　5~6월에 피는 꽃은 보라색으로 줄기 끝에서 총상화서로 달린다. 꽃의 지름은 1cm 정도이고 5~7송이씩 달린다. 꽃받침은 5개이고 끝부분이 열편으로 갈라지고 잔털이 있다. 수술은 5개, 암술대는 1개이다. 길이 3mm 정도의 열매는 삼각꼴이고 8~9월에 검은색으로 익는다.
　당개지치는 지치과의 당개지치속에 있는 1속 1종 식물이며 우리나라 중북부, 백두산, 길림, 요녕, 러시아 프리모르예에서 자생한다. 강원도와 경기도의 높은 산에서도 볼 수 있다.

## 꽃의 맛

약간 쓰고 다소 달달하고 약간 시큼하다.

### | 먹는 방법 |

나물로 유명하지만 꽃 또한 먹을 만하다. 약간 쓰고, 약간 달달하고, 약간 시큼해서 3박자가 잘 떨어진다.
5월에 채취한 꽃을 잘 세척한 뒤 날것으로 먹거나 샐러드로 먹고, 죽이나 수프에 넣어 먹는다.
꽃의 보라색은 비주얼 면에서도 뛰어나기 때문에 대부분의 요리에서 데코레이션 용도로 사용할 수 있다.

### | 약성 |

알려진 약성이 없지만 지치과 식물들은 대부분 특별한 약용성분이 있으므로 그에 준하는 약성이 있을 것으로 추정된다. 민간에서는 변비, 천식, 식욕부진에 뿌리를 약용한다.

### | 번식 |

종자(9월, 3월), 포기나누기(잎이 모두 고사한 가을 혹은 봄)

### | 키우기 |

1 대도시 인근의 높은 산 계곡가의 축축한 음지에서 볼 수 있다. 8~9월에 검은색으로 익은 씨앗을 채집한 뒤 비옥한 토양에 직파한다.
2 반그늘에서 잘 자란다. 햇볕이 한두 시간 들어오는 음지에서도 성장이 양호하다.
3 물빠짐이 좋은 부식질의 토양을 좋아한다.
4 수분은 보통으로 유지한다.
5 겨울에 노지에서 월동한다.

## 구충, 이뇨, 괴혈병에 효능이 있는
# 큰괭이밥 & 괭이밥 꽃

괭이밥과 여러해살이풀 Oxalis obtriangulata 15~30cm

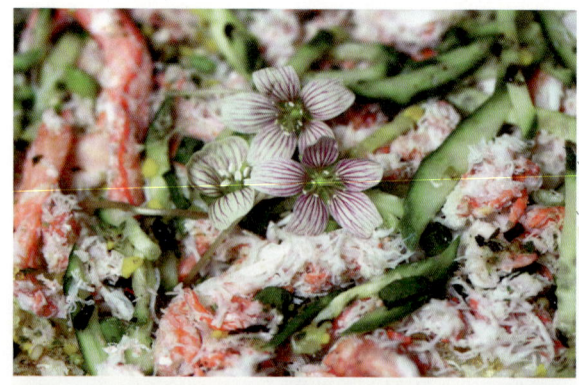

큰괭이밥 꽃을 넣은 게살샐러드

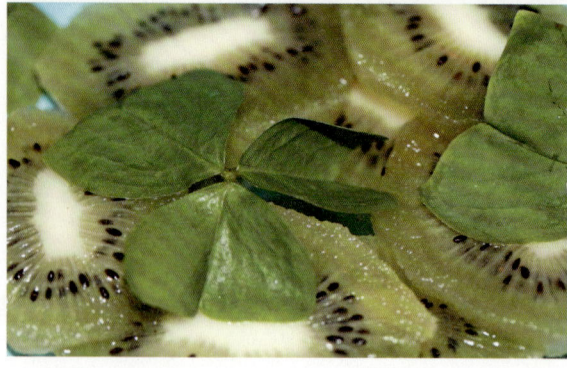

큰괭이밥 잎 & 키위샐러드

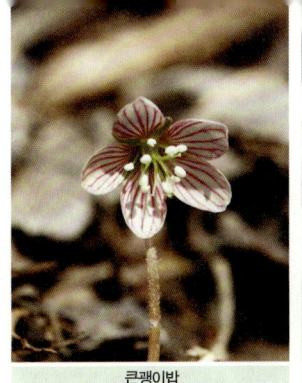 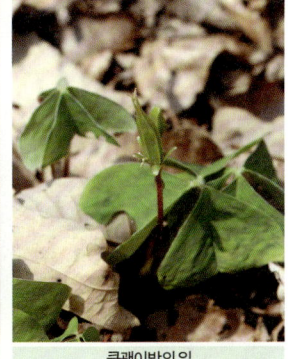

| 큰괭이밥 | 큰괭이밥의 잎 |

  환상적으로 시큼한 맛의 큰괭이밥은 전국의 높은 산 계곡가에서 자란다. 이른 5월에 잎 사이에서 꽃대가 20cm 높이로 올라오고 지름 1~1.5cm 정도의 꽃이 달린다. 꽃이 시들면 클로버 잎처럼 생긴 3출엽 잎이 크게 성장한다. 열매는 원주형이고 6~8월 사이에 채집할 수 있다. 꽃과 잎에서 신맛이 나는 것으로 유명하다.

  괭이밥(Oxalis corniculata)은 5~9월 사이에 꽃이 피고 줄기가 옆으로 비스듬히 자라는 성격이 있어 '눈괭이밥' 이라고도 부른다. 열매는 원주형이고 9월에 익는다. 꽃과 잎에서 신맛이 난다. 줄기는 10~20cm 높이로 자란다.

  선괭이밥(Oxalis stricta)은 괭이밥과 같은 꽃이 피지만 줄기가 직립해서 자라는 성격이 있다. 서 있는 괭이밥이란 뜻에서 이름이 붙었다. 줄기는 30~40cm 높이로 자란다.

  자주괭이밥(Oxalis corymbosa)은 남미 원산의 외래종 식물이며 가정집에서 즐겨 키운다. 흔히 '사랑초' 라고 불리고 다양한 원예종이 있다.

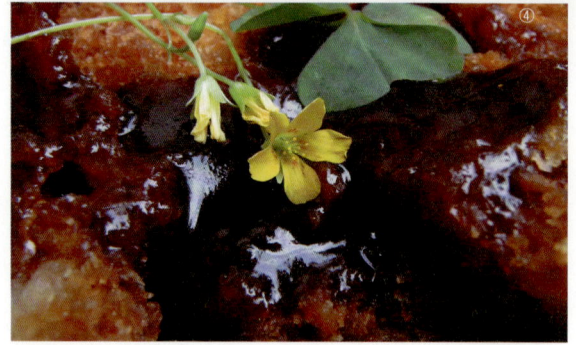

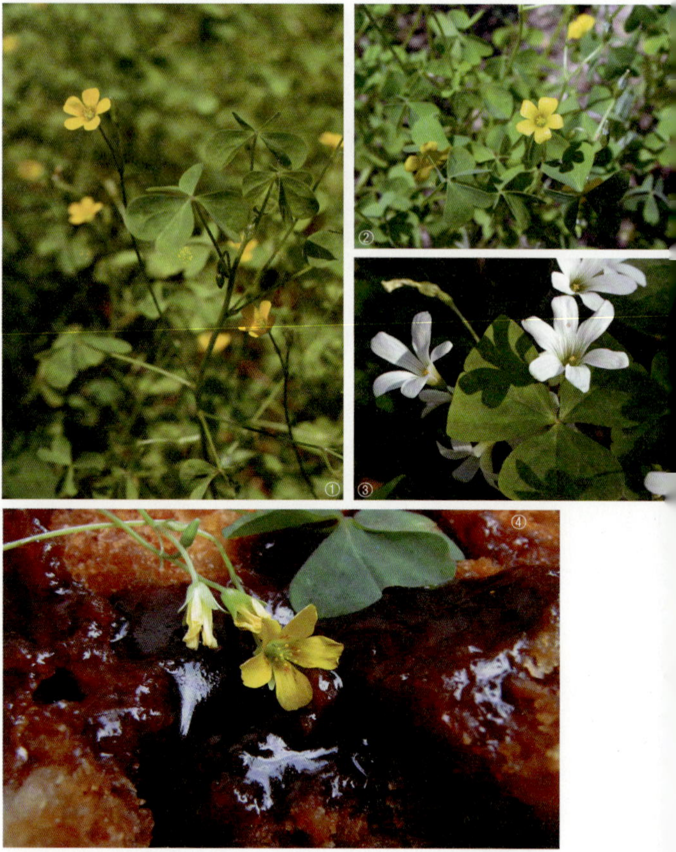

① 선괭이밥
② 괭이밥
③ 자주괭이밥
④ 튀김요리와 괭이밥 꽃

## 꽃의 맛

꽃의 꿀샘 부분에서 시큼한 맛이 난다.

### | 먹는 방법 |
큰괭이밥, 괭이밥 둘 다 옥살산(Oxalic acid) 성분 때문에 매우 시큼한 맛이 난다. 각종 샐러드의 신맛을 내기 위한 맛내기로 먹는다. 잎에는 옥살산 12%와 비타민 C가 다량 함유되어 있다. 잎을 1쪽만 먹어도 매우 시큼하므로 샐러드에 넣을 때 소량을 잘게 썰어 넣는다. 잎에 비해 꽃의 맛은 신맛이 덜하다. 꽃은 데코레이션 겸 날것으로 먹는다.

### | 약성 |
전초는 염증, 구충, 이뇨, 해열, 장염, 설사, 요로감염, 임질, 항균, 치질, 괴혈병에 효능이 있다. 잎은 화상, 독사에 물린 상처, 벌레 물린 상처에 짓이겨 바른다. 항균, 괴혈병, 구충제로서의 효능이 높다.

### | 번식 |
종자

### | 키우기 |
1 대도시 인근 높은 산의 계곡가에서 볼 수 있다.
2 양지, 반그늘에서 잘 자란다.
3 물빠짐이 좋은 사질 토양, 점질 토양에서 잘 자란다.
4 물을 보통으로 공급한다.
5 겨울에 노지에서 월동한다.

### | 부작용 |
옥살산은 신장 결석의 원인이 되므로 괭이밥 종류를 섭취할 때는 소량섭취를 원칙으로 한다. 신장결석, 위산과다, 관절염이 있는 환자는 옥살산 성분이 현재의 증세를 악화시키므로 식용을 피한다.

해열, 독성 제거에 효능이 있는
# 큰구슬붕이 꽃
용담과 두해살이풀 *Gentiana zollingeri* 5~10cm

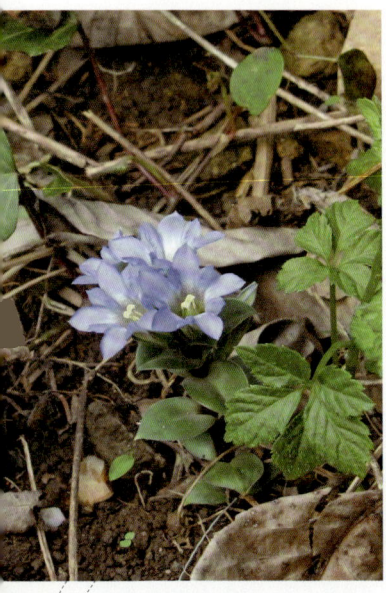

연도 상황용 큰구슬붕이

부드럽고 담백한 맛의 큰구슬붕이는 전국의 산과 들에서 자란다. 꽃받침이 뒤로 젖혀지면 '구슬붕이', 뒤로 젖혀지지 않으면 '큰구슬붕이'라고 한다.

높이 6~10cm 정도의 손가락 3~4마디 길이로 자라기 때문에 산의 풀밭, 무덤가, 햇볕이 잘 드는 비탈진 산록에서 찾아봐야 한다.

줄기는 각이 지고 곧게 자란다. 구슬붕이는 뿌리잎이 방석처럼 퍼지지만 큰구슬붕이는 방석처럼 퍼지지 않는다. 잎은 마주나고 길이 5~12mm 정도이고 아랫부분이 합쳐진 상태에서 잎집 모양이 된다.

5~6월에 피는 자주색 꽃은 종 모양이고 자주색이다. 분홍색 꽃

이 피는 것은 흔히 '분홍구슬붕이'라고 말한다.

꽃의 길이는 1.2~2.5cm 정도이고 화관의 끝부분이 5개로 갈라진 뒤 뒤로 젖혀진다. 꽃은 해가 뜨면 벌어지고 해가 질 무렵 오므라든다. 수술은 5개, 암술은 1개이다.

6~7월에 익는 열매는 원주 모양이고 끝부분이 2개로 갈라진다.

유사종으로는 한라산에서 자생하며 꽃이 1개월 정도 늦게 피는 '흰그늘용담', 잎이 작고 선형인 '좀구슬붕이', 고산에서 자생하는 '고산구슬붕이', 4~5월에 꽃이 피고 가지 끝에서 꽃이 한송이씩 달리는 '봄구슬붕이', 백두산에서 자생하는 '백두산구슬붕이' 등이 있다.

이들 품종은 분재로 기르는 경우가 많을뿐더러 야생화 전문 꽃집에서 모종을 판매하는 경우도 많다.

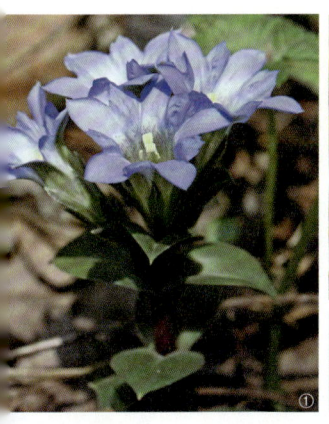
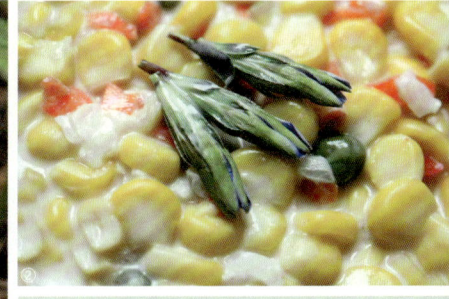

① 큰구슬붕이 꽃
② 큰구슬붕이 샐러드

## 꽃의 맛

부드럽고 담백하고 쓴 맛이 조금 있지만 제법 맛있다.

### | 먹는 방법 |
4~5월에 꽃을 채취한다. 꽃의 맛은 부드럽고 담백하며, 인삼 맛을 연상시키는 조금 쓴 맛이 있고 쫄깃한 식미가 있다. 채취한 뒤 한두 시간 지나면 꽃봉우리가 오므라들므로 꽃을 식용할 때는 깨끗이 세척한 뒤 꽃봉오리 안에 개미 같은 이물질이 없는지 확인한다.
용담꽃에 비해 쓴 맛이 적고 꽃의 식미가 쫄깃하므로 날것으로 먹거나 샐러드로 먹기에도 안성맞춤이다.
햇빛을 차단하면 바로 꽃봉우리가 오므라드는 속성상 요리의 데코레이션으로 사용하려면 직접 키워 먹는 방법밖에 없다.

### | 약성 |
뿌리를 제외한 전초를 달여서 복용하면 해열, 충수염, 종기, 급성 결막염 등에 효능이 있고, 몸 속의 독성을 없애는 효과가 있다.

### | 번식 |
7~8월에 종자를 채취해 바로 직파한다.

### | 키우기 |
1 야생화 전문 화원에서 모종을 구입할 수 있다.
2 양지에서 잘 자란다.
3 배수가 잘 되는 점질 토양을 좋아한다.
4 수분은 보통으로 관리한다.
4 겨울에 노지에서 월동할 수 있다.

해독, 이뇨, 간염에 효능이 있는
# 민들레 꽃

국화과 여러해살이풀 Taraxacum platycarpum 15~30cm

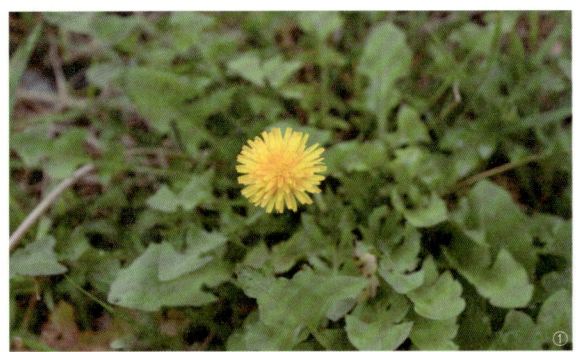

500m 이하의 산지에서 자란다. 도시에서 볼 수 있는 민들레는 대개 서양민들레이고 시골에서 볼 수 있는 것은 토종민들레가 많다. 토종민들레는 총포가 뒤로 젖혀지지 않지만 서양민들레는 총포가 뒤로 젖혀지는 것으로 구별할 수 있다.

둘 다 식용 및 약용이 가능하지만 도로변에 있는 것들은 대부분 서양민들레이므로 오염되지 않는 토양에서 자라는 민들레를 수확해서 이용한다. 서양민들레는 서양에서도 약용 허브로 유명하다.

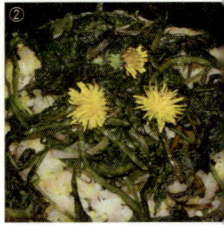

① 서양민들레
② 봉녕사 사찰음식박람회의 민들레 기장밥

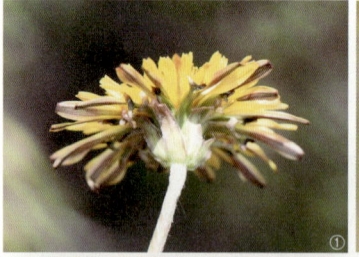
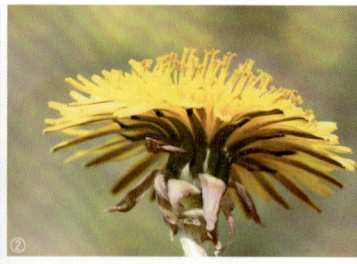
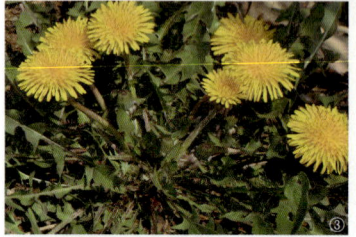
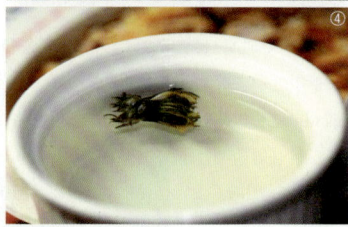

① 토종민들레의 총포
② 서양민들레의 총포
③ 토종민들레
④ 민들레 꽃차

민들레는 높이 10~30cm 정도로 자라고 잎의 길이는 20~30cm이다. 뿌리잎의 가장자리는 무우 잎처럼 갈라지고 방석처럼 퍼진다.

꽃은 지름 3~7cm 정도이고 긴 꽃대 위에서 1송이씩 달린다. 이 꽃은 꽃잎처럼 보이는 혀꽃(설상화)과 대롱꽃(관상화)으로 이루어져 있다.

열매는 6~7월에 검은색 종자로 성숙하고 은색 관모가 붙어 있다.

서양민들레는 가을에도 꽃을 쉽게 볼 수 있다.

## 꽃의 맛

쓴 맛이 많고 꽃잎 아래쪽으로 관모가 붙어 있다.

### 먹는 방법

5월에 꽃을 채취한 뒤 꽃잎만 뽑아 요리에 뿌려 먹는데 꽃잎 아래쪽에 관모가 있으므로 식감이 그리 좋지 않다. 쓴 맛이 제법 많다. 꽃은 통채로 세척한 뒤 전자렌지로 건조시키고 차로 우리거나 튀김으로 먹는다. 꽃을 술로 담글 경우 녹색의 꽃받침 부분은 떼어내고 담근다. 어린 잎은 샐러드로 먹거나 건조시킨 뒤 차로 마신다. 꽃을 포함한 전초는 장아찌로 담근다. 뿌리를 가을에 수확하여 건조시킨 뒤 볶아서 우려 마시면 카페인이 없는 커피 대용으로 아주 좋다.

### 약성

전초를 햇볕에 건조시킨 뒤 달여 먹는다. 해독, 이뇨, 급성유선염, 급성결막염, 편도선염, 기관지염, 간염, 요로간염에 효능이 있다. 잎에는 단백질, 칼륨, 비타민 A·C가 많이 함유되어 있다. 잎으로 만든 증류수는 화장품을 만들고 주근깨에 효능이 있다.
전초에는 미약한 독성이 있으나 식용에는 문제가 없고, 체질에 따라 피부질환을 일으킬 수도 있다.

### 번식

6~7월에 씨앗이 날아가기 전 수확한 뒤 이듬해 3월에 파종한다.

### 키우기

1 서양민들레의 씨앗은 도시의 풀밭에서도 쉽게 채취할 수 있다.
2 양지 또는 반 그늘에서 잘 자란다.
3 토양을 가리지 않으나 비옥한 토양을 선호한다.
4 수분은 보통으로 공급하거나 약간 촉촉하게 공급한다.
5 겨울에 월동이 가능하다.

# 기를 잘 통하게 하는 효능이 있는
## 꽃다지 꽃
십자화과 두해살이풀 Draba nemorosa 20~30cm

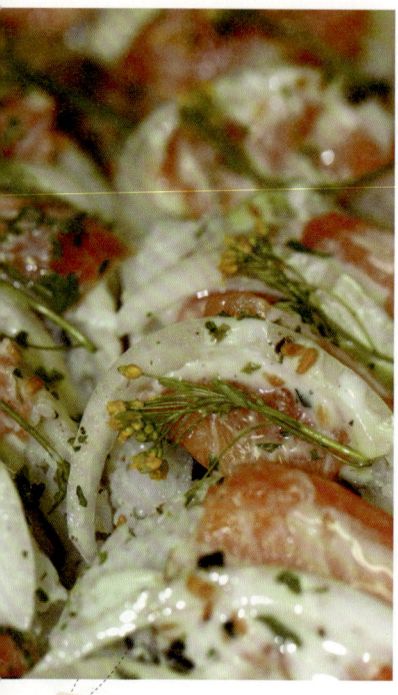

꽃다지꽃 초무침

냉이의 사촌인 꽃다지는 이른 봄에 도시공원의 풀밭이나 시골 논둑, 농장의 초지에서 흔히 볼 수 있는 꽃다지는 어린 잎을 나물로 먹고, 꽃은 각종 요리에 장식을 겸해 식용한다.

잎은 이르면 3월 초순에 방석 모양으로 올라오는데 잔털이 있다.

긴 꽃대가 올라오면서 4~6월 사이에 노란색 꽃이 총상화서로 달린다.

꽃의 지름은 6cm 정도이고 꽃잎은 4개, 십자가 모양으로 퍼지고, 6개의 수술 중 4개는 길고 2개는 짧다. 꽃의 크기가 작기 때문에 통째로 먹는데 상큼하고 알싸한 맛이 난다.

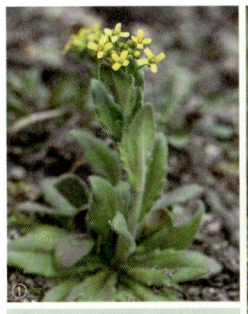
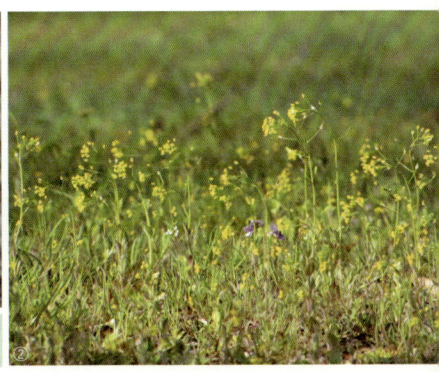

① 3월 말의 꽃다지
② 4월 말의 꽃다지

뿌리 잎은 방석처럼 퍼지고 길이 2~4cm 정도이고 보송보송한 잔털이 있다. 꽃대가 올라오기 전 어린 잎은 나물로 먹는다.

줄기 잎은 어긋나고 길이 1~3cm 정도이며 잔털이 있고 가장자리에 큰 톱니가 있다.

5~6월이 지나면 꽃대가 호리호리하게 자라고 꽃 사이사이에 열매가 붙는다. 열매는 장타원형이고 털이 있으며 6월경 성숙한다. 열매 안에는 깨알보다 작은 씨앗들이 잔뜩 들어 있다. 십자화과의 다른 식물과는 잎 모양과 열매 모양, 열매 털로 구별할 수 있다.

꽃다지는 주변에서 가장 흔히 보는 식물이므로 잡초처럼 취급하는 경우가 많다. 서양의 자연주의자들은 꽃다지와 비슷한 다닥냉이를 겨자 맛 샐러드로 즐기기 때문에 그와 같은 방식으로 식용해도 무방해 보인다.

## 꽃의 맛

상큼하고 약간의 겨자 맛이 난다.

| 먹는 방법 |
4~6월 사이에 꽃을 채취한 뒤 깨끗이 세척하여 전자렌지로 건조시켜 식용하거나 요리의 데코레이션으로 사용한다. 어린 모종은 샐러드로 먹거나 조리해서 먹는다.

| 약성 |
6~8월에 열매를 채취하고 잘 건조시킨 뒤 씨앗만 추출해 약용한다. 폐가 막히는 증세, 종기, 해수, 기를 잘 통하게 하는 효능, 배 속에 덩어리가 쌓여 아픈 증세에 효능이 있다. 씨앗을 5g 정도 달여서 복용한다.

| 번식 |
종자

| 키우기 |
1 공원 풀밭, 등산로 옆, 시골 논둑, 밭둑, 제방에서 흔히 볼 수 있으므로 씨앗을 채집하기 용이하다.
2 양지, 반그늘에서 잘 자란다.
3 토양을 가리지 않으나 다소 축축한 토양을 선호한다.
4 수분은 보통으로 공급한다.
5 겨울에 노지에서 월동한다.

## 각종 종기에 효능이 있는
# 유채 꽃
십자화과 두해살이풀 *Brassica campestris* 1m

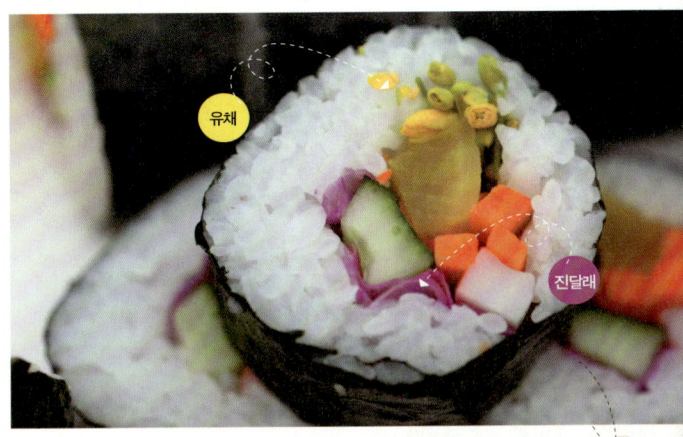

카놀라유로 유명한 유채는 중국 원산이며 국내에서는 1960년대부터 본격적으로 재배했다.

키는 1m 정도로 자란다. 줄기 잎은 잎자루가 있고, 하단 잎은 깃 모양으로 잎의 가장자리가 무우 잎처럼 갈라진다. 상단 잎은 밑부분이 줄기를 감싼다. 갓과 비슷하지만 갓은 상단 잎이 줄기를 감싸지 않으므로 구별할 수 있다.

꽃은 4월에 총상화서로 달리고 꽃의 길이는 6mm 정도이다. 6

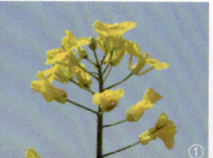 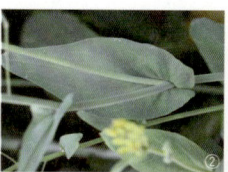 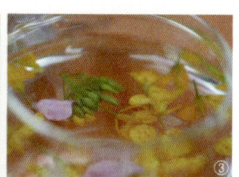

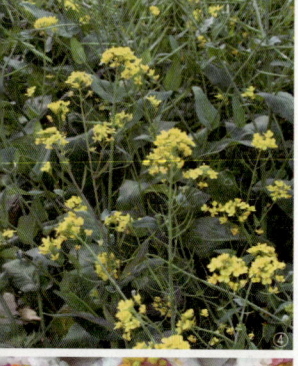

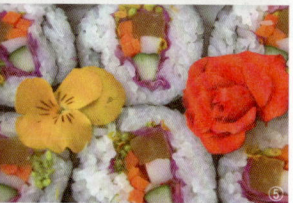

① 유채 꽃
② 줄기를 감싸는 유채 잎
③ 유채 꽃차
④ 영암 도로변의 유채
⑤ 유채 김밥과 팬지, 장미 꽃

개의 수술 중 4개는 길고 2개는 짧다.

유채는 재래시장에서 '하루나' 라고 부르며 잎을 나물로 식용하고, 종자는 식용유를 만든다. 마트에서 흔히 볼 수 있는 카놀라 식용유는 유채의 씨앗을 압착한 것이다.

지금의 유채는 극동지역은 물론 전세계에서 카놀라유를 제조하기 위해 흔히 재배한다. 순무와 거의 비슷한 종이므로 뿌리를 순무처럼 식용할 수 있다.

국내에서는 제주도와 남부지방에서 재배하지만 중부지방에서도 성장이 양호하므로 꽃과 잎을 섭취하기 위해 키워 볼 만하다. 최근에는 도로변 유휴지에 관상용으로 즐겨 심는데 이른 봄이면 노란색 유채꽃이 장관을 이룬다.

비슷한 맛의 꽃으로는 배추 꽃, 무우 꽃, 갓 꽃 등이 있고 이들 꽃들도 식용할 수 있다.

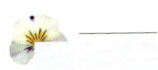

## 꽃의 맛
### 상큼하고 톡 쏘는 매운 맛

| 먹는 방법 |

4월에 꽃을 채집한다. 꽃의 맛은 조금 맵지만 상큼하고 톡 쏘는 맛이 난다. 예컨데 조금 매운 맛의 무우 맛이 연상된다.
가볍게 세척한 싱싱한 꽃을 김밥에 넣어 먹거나 비빔밥에 넣어 먹는다.
싱싱한 꽃을 여러 가지 차에 넣어 먹는다. 잎은 무우 잎보다 부드럽고 식미는 매운 양배추 맛과 비슷하다. 어린 잎과 뿌리는 샐러드로 먹고 성숙한 잎과 늙은 뿌리는 조리해서 식용한다.

| 약성 |

각종 종기에 효능이 있다. 순무는 민간에서 암 치료에 사용한 기록이 많으므로 유채 또한 그와 같은 치료법이 가능할 것으로 추정된다.
순무는 잎과 줄기를 달여 암 치료에 사용하거나 꽃을 피부암에 짓이겨 바르기도 한다.

| 번식 |

5월경 종자를 수확한 뒤 가을에 파종한다.

| 키우기 |

1 큰 화원에서 시각적으로 건강한 모종을 구입한다.
2 양지 또는 반그늘에서 키운다.
3 점질 토양을 권장하며, 산성 토양에서도 매우 잘 자란다.
4 수분은 조금 촉촉하게 공급한다.
5 월동 가능 온도는 0~2도 내외이므로 중부이북에서는 겨울에 실내로 옮긴다.

봄 꽃 먹기 49

## 이뇨, 지혈, 해독에 효능이 있는
# 냉이 꽃
십자화과 두해살이풀 *Capsella bursapastoris* 10~50cm

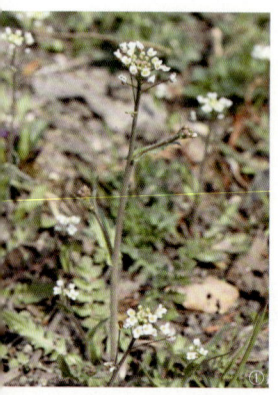

상큼하고 달달한 냉이는 된장국으로 먹는 나물로 유명하다. 시골의 논둑이나 밭둑, 도시의 왕릉에서 흔히 볼 수 있다.

꽃의 맛은 상큼한 맛에 미약하게 단맛이 가미되어 있다. 꽃이 작기 때문에 통째로 먹는다. 곤충과 해충이 활동을 시작하는 5월 이후 채집한 꽃은 깨끗이 세척한 뒤 식용하거나 요리의 데코레이션으로 사용한다.

6월경 채취한 종자를 바로 파종하면 가을에 모종으로 자란다. 가정에서 가을 모종을 키우고 싶다면 겨울에 실내로 옮긴 뒤 온실에서 키우듯 보호하며 키운다. 양지를 선호하고 비옥한 토양에서 잘 자란다. 성장이 불량하면 액체비료를 공급한다.

냉이 잎을 수확하는 농장들은 보통 1년에 3차례 재배를 한다. 따라서 가정에서도 1년에 최소 3번은 꽃을 수확할 수 있다.

① 오산의 냉이
② 냉이 잎
③ 냉이 꽃

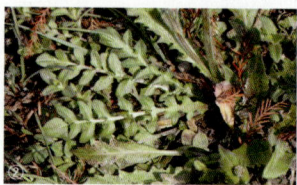
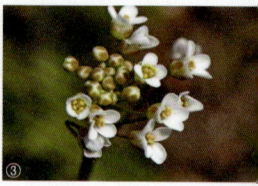

### 신장 결석 치료약으로 유명한
# 긴병꽃풀 꽃
꿀풀과 여러해살이풀 *Glechoma hederacea* 5~20cm

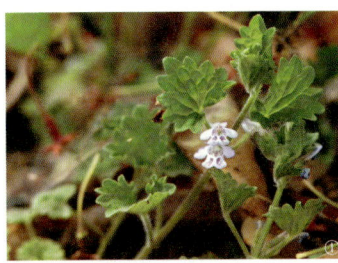
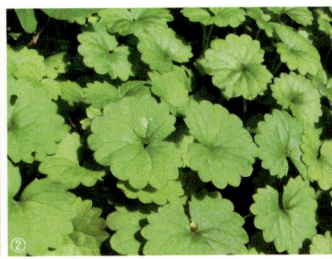

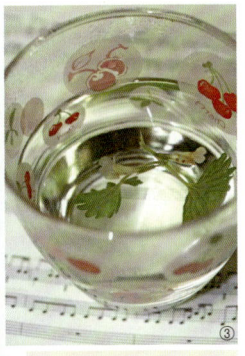

① 긴병꽃풀
② 잎
③ 긴병꽃풀 차

진한 박하 향이 나는 긴병꽃풀 꽃은 산과 들판, 민가 주변의 조금 축축한 곳에서 자란다.

줄기는 모가 지고 직립해서 자랐다가 꽃이 떨어지면 쓰러진다. 잎은 마주나고 난형이거나 신장상 원형이고 가장자리에 둔한 톱니가 있다.

잎의 길이는 1.5~2.5cm 정도이고 비비면 연한 박하향이 난다.

입술 모양의 꽃이 4~5월에 잎겨드랑이에서 1~3개씩 달린다. 4개의 수술 중 2개는 길고 2개는 짧다.

열매는 타원형이고 6월에 수집할 수 있다.

## 꽃의 맛

꿀샘이 조금 있고 박하 향이 강하다.

### |먹는 방법|
4~5월에 꽃을 채취한다. 꽃에서 박하 향과 쓴 맛이 난다. 날것으로 먹거나 차, 샐러드, 죽이나 수프에 넣어 먹는다. 박하차 대용으로 먹어 볼 만하다.

### |약성|
어린이의 카타르성 위염, 카타르성 구내염 등의 카타르성 병증과 전신의 저항력 감퇴에 특히 효능이 높다.
민간에서는 신장결석 치료약으로 매우 유명하다. 전초 혹은 줄기를 달여 복용한다. 그 외에 진통, 소화, 이뇨, 해열, 자양강장에 효능이 있다. 타박상에는 잎을 짓이겨 바른다.

### |번식|
종자, 포기나누기, 꺾꽂이

### |키우기|
1 숲 가장자리, 공원 풀밭의 축축한 곳에서 볼 수 있다.
2 반그늘에서 잘 자라고 양지에서도 성장이 양호하다.
3 점토질의 산성 토양에서 잘 자란다. 비옥질에서는 왕성하게 번식한다.
4 물을 보통보다 촉촉하게 공급한다.
5 겨울에 월동한다.

### |부작용|
이 식물은 말에 위해를 가하는 독성이 보고되었으므로 말 농장에서는 키우지 않는다.

## 기관지염, 간 기능에 도움을 주는
# 금창초 꽃
꿀풀과 여러해살이풀  Ajuga decumbens  5~10cm

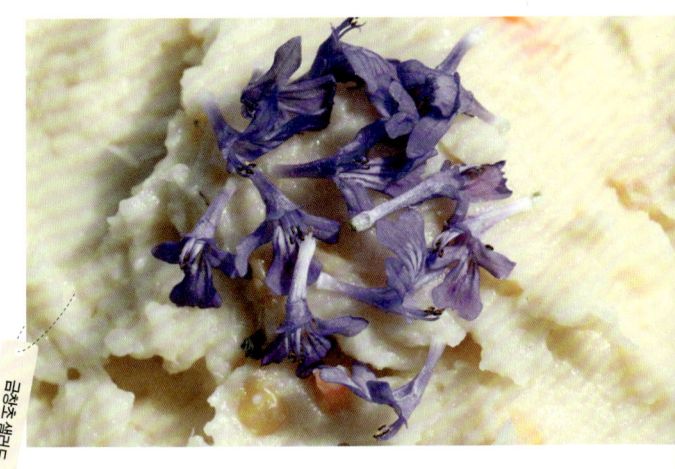

금창초 샐러드

달콤하게 먹을 수 있는 금창초는 원예종의 아주가와 비슷한 금창초는 남부지방의 풀밭, 길가, 높은 산의 저지대, 1000m 이하 산지의 축축한 땅에서 자란다.

키는 5~10cm 정도이며 뿌리 잎이 방석처럼 퍼진다. 줄기는 비스듬히 자라는 경우가 많고 잔털이 있다.

잎은 난형이고 가장자리에 물결 모양의 톱니가 있고 뽀송뽀송한 잔털이 있다. 잎의 색상은 녹색이지만 때때로 자주색이 돈다.

봄 꽃 먹기 53

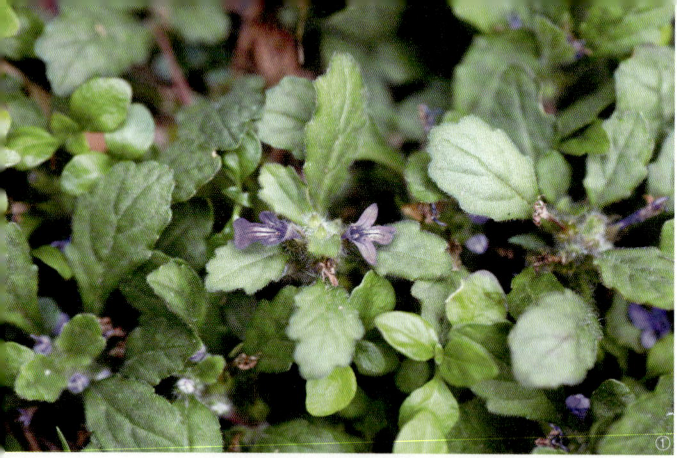

5~6월에 피는 꽃은 자주색이고 잎 겨드랑이에 여러 개가 달린다.

꽃의 길이는 1cm 정도의 입술 모양이고 꽃받침은 5개로 갈라지고 4개의 수술 중 2개는 길다.

열매는 둥근 모양이고 8~10월에 성숙하며 무늬가 있다.

비슷한 식물로는 원예종인 아주가, 자생종인 조개나물, 일본에서 자생하는 백모하고초(白毛夏枯草) 등이 있다.

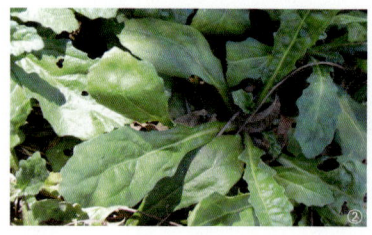

① 유달산 금창초
② 금창초의 잎

## 꽃의 맛

달콤한 꽃이 있고 아삭하다.

### |먹는 방법|
유사한 식물인 '아주가'의 잎을 해외에서는 조리해 먹고, 꽃은 국내에서 약용으로 사용하므로 싱싱한 꽃을 섭취할 수 있다. 5~6월에 채취한 꽃은 전체적으로 달콤한 맛이 난다.
지면에서 기어 자라는 속성이 있으므로 꽃에서 흙먼지와 개미 등이 발견될 수도 있다. 깨끗이 세척한 뒤 싱싱한 상태의 꽃을 식용하거나 샐러드로 먹는다.

### |약성|
전초를 늦봄과 늦가을에 채취해 달여 먹는다. 진통, 해열, 지혈, 기관지염, 비출혈, 임병(淋病)에 효능이 있고 몸 속 독성을 없애는 효능이 있다. 방광염 관련 질병에 잎을 달여먹거나 주스로 먹는다.
나뭇잎을 짓이겨 화상에 바른다. 씨앗을 달여 복통이나 설사에 사용한다. 신경통에는 줄기를 달인 물을 목욕제로 사용한다. 식물체에 곤충변태호르몬이 함유되어 간 기능에 도움을 주는 것으로 추정된다.

### |번식|
종자(9~10월) 또는 포기나누기(가을)

### |키우기|
1 남부지방의 풀밭이나 산기슭에서 볼 수 있다.
2 반그늘에서도 성장이 양호하지만 양지에서 더 잘 자란다.
3 축축한 사질 토양, 산성 토양에서 잘 자란다.
4 수분은 보통보다 축축하게 공급한다.
5 중부지방에서는 월동이 불가능하므로 실내에서 아주가처럼 키운다.

봄 꽃 먹기

## 해독, 대하증에 효능이 있는
# 벌깨덩굴 꽃

꿀풀과 여러해살이풀 Meehania urticifolia 15~30cm

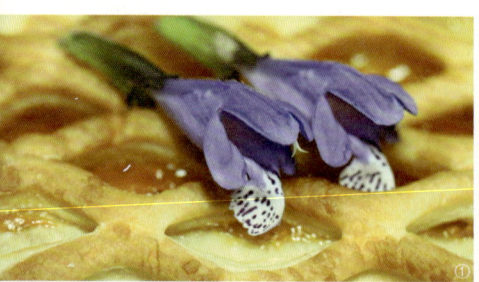

① 벌깨덩굴 와플빵
② 천마산 벌깨덩굴

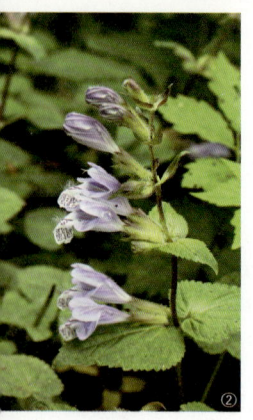

　은은한 향기가 나는 벌깨덩굴은 전국의 산지에서 자란다. 줄기의 단면은 사각형이고 15~30cm 높이로 자란다.
　마주난 잎은 삼각상 심장형이고 잎자루가 있다. 잎의 길이는 2~5cm 정도이고 가장자리에 둔한 톱니가 있다.
　5월에 피는 꽃은 입술 모양이고 한쪽을 향해 4개씩 달린다. 꽃은 향기와 꿀샘이 있어 밀월식물로 사용된다. 꽃의 길이는 4~5cm 정도이고 4개의 수술 중 2개는 짧다.
　열매는 7~8월에 익고 길이 3mm 정도이며, 거꾸로 된 달걀 모양이다.

# 꽃의 맛

아삭하고 향미가 있다.

### | 먹는 방법 |
5월에 꽃을 채취한다. 민트(박하) 계열의 꽃이지만 다소 싱싱하고 아삭하며 약간의 꿀샘이 있고 향미가 뛰어나 먹을 만한 꽃이다. 날벌레가 활동을 시작하는 5월에 개화하므로 꽃을 채취한 뒤 잘 세척하여 이용한다. 날것으로 먹거나 샐러드로 썰어 넣기도 하고, 수프에 넣어 먹기도 한다. 어린 잎은 조리해 먹는다.

### | 약성 |
민간에서는 잎과 줄기를 약용한다. 해독, 종기, 통증, 해열, 대하증에 효능이 있다.

### | 번식 |
5~7월에 땅을 기는 줄기를 잘라 심으면 번식이 잘 된다.

### | 키우기 |
1 조금 높은 산 계곡가의 음지와 풀밭에서 흔히 볼 수 있다.
2 전형적인 반음지성 식물이다.
3 사질 토양과 비옥질의 습한 토양에서 잘 자란다.
4 수분은 보통으로 유지한다.
5 겨울에 노지에서 월동한다.

### 해열, 건위, 심장허약에 효능이 있는
# 꿀풀 꽃

꿀풀과 여러해살이풀 *Prunella vulgaris* 20~30cm

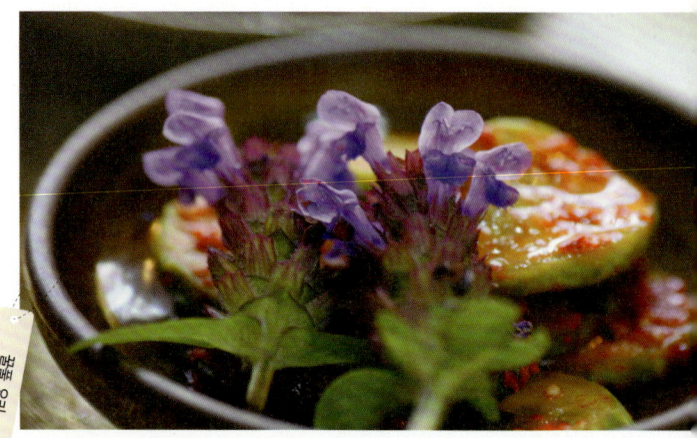

꿀풀 꽃

전통적인 먹는 꽃인 꿀풀은 서양에서도 인기가 많은 이 허브는 '마녀의 약초'라는 별명이 있고, 우리나라에서는 '하고초'라는 이름으로 알려진 유명한 약초이다. 서양에서는 마녀가 자신의 정원에서 이 식물을 키우면서 차로 마셨다는 전설이 있다.

줄기는 네모지고 30cm 내외로 자란다. 마주난 잎은 긴 타원상이고 끝이 뾰족하며 길이 2~5cm 정도이고 상단 잎은 잎자루가 없으나 하단 잎은 잎자루가 있다.

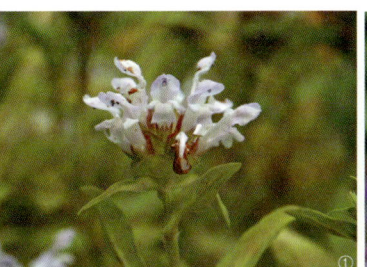
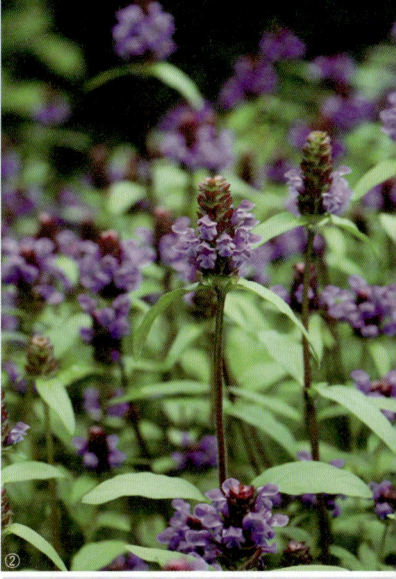

꽃은 5~7월에 달리고 잎술 모양의 꽃이 핀다. 보통 보라색 꽃이 피고 흰색 꽃이 피는 품종은 '흰꿀풀'이라고 부른다.

길이 1.5~2cm 정도의 자잘한 꽃이 길이 3~8cm 정도의 화서에 조밀하게 붙는다. 심심풀이로 꽃을 떼어 뒷 부분을 빨아 보면 꿀이 풍부하게 나온다.

① 흰꿀풀
② 용인 농촌의 꿀풀

서양 전설에 따르면 하나님이 모든 사람과 동물의 질병을 치유하기 위해 약초를 내려보냈는데 그 식물이 꿀풀이라고 한다. 이 때문에 서양에서는 꿀풀의 이름을 'Heal All'이라고 부른다.

꿀풀은 예로부터 유명한 약초이지만 일부 사람들에겐 신체면역성을 저하시키는 역효과가 날 수도 있다.

## 꽃의 맛

전통적인 먹는 꽃으로 유명하다.

### | 먹는 방법 |
5~7월에 꽃을 채취한다. 꿀샘이 풍부한 꽃은 날것으로 먹거나 차로 마신다. 날것으로 먹어도 제법 맛있다. 샐러드, 죽이나 수프에 넣어 먹기도 한다. 잎은 잘게 썰어 차로 마시거나 여름 음료의 맛내기로 사용한다.

### | 약성 |
신장염, 설사, 내출혈, 부종, 항균, 살균, 항바이러스, 해열, 이뇨, 건위, 각종 염증, 궤양, 급성유선염, 폐결핵, 유암, 대하, 심장허약 등에 효능이 있다. 싱싱한 잎 또는 건조시킨 잎 6~16g을 바짝 달여서 약용한다.

### | 번식 |
종자(3월), 포기나누기(봄, 가을)

### | 키우기 |
**1** 농촌의 야산에서 흔히 자라고, 남부지방에서는 밭에서 재배한다. 7~8월에 종자를 채집한 뒤 이듬해 3월에 직파한다.
**2** 양지에서 잘 자란다.
**3** 비옥한 토양을 선호한다.
**4** 수분은 보통으로 관리한다.
**5** 겨울에 노지에서 월동한다.

### | 부작용 |
체질에 따라 또는 체력이 저하된 환자의 경우 꿀풀의 성분이 몸의 면역성을 저하시킬 수 있음이 외국에서 보고되었다. 꿀풀 허브티나 드링크류를 과다복용 또는 장기간 복용했을 때 이런 문제가 발생하므로 식용할 경우 소량 섭취를 원칙으로 하며, 약용할 경우에는 한의사와 상담을 한다.

### 튀김 요리를 장식하는
# 살갈퀴 꽃
콩과 두해살이풀  *Vicia angustifolia*  60~150cm

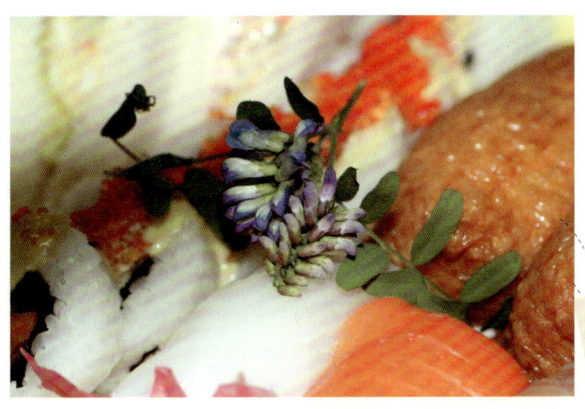

살갈퀴 꽃과 튀김 요리

   콩과식물 중에서 비교적 이른 5월에 꽃이 피므로 봄꽃으로 취급한다. 전국의 산과 들판에서 흔히 자란다.

   잎의 모양이 '갈퀴나물'과 비슷하지만 잎겨드랑이에서 꽃이 1~2개씩 달리는 것이 서로 다른 점이다.

   원줄기는 네모지고 마주난 잎은 3~7쌍의 작은 잎으로 되어 있는 짝수깃꼴겹잎이다.

   잎줄기 끝에는 덩굴손이 있다. 작은 잎의 가장자리에는 잔털이 있고, 턱잎은 2개로 갈라진다.

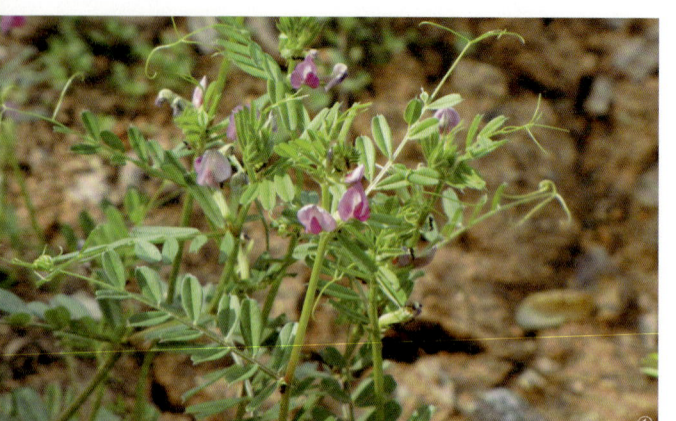

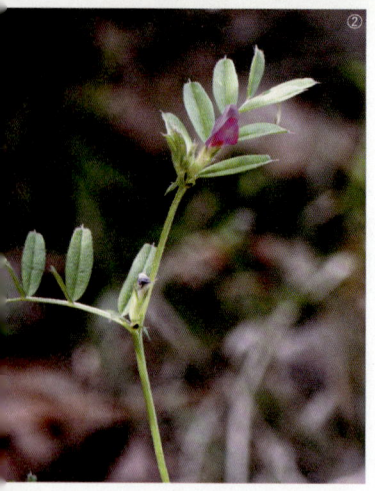

5월에 피는 꽃은 나비 모양이고 길이 12~18mm 정도이다. 잎겨드랑이에 1~2개의 꽃이 달리고 꽃받침은 5개로 갈라진다.

열매는 납작한 콩깍지 모양이고 털이 없으며 꼬투리 안에는 검은색 종자가 10개 정도 들어 있다.

전초는 사료나 녹비로 사용하고 꽃은 심심풀이로 먹어 볼 만하다.

① 안면도의 살갈퀴나물
② 살갈퀴나물 잎

# 꽃의 맛

### 콩과식물 특유의 비린 맛이 난다.

| 먹는 방법 |

꽃은 소량 섭취를 원칙으로 한다. 특유의 비린 맛과 약간의 쓴 맛, 약간의 단맛이 있지만 꿀샘이 거의 없다. 날것으로 먹거나 샐러드, 비빔밥으로 먹고 각종 요리의 데코레이션으로 사용한다.
어린 잎은 차로 우려내거나 샐러드로 먹는다. 건조시킨 씨앗은 분말로 만든 뒤 빵이나 과자를 만든다.

| 약성 |

알려진 약성 정보가 없다.

| 번식 |

종자를 24시간 동안 따뜻한 물에 담가두었다가 늦겨울~초여름 사이에 파종한다.

| 키우기 |

1 산과 들판, 밭둑에서 흔히 자라므로 씨앗의 채취가 쉽다.
2 양지와 반양지에서 잘 자란다.
3 물빠짐이 좋은 사질 토양에서 잘 자란다.
4 수분은 보통으로 관리한다.
5 겨울에 노지에서 월동한다.

| 부작용 |

씨앗에 약간의 독성이 있을 수 있다는 보고가 있으나 독성이 무엇인지 명확하게 보고되지 않았다. 씨앗에는 단백질 성분이 매우 많이 함유되어 있다. 세계 각국에서 이 식물의 씨앗을 분말로 만들어 식용해 온 기록이 있으므로 소량섭취에는 안전할 것으로 추정된다.

## 해열, 소종에 효능이 있는
# 돌나물 꽃
돌나물과 여러해살이풀 *Sedum sarmentosum* 15cm

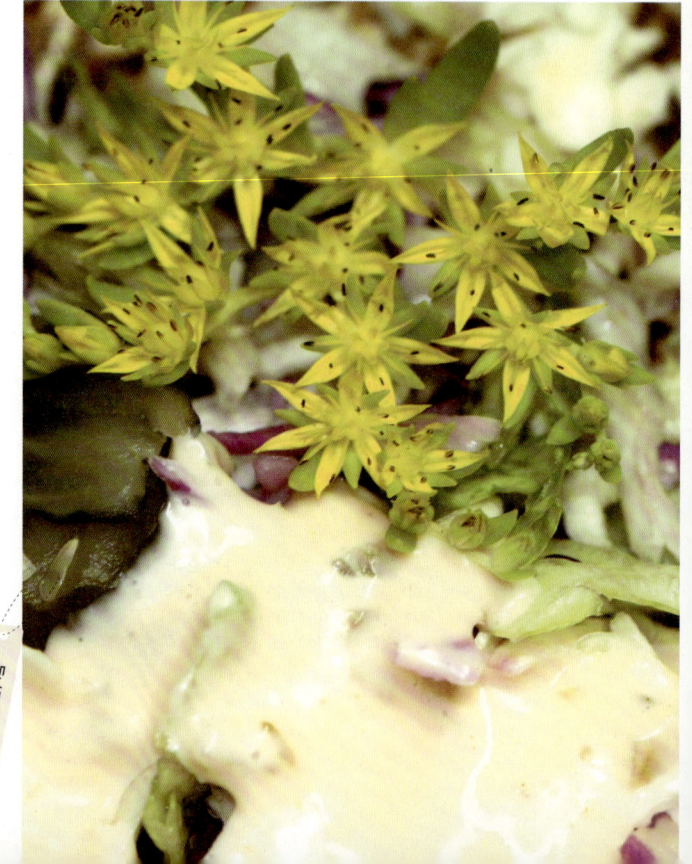

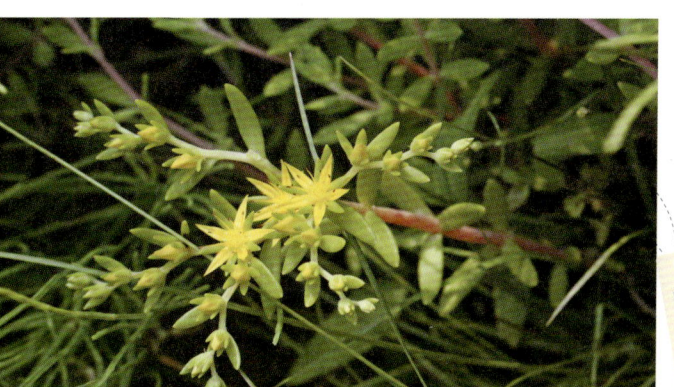

돌나물의 꽃과 잎

돈나물이라고 알려진 돌나물은 우리나라 전국에서 자란다. 줄기는 땅을 기고 마디에서 뿌리가 내려와 스스로 번식을 잘한다.

줄기의 길이는 15cm 내외로 자라고 잎이 3개씩 돌려난다. 어린 잎을 '돌나물'이라고 하며 나물로 먹는다.

꽃은 5~6월에 취산화서로 달린다. 꽃의 지름은 1cm 정도이고 수술은 10개이다. 이 꽃은 벌과 나비가 아주 좋아한다.

도시의 도로변 바위틈에서 흔히 볼 수 있을 정도로 번식률이 왕성하다. 식용할 경우 매연에 오염되지 않은 돌나물을 섭취하는 것이 좋다. 가정에서는 분재나 암석조경을 꾸미고 흔히 키운다. 테라스 조경은 물론 걸이분에도 잘 어울린다.

스스로 번식을 잘 하기 때문에 뿌리째 다른 곳에 던져도 살아남는다. 외국에서는 헛간 지붕의 덮게로 심는 인기 있는 식물이다.

봄 꽃 먹기 65

### 꽃의 맛

아삭한 식미가 있지만 조금 쓰고, 조금 달고, 조금 시고, 조금 맵고, 조금 비릿한 향미가 있다.

| 먹는 방법 |

5~6월에 꽃을 채취한다. 꽃의 식미는 잎을 날것으로 먹는 것과 비슷한데 조금 더 비릿하다. 초고추장에 찍어 먹는다. 먹기보다는 요리 장식용으로 사용하는 것도 좋을 듯 싶다. 꽃봉오리 안에 날벌레나 개미가 있을 수 있으므로 깨끗이 세척한다.

잎을 튀겨 먹기도 하므로 꽃을 튀겨 보는 것도 생각해 볼 만하다. 식물체에는 약간의 천연독(Piperidine alkaloids)이 있으므로 대량섭취하면 복통을 유발할 수도 있다. 국내에서는 잎을 돈나물이라고도 부르며 생채로 먹는다. 유럽에서도 잎을 샐러드로 식용해 온 기록이 있다.

| 약성 |

전초를 16~30g 단위로 달여 복용한다. 해열, 소종, 몸 속 독성을 없애는 효능이 있다. 고대 그리스에서는 유산 유발을 목적으로 이 식물을 약용한 기록이 있으므로 임산부는 약용하지 않는다.

| 번식 |

포기나누기 또는 줄기를 잘라 심는다.

| 키우기 |

**1** 집 근처 도시공원, 도로변, 들판의 바위틈에서 흔히 자란다.
**2** 양지 또는 반음지에서 자란다.
**3** 토양은 가리지 않지만 비옥한 토양에서 더 잘 자란다.
**4** 수분은 보통으로 관리하지만 가뭄에도 잘 견딘다.
**5** 겨울에는 노지에서 월동한다.

## 황달, 이질, 위염에 효능이 있는
# 제비꽃
제비꽃과 여러해살이풀  Viola mandshurica  10~20cm

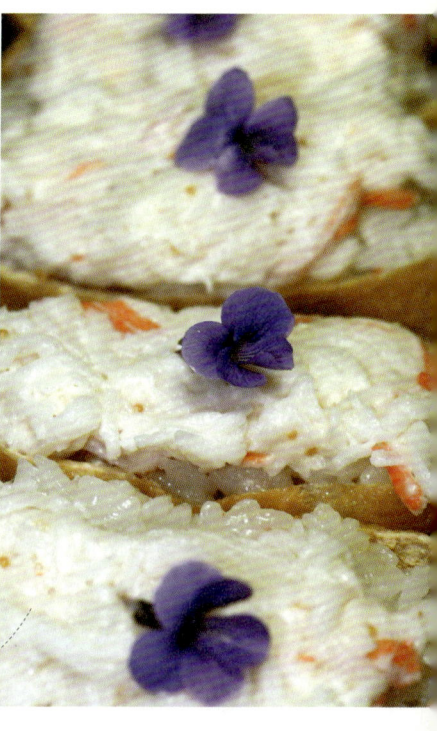
제비꽃 유부초밥

세계적으로 유명한 먹는 꽃 중 하나이다. 제비꽃과 유사한 꽃인 원예종의 팬지도 먹을 수 있는데 팬지는 쓴맛이 많은 반면, 국내 제비꽃은 부드럽고 순한 맛이 일품이다.

꽃은 4~5월에 피고 보라색이거나 짙은 자색이다. 품종에 따라 여름에 꽃이 피기도 한다.

보라색 제비꽃 중에서 잎이 피침형이고 잎자루에 날개가 있는 품종은 '제비꽃'이며 잎이 타원형이고 넓은 품종은 '서울제비꽃'이다.

봄 꽃 먹기 67

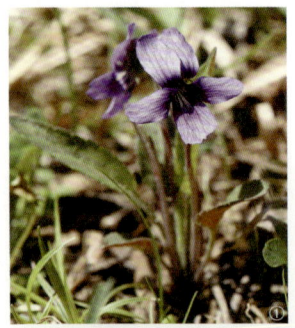

흰색 제비꽃 중에서 잎에 비해 꽃이 작은 것은 '콩제비꽃', 잎이 손가락처럼 잘게 갈라지는 것은 '남산제비꽃'이다.

노란색 꽃이 피는 제비꽃으로는 '노랑제비꽃'과 '장백제비꽃'이 있다. 제비꽃들은 공통적으로 수술은 5개이고 암술은 1개이다.

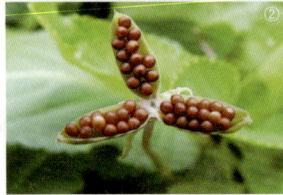
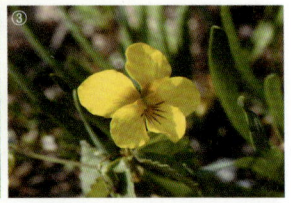

중부지방에서는 '서울제비꽃', '왜제비꽃'이 비교적 일찍 꽃을 개화한다. 이르면 3월 말에서 4월 사이에 꽃을 볼 수 있다. 둘 다 도시공원의 풀밭에서도 흔히 볼 수 있는 봄의 전령사이다.

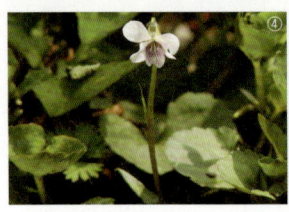
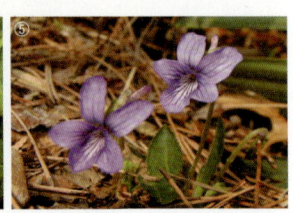

① 제비꽃
② 제비꽃 열매
③ 노랑제비꽃
④ 콩제비꽃
⑤ 서울제비꽃

4~5월의 사이에는 '제비꽃'과 '콩제비꽃'이 꽃을 피운다. 둘 다 도시공원의 풀밭에서 흔히 볼 수 있다.

 '노랑제비꽃'은 4~6월 사이에 꽃이 피고 대도시 인근의 높은 산 계곡 주변에서 독자생존한다.

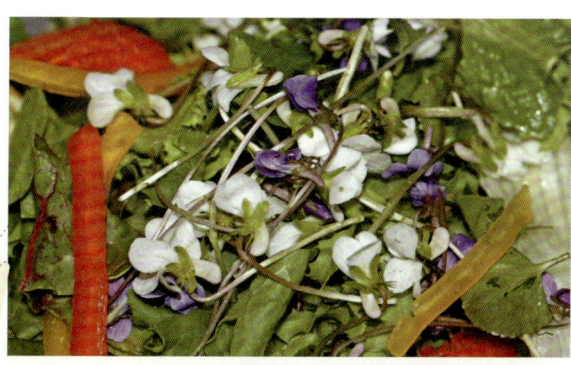

제비꽃 잎, 꽃, 치커리 샐러드

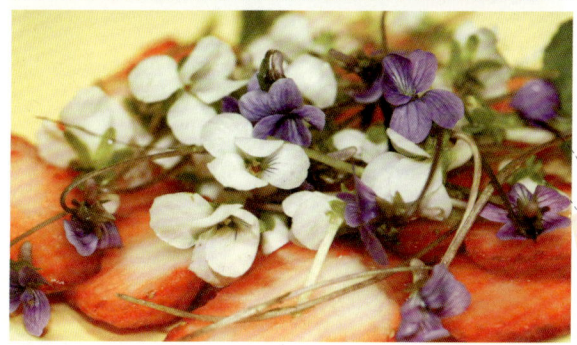

제비꽃 꽃잎 샐러드

## 꽃의 맛

장구한 세월 동안 식용해온 유명한 먹는 꽃이다.

### | 먹는 방법 |

봄~여름에 꽃을 채취한다. 기본적으로 꽃 색깔이 흰색인 제비꽃의 꽃이 가장 달달하고 맛있다.
보라색 계통 제비꽃은 약간 매운맛이 가미된 경우도 있다. 노랑제비꽃은 쓴 맛이 가미된 경우가 많다. 채취 시기에 따라 맛이 다를 수 있는데 공통적으로 순한 맛을 보여준다.
흰색 제비꽃은 꽃잎 자체에서 달달한 즙이 나온다. 이 꽃을 샐러드, 비빔밥, 죽이나 수프에 넣어 먹는다. 또한, 샐러드로 먹을 때는 딸기와 잘 어울린다.

### | 약성 |

싱싱한 전초를 15~30g 단위로 달여 먹는다. 해독, 황달, 이질, 하리, 유선염, 화농성 질환, 방광염, 위염에 효능이 있는데, 알려진 독성 성분은 없다.

### | 번식 |

종자를 장마철에 채취한 뒤 바로 파종한다. 포기나누기와 뿌리꽂이로도 번식시킬 수 있다.

### | 키우기 |

1 산과 들판, 도시공원에서 흔히 볼 수 있어서 종자 채취가 쉽다.
2 양지에서 잘 자란다.
3 토양을 가리지 않는다.
4 수분은 보통으로 관수한다.
5 겨울에 노지에서 월동한다.

항염증, 이뇨, 해수에 효능이 있는
# 천문동 꽃
백합과 덩굴성 여러해살이풀 *Asparagus cochinchinsensis* 1~2m

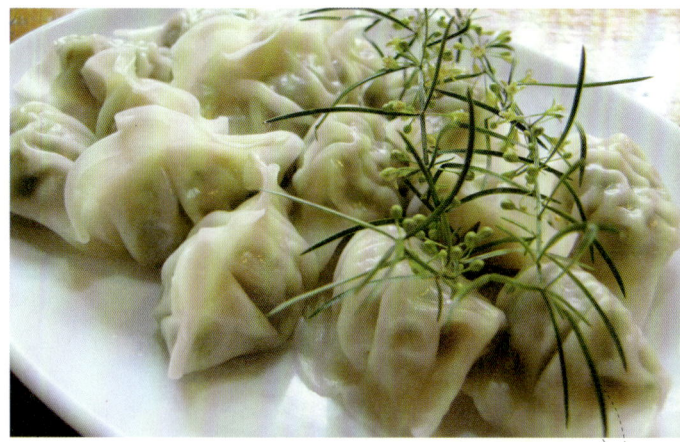

천문동 만두 요리

   아스파라거스의 유사종 식물이다. 외국에서는 '차이니즈 아스파라거스'라고도 부른다. 국내에서는 남부해안 지방과 울릉도의 바닷가나 바닷가 근처의 산에서 자생한다.

   줄기는 덩굴 속성이 있고 길이 1~2m 정도로 자란다. 원줄기에서 잔가지가 1~3개씩 모여나온다. 마치 바늘처럼 뾰족하고 손으로 접촉하면 때때로 따가울 수도 있다. 언뜻 보면 노간주나무의 잎과 비슷해 보인다.

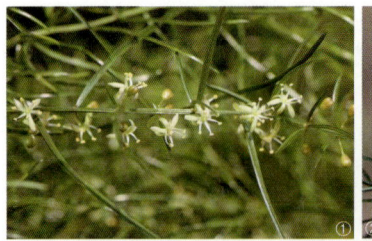 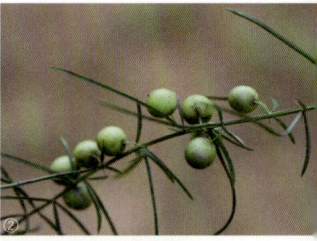

꽃은 5~6월에 잎겨드랑이에서 1~3개씩 달린다. 꽃의 길이는 0.3cm 정도이고 지름은 0.5~0.7cm 정도이다. 꽃잎은 6개, 수술도 6개이고, 암술대는 3개로 갈라진다.

열매는 6월부터 볼 수 있고 가을에 익는다. 열매의 지름은 0.6cm 정도이고 1개의 씨앗이 들어 있다.

봄에 땅에서 올라오는 어린 줄기는 아스파라거스의 줄기처럼 식용하고, 재배한 뒤 3년 정도 지난 뿌리는 약용하거나 구황식량으로 먹는다.

천문동과 비슷한 맛의 꽃으로는 비짜루, 방울비짜루, 아스파라거스 꽃이 있다.

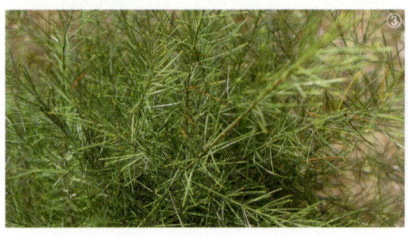

① 천문동 꽃
② 천문동 6월 열매
③ 천문동 전초

비짜루는 천문동과 비슷하지만 잎이 천문동에 비해 유연하고 부드럽다. 우리나라 자생종 아스파라거스라고 생각하면 된다.

꽃의 길이는 3mm 정도이고 5월에 핀다. 꽃의 맛은 약간 달콤, 약간 상큼, 약간 고소해서 제법 맛있다.

방울비짜루는 비짜루와 비슷하지만 꽃의 모양이 서양 아스파라거스와 닮았다. 꽃자루와 열매자루가 길면 방울비짜루, 꽃자루가

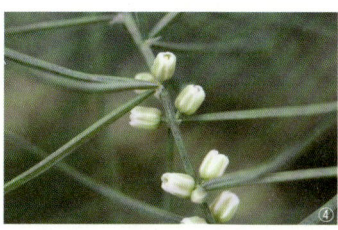
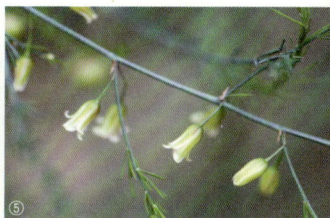

거의 없으면 비짜루이다. 꽃의 길이는 6mm 정도이고 6월에 핀다. 꽃에서 아스파라거스 향미가 난다.

아스파라거스는 생채로 먹기 위해 농가에서 흔히 재배하는 채소작물이다. 천문동이나 비짜루와 비슷하지만 바늘잎이 더 유연하다. 방울비짜루처럼 꽃자루가 긴 것이 특징이다.

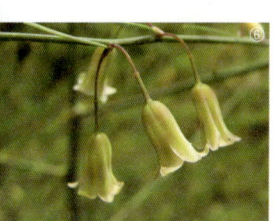

④ 비짜루 꽃
⑤ 방울비짜루 꽃
⑥ 아스파라거스 꽃

꽃의 길이는 5~8cm 정도이고 5~6월에 핀다. 꽃에서 아스파라거스 향미가 난다.

## 꽃의 맛

천문동 꽃 맛은 달달하고 싱싱하다.
아스파라거스 꽃에 비해 식미가 좋은 편이다.

### | 먹는 방법 |

중국에서 지난 2천 년 동안 열매와 뿌리를 식용한 식물이지만 최근 열매 섭취시 해로울 수도 있다는 주장이 제기되었다. 그러므로 꽃을 식용할 때는 소량 섭취를 원칙으로 한다.
5월에 채취한 꽃을 샐러드의 장식 꽃이나 비빔밥에 넣어 먹는다. 열매는 날것으로 먹고 뿌리는 조려 먹거나 술로 담그는데, 조려 먹거나 삶아 먹으면 아스파라거스 식미가 있다.

### | 약성 |

겨울에 뿌리를 수확하여 뜨거운 물에 삶은 뒤 외피를 벗기고 6~12g 단위로 달여 먹거나 햇볕에 잘 말린 뒤 달여 먹는다. 항균, 항염증, 이뇨, 변비, 해수, 거담(가래), 침 분비 촉진에 효능이 있고 다른 약재와 섞어 당뇨 치료에도 사용한다. 장기간 복용시 원기회복, 발기불능에도 효능이 있다. 민간에서는 암 치료에 사용하기도 한다.

### | 번식 |

가을에 익은 종자를 채취해 직파해야 한다. 분주 번식도 할 수 있다.

### | 키우기 |

1 남부지방의 바닷가, 특히 전라도 해안가에서 많이 자란다.
2 양지 또는 반양지에서 잘 자란다.
3 산성의 비옥한 사질 토양을 좋아한다.
4 수분은 보통으로 공급한다.
5 남부지방에서는 노지에서 월동하고 중부지방에서는 방한 처리한다.

## 이뇨, 변비에 효능이 있는
# 붓꽃 & 노랑무늬붓꽃
붓꽃과 여러해살이풀  *Iris sanguinea*  60cm

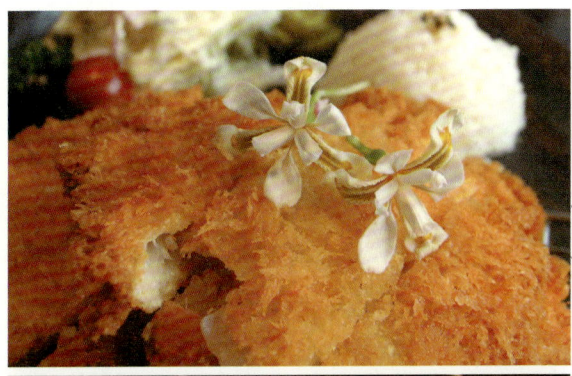

생선가스와 노랑무늬붓꽃

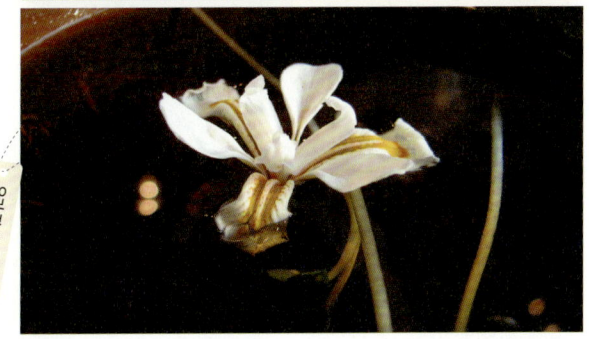
연잎차에 동동 뜬 노랑무늬붓꽃

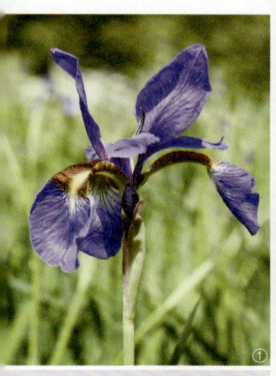
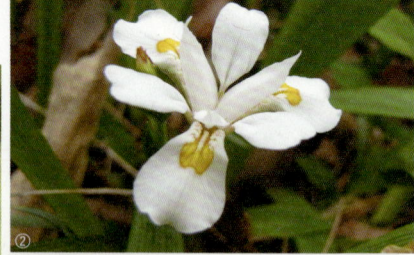
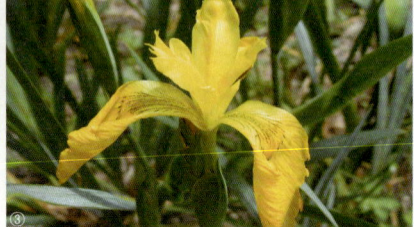

① 붓꽃
② 노랑무늬붓꽃
③ 노랑붓꽃

요리 장식에 좋은 붓꽃 종류 중 몇몇은 붓꽃 차로 즐기는 경우가 많다. 이 종류의 식물들은 품종이 매우 다양하고 대부분이 독성이 있다. 그러므로 꽃의 식용보다는 요리 장식용으로 사용하는 것이 좋다.

붓꽃은 산의 건조한 곳에서 자생한다. 꽃은 5~6월에 피고 화피 안쪽에 화려한 호랑이 무늬가 있다. '꽃창포'는 붓꽃과 생김새가 비슷하지만 화피 안쪽의 무늬가 단순한 노란색 무늬이므로 구별할 수 있다. 시중에 보급된 원예종 붓꽃은 '아이리스'라고 불린다.

영동지방과 충북, 경북 지방에서 자생하는 노랑무늬붓꽃은 우리나라 특산식물이자 멸종위기 식물이다. 꽃은 4~5월에 핀다. 요리의 장식 꽃으로 아주 좋다. 멸종위기 식물이므로 꽃씨를 받아 직접 키워서 사용한다.

## 꽃의 맛

붓꽃 중에서 꽃잎이 얇은 품종은 야들야들한 식미가 있고 꽃잎이 두터운 품종은 아삭한 식미가 있다. 맛은 약간 달달하거나 쓰다. 대부분 뒤끝이 있는데 조금 맵거나 매우 쓴 경우도 많다. 붓꽃속에 속하는 식물들은 대부분 독성이 있으므로 꽃의 식용은 가급적 피한다.

### | 먹는 방법 |

시중에는 우리의 토종 붓꽃 외에 아이리스라고 불리는 수많은 원예종 붓꽃이 보급되어 있다. 몇몇은 독성이 없지만 붓꽃속에 속하는 식물들은 대개 독성을 함유한 경우가 많으므로 정확한 안전성이 확보되지 않는 한 꽃의 식용을 피한다. 독성은 주로 뿌리에 함유되어 있으므로 알뿌리를 잘못 식용하면 메스꺼움, 구토, 설사, 피부발진 등이 발생한다. 어떤 붓꽃은 뿌리를 분말로 만들어 조미료 대용으로 사용하기도 한다. '노랑무늬붓꽃'은 요리 장식용으로 좋아 보인다. 몇몇 품종은 향수, 화장품, 염료 제조에 사용한다.

### | 약성 |

타래붓꽃의 뿌리를 약용한다. 이뇨, 지혈, 해독, 비통, 변비, 임병 등에 효능이 있다. 붓꽃을 약용할 경우 전문가와 상담 후에 약용한다.

### | 번식 |

종자, 분근

### | 키우기 |

1 붓꽃은 품종에 따라 5~7월에 열매가 결실을 맺는다.
2 양지를 선호한다.
3 약간의 산성 토양에서 잘 자란다.
4 수분은 보통으로 관수한다.
5 겨울에 노지에서 월동한다.

## 요리 장식용으로 좋은
# 참꽃마리 꽃

지치과 여러해살이풀 Trigonotis radicans 20~50cm

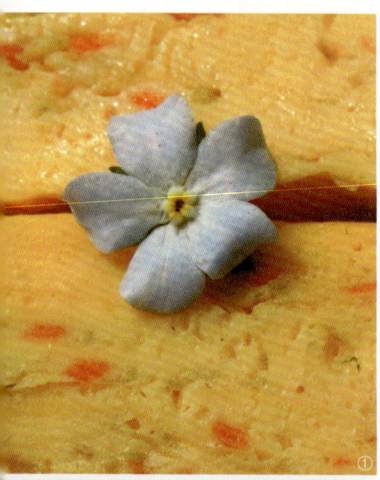

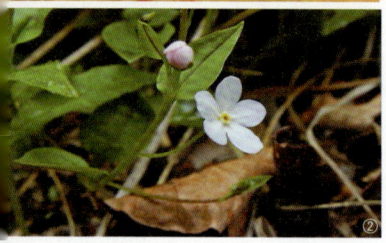

지치과의 식물로서 산지의 축축한 곳에서 자란다. 약용 식물로 유명한 지치는 생채로 먹거나 나물로 섭취할 수 있는 식물이므로 참꽃마리도 그에 준하지 않을까 생각된다.

줄기는 길이 20~50cm 내외이고 덩굴처럼 누워 자라는 속성이 있고 잔털이 있다.

뿌리 잎은 모여나고, 줄기 잎은 어긋나고 위로 올라갈수록 잎자루가 점점 짧아진다.

꽃은 5~7월에 달리고 연한 남색이고 지름 1~2cm 정도이다. 꽃의 화관은 끝부분이 5개로 갈라져 꽃잎이 5장인 것처럼 보인다.

① 참꽃마리 꽃 요리
② 화천 광덕산의 참꽃마리

## 꽃의 맛

약간 쓰며 연하고 부드럽다.

### | 먹는 방법 |
5~7월에 꽃을 채취한다. 누워 자라는 경향이 있으므로 특히 꽃 뒷면을 깨끗이 세척한다.
소량섭취를 원칙으로 한다. 날것으로 식용하거나 샐러드 장식용으로 사용한다. 죽이나 수프에 넣어 먹는다. 어린 잎을 조리해서 먹는다.

### | 약성 |
참꽃마리는 우리나라와 만주, 일본에서 자생하지만 알려진 약용 기록이 없다.

### | 번식 |
종자

### | 키우기 |
1 흔하게 자라지는 않지만 산과 들의 반그늘에서 간혹 보인다. 씨앗 채취가 용이하다.
2 양지, 반그늘, 음지에서 성장한다.
3 산성의 다소 축축한 사질 토양에서 잘 자란다.
4 수분은 보통으로 관수한다.
5 겨울에 노지에서 월동한다.

## 산삼을 능가하는
# 지치 꽃

지치과 여러해살이풀 *Lithospermum erythrorhizon* 30~70cm

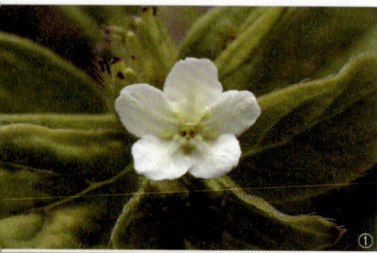
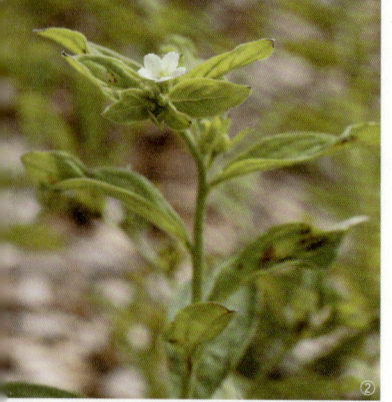

① 지치 꽃
② 지치의 전초

산삼을 능가한다는 지치의 꽃도 먹을 만하다. 꽃의 크기 또한 1cm 이상 되기 때문에 요리 장식용으로도 안성맞춤이다.

우리나라의 산과 들판에서 자라지만 염료 및 약용식물로 인기가 많아 개체수가 점점 줄어들고 있다. 식용할 경우 직접 키워서 먹는다.

줄기는 30~70cm 정도로 자라고 잔털이 많다. 어긋난 잎은 아랫부분이 좁아져 잎자루처럼 된다. 꽃은 5~6월에 총상화서로 달리고 꽃의 지름은 0.5~1cm 정도이다. 열매는 6월부터 볼 수 있고 8~9월에 성숙한다.

정식 명칭은 '지치'이지만 '지초'라는 이름으로 더 많이 알려져 있다.

## 꽃의 맛

약간 쓰지만 달달하다. 먹을 만한 맛있는 꽃이다.

| 먹는 방법 |

5~6월에 꽃을 채취한다. 날것으로 먹거나 샐러드의 장식 꽃으로 사용한다. 죽이나 수프에 넣어 먹는다. 전초에 피임 유효성분이 있으므로 피임을 회피하려면 식용하지 않는다.

| 약성 |

전초를 약용한다. 뿌리를 햇볕에 건조시킨 뒤 달여 복용한다. 황달, 비출혈, 피임, 홍역, 수두, 간염, 피부암 등에 복용한다. 화상, 피부발진, 습진, 농양, 각종 상처에 외용한다. 유효성분 중 시코닌 성분은 식용색소의 하나로 피부화장에 특히 좋은 성분이다.
자주색 뿌리는 술로 담가먹는데 '진도홍주'가 대표적인 술이다. 뿌리를 자주색 염료로 사용할 경우 봄에 수확한다.

| 번식 |

종자(4월), 꺾꽂이

| 키우기 |

1 약초 전문점에서 씨앗을 구할 수 있는지 문의해 본다. 강원도와 충청북도에서 주로 자생한다. 진도와 제천에 재배농가가 특히 많다.
2 양지보다는 반그늘, 서늘한 환경을 좋아한다.
3 점질 토양보다는 사질 토양과 석회질 토양에서 잘 자란다.
4 수분은 보통으로 공급한다.
5 겨울에 노지에서 월동한다.

봄 꽃 먹기 81

### 천식, 결핵, 몸 속 독소를 없애는
# 토끼풀 꽃

콩과 여러해살이풀 *Trifolium repens* 30~60cm

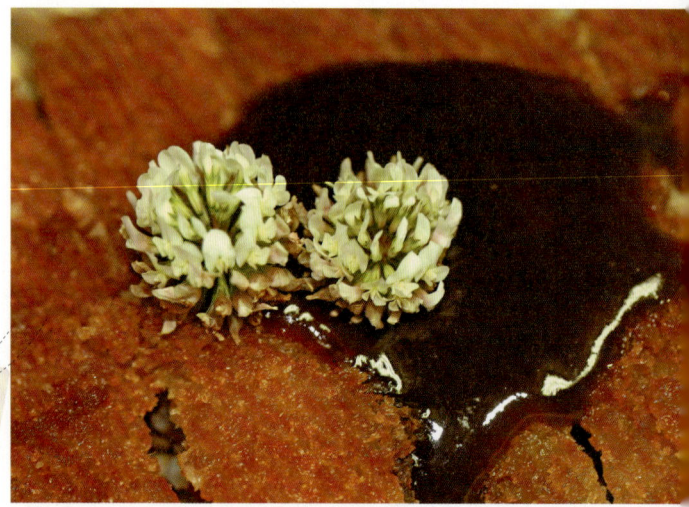

토끼풀과 토기스

전통적인 먹는 꽃인 토끼풀은 북미와 유럽 원산이다. 국내에는 목초지 조성용으로 수입되었다가 전국에 퍼졌다.

줄기는 30~60cm 정도로 자라고 털이 없다. 마주난 잎은 3출복엽이고 잎자루의 길이는 10cm 정도이다. 작은 잎은 도란형이거나 거꾸로 된 심장형이고 길이 0.8~2cm 정도이다. 잎의 가장자리에 톱니가 있고 잎 양면에 털이 거의 없다. 잎이 4개인 것은 흔히 '네잎 클로버' 라고 부른다.

꽃은 나비와 나방의 유충이 특히 좋아하며 또한 곤충들의 좋은 식량이 된다.

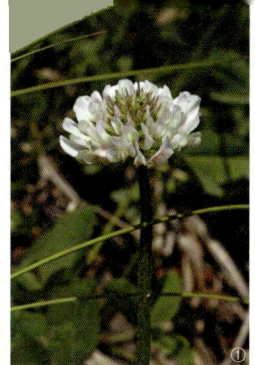

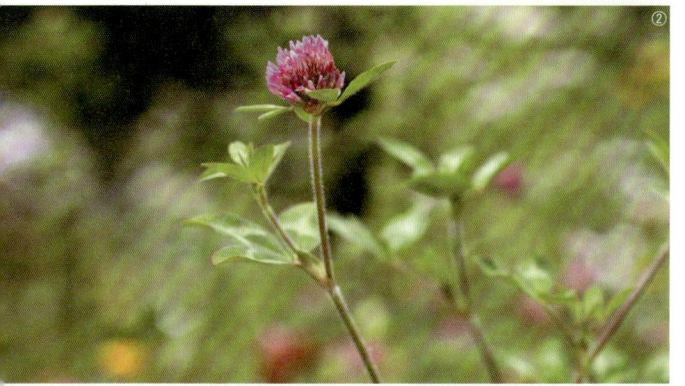

5~8월에 산형화서로 자잘한 꽃이 모여핀다. 자잘한 꽃의 길이는 9mm 정도이고 흰색이다. 머리 모양 꽃의 전체 지름은 2cm 정도이

① 토끼풀
② 붉은토끼풀

다. 꿀샘이 있는 꽃은 벌이 특히 좋아한다.

선 모양의 열매는 7~8월에 볼 수 있고, 열매 안에는 1~3개의 씨앗이 들어 있다.

우리나라에서는 목장용 초지나 풀밭 조경용으로 흔히 심었는데 지금은 논밭둑, 강둑, 도시공원의 풀밭에서도 흔히 볼 수 있다.

토끼풀은 특성상 미나리아재비과 식물과는 상극이지만 사과농장에서 키우면 사과의 당도가 높아진다고 알려진 식물이다.

수확한 잎과 줄기는 다른 경작물의 좋은 녹비가 된다. 전초는 단백질 함량이 높아 가루를 내어 각종 음식에 넣어 먹는다.

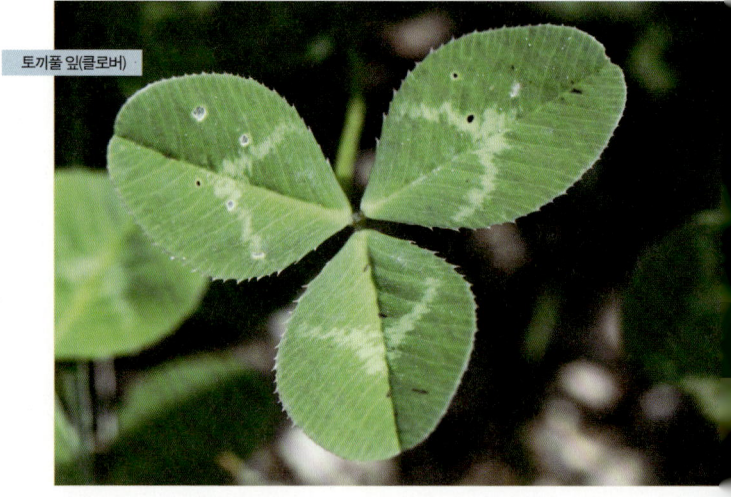

토끼풀 잎(클로버)

## 꽃의 맛

거의 맹 맛에 가깝고 식감이 좋지 않지만
예로부터 먹어 온 식용 꽃이다.

### 먹는 방법

5~8월에 흰토끼풀 꽃을 채취한다. 지면과 붙어 자라므로 오염된 흙을 세척하고 식용한다. 어린 꽃은 샐러드로 먹는다. 싱싱한 꽃과 말린 꽃은 차로 마신다. 꽃과 씨앗을 분말로 만든 뒤 밥에 뿌리거나 수프에 뿌린다. 꽃이 피기 전 채취한 어린 잎은 샐러드로 먹거나 수프에 넣는다. 잎은 소화가 잘 안 되므로 데친 뒤 시금치처럼 조리해 먹기도 한다. 분말로 만든 잎은 바닐라 향미의 재료이므로 각종 과자나 케익에 바닐라 향미를 돋우어준다. 뿌리는 조리해 먹는다.

### 약성

서양에서 들어온 식물이므로 국내에서는 약용한 기록이 없다. 전초는 기침, 감기, 천식, 백대하, 해열, 결핵, 임파선, 몸 속 독성을 없애는 데 약용한다. 잎의 팅크제는 각종 통풍에 연고처럼 바른다. 꽃의 팅크제는 폐결핵, 기침에 사용한다.

### 번식

봄에 12시간 동안 따뜻한 물에 담가둔 씨앗을 파종한다.

### 키우기

1 풀밭에서 흔히 볼 수 있다.
2 양지를 좋아한다.
3 토양을 가리지 않는다.
4 여름에는 1주일 간격으로 수분을 공급한다.
5 겨울에는 실내로 옮긴다.

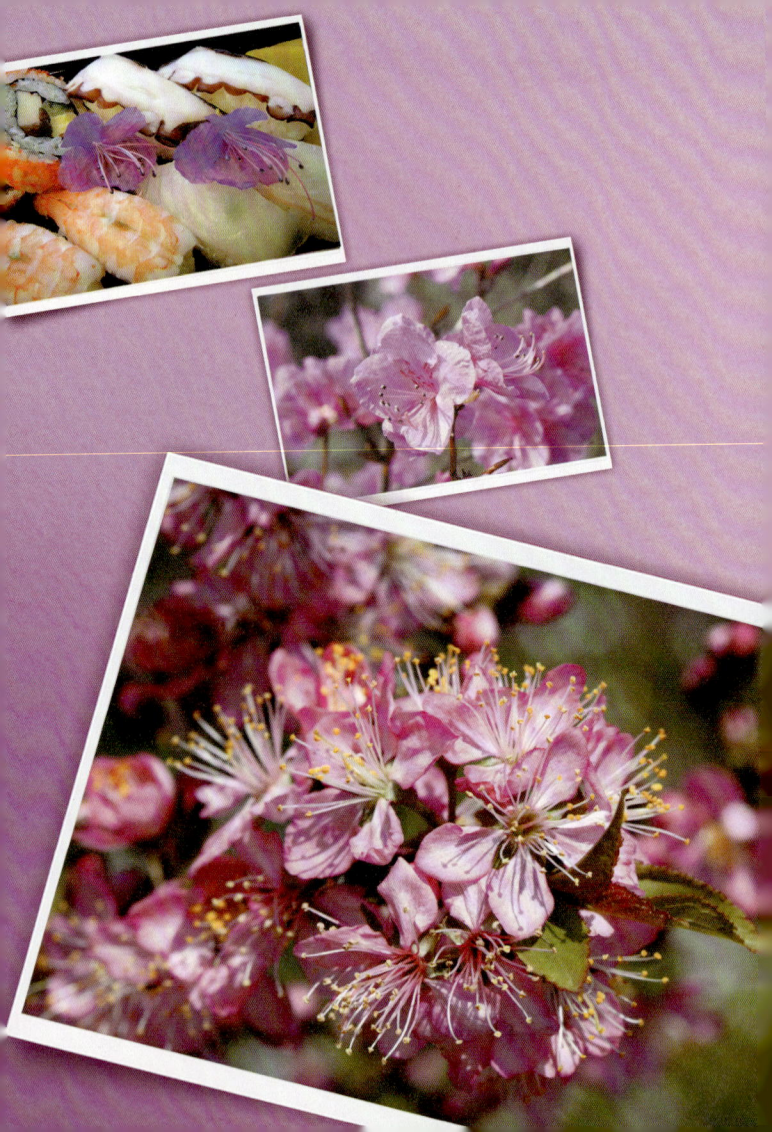

Part 2

2~5월
# 봄나무 꽃 먹기

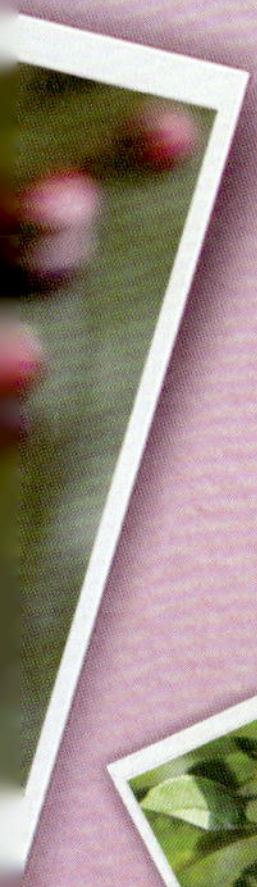

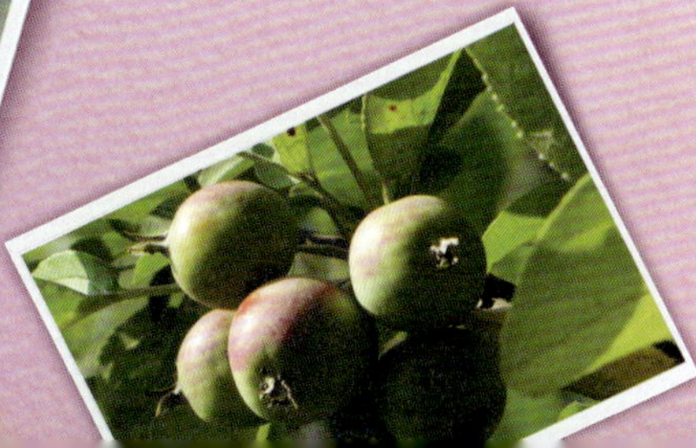

## 이질, 혈액 순환에 효능이 있는
# 진달래 꽃

진달래과 낙엽활엽관목 *Rhododendron mucronulatum* 2~3m

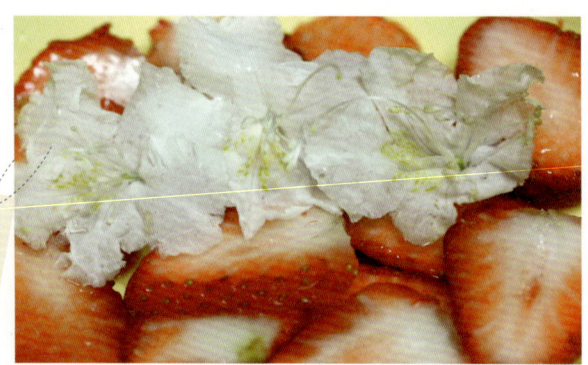

춘천막국수가 생각나는

진달래 화전으로 유명한 우리나라의 대표적인 꽃인 진달래는 예로부터 먹는 꽃으로 유명하다.

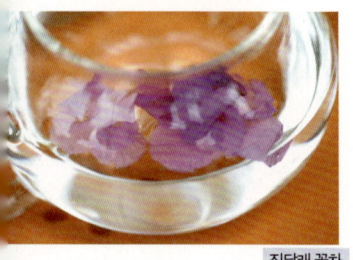

진달래 꽃차

우리나라의 대표 식생답게 흔히 볼 수 있는 식물이기에 먹는 방법이 연구된 것이 아닐까? 꽃은 날 것으로 먹거나 화전으로 먹고 술로 담가먹는다.

산이나 계곡가의 암석 주변에서 흔히 볼 수 있는 진달래는 높이

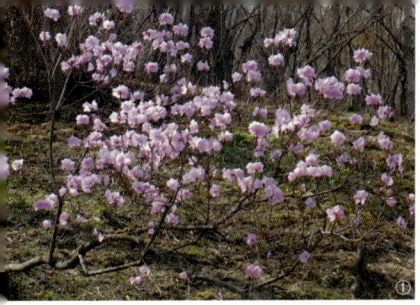
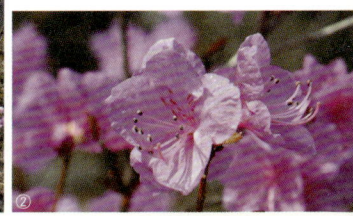

2~3m 정도로 자라고 4월 초순에 꽃이 핀다. 철쭉과 비슷한 꽃이 피지만 진달래는 꽃이 먼저 피고 꽃이 거의 질 무렵에 잎이 돋아난다.

이와 달리 철쭉은 잎이 먼저 달리고, 꽃은 진달래보다 15일 정도 늦은 4월 말에서 5월 사이에 핀다.

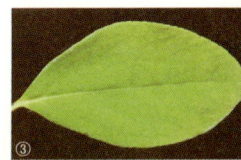

진달래의 잎은 줄기에서 어긋하고 길이 4~7cm 정도이고 가장자리에 톱니가 없다. 잎의 표면에는 비늘 모양의 인편이 조금 있고 잎 뒷면에는 인편이 많이 있다.

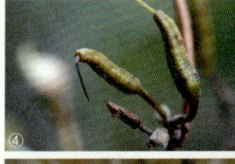

열매는 10월에 성숙하고 긴 원통형 모양이다. 이 열매를 채취해 번식시킬 수 있다.

'흰진달래'는 진달래와 같지만 흰색 꽃이 달린다. 진달래처럼 잎보다 먼저 꽃이 달리므로 '흰산철쭉'과 구분할 수 있다. 흰진달래의 꽃도 식용할 수 있는데 진달래에 비해 단맛이 조금 떨어진다.

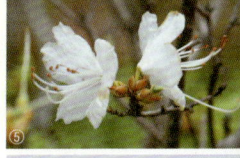

① 잎보다 꽃이 먼저 피는 진달래
② 진달래 꽃
③ 진달래 잎
④ 진달래 열매
⑤ 흰진달래 꽃

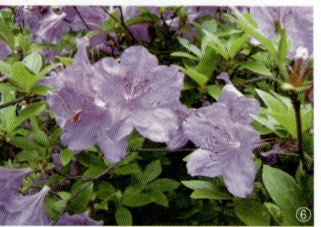

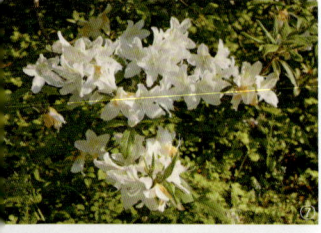

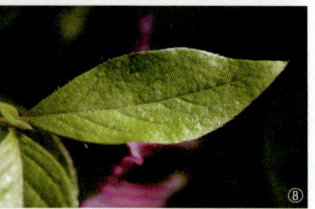

⑥ 산철쭉
⑦ 흰산철쭉
⑧ 잎에 털이 있는 산철쭉의 잎

독이 있어 꽃을 식용할 수 없는 산철쭉(Rhododendron yedoense)은 꽃보다 먼저 잎이 올라온다. 잎이 한참 돋아나고 있을 때 꽃이 개화를 하므로 꽃이 필 때 잎이 항상 같이 있다. 쉽게 말해 꽃과 잎이 같이 있으면 산철쭉, 잎은 없고 꽃만 있으면 진달래이다.

산철쭉의 꽃은 독성이 매우 강하므로 씹는 순간 혀에서 바로 좋지 않은 통증이 느껴진다. 이를 진달래 꽃으로 착각하고 잘못 섭취하면 복통을 일으키다가 사지마비 증세가 올 수도 있다.

흰산철쭉은 꽃의 색상이 흰색이고, 산철쭉과 마찬가지로 독성이 있다.

꽃이 시든 여름에는 진달래와 산철쭉을 구별하기 어려운데 이때는 잎을 보고 구별한다. 산철쭉은 어긋난 잎과 마주난 잎이 같이 있으며, 잎맥에 갈색 털이 조금 있고, 잎자루에도 갈색 털이 있으므로 진달래와 구별할 수 있다.

산철쭉의 열매는 난형이므로 긴원통형의 진달래 열매와 쉽게 구별할 수 있다. 공해에 강한 산철쭉은 도시의 화단이나 가정집에서 흔히 키운다.

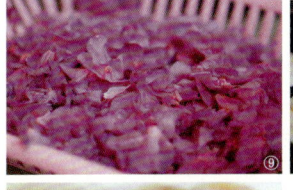
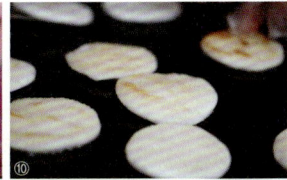
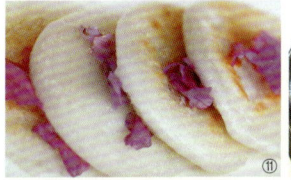
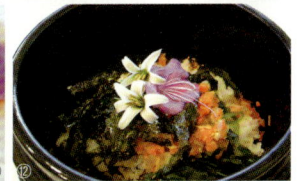
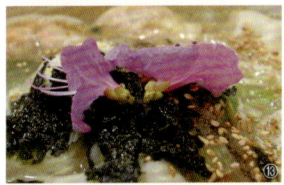

⑨ 세척한 진달래 꽃
⑩ 찹쌀을 굽는 모습
⑪ 완성된 화전
⑫ 진달래와 산자고 알덮밥
⑬ 양념이 강한 만두국과는 어울리지 않는다.

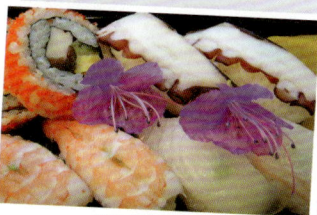

진달래 꽃 회초밥

### TIP

## 화전만들기

1. 진달래 꽃을 깨끗이 세척한다.
2. 찹쌀을 호떡처럼 노릇노릇 굽는다.
3. 진달래 꽃을 찹쌀떡의 위에 붙이고 살짝 노릇하게 구워준다.
4. 꿀을 찍어 먹는다.

## 꽃의 맛

꽃샘이 있다. 꽃잎은 육질이 두텁고 식미가 부드럽고 달달하다. 흰진달래 꽃은 조금 아삭한 식미가 있다. 분홍진달래 꽃이 더 맛있다.

### | 먹는 방법 |
4월 초순에 꽃을 채취한다. 가볍게 세척한 뒤 진달래 화전으로 먹는다. 싱싱한 꽃을 날것으로 먹는다. 샐러드로 먹는다. 싱싱한 꽃잎을 여러 가지 차에 넣어 먹는다.
여러 요리에 곁들이데, 양념을 강하게 한 요리와 함께 먹으면 진달래의 맛을 느낄 수 없으므로 양념이 연한 요리에 곁들인다.
맛이 순하기 때문에 양껏 먹어도 질리지 않는다. 진달래 꽃으로 담근 술을 특별히 '두견주'라고 말한다.

### | 약성 |
꽃과 뿌리를 햇볕에 건조시킨 뒤 달여 먹는다. 이질, 어혈, 토혈, 혈액순환 등에 효능이 있다.

### | 번식 |
종자(봄), 꺾꽂이

### | 키우기 |
1 가을에 수확한 종자를 통풍이 잘 되는 건조한 장소에 보관했다가 이듬해 봄에 파종한다.
2 반음지성 식물이다.
3 토양을 가리지 않고 잘 자라지만 공해에 약하다.
4 수분은 보통으로 관수한다.
5 겨울에 노지에서 월동한다.

### 꽃봉오리 속에 꿀이 잔뜩 있는
# 뿔남천 꽃
매자나무과 상록관목  *Mahonia japonica*  1~3m

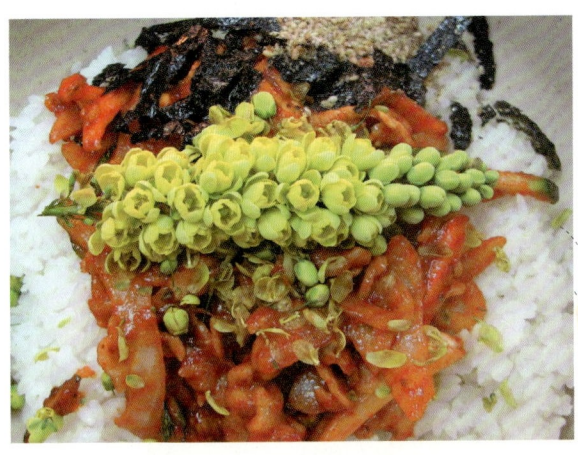

뿔남천 꽃과 오징어덮밥

 꽃봉오리 속에 꿀이 잔뜩 있는 뿔남천은 국내에서 볼 수 있는 나무 중에서 가장 꿀샘이 풍부한 꽃이 핀다.
 꽃은 3~4월에 개화를 하는데 벌과 나비가 없는 시기에 꽃이 피기 때문에 꽃 안쪽의 꿀이 방울방울 살아 있다.
 뿔남천은 대만과 중국 열대지방이 원산지이며 국내에서는 정원수로 흔히 키운다. 대만과 중국에서는 꽃과 열매를 식용하지만 국내에서는 이 사실을 아는 사람이 없다. 그래서 이른 봄이면 꽃을

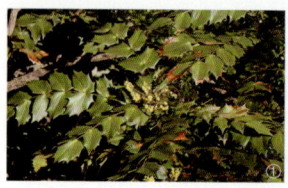 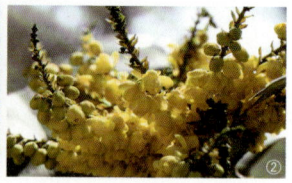

보고도 무심히 지나치는데 한번 따 먹어 보면 어떨까?

줄기는 높이 1~3m이고 잎은 가지 끝에서 모여 달린다. 작은 잎은 홀수깃꼴 모양으로 붙어 있고 작은 잎의 가장자리에는 큰 톱니가 있다.

꽃은 3~4월에 줄기 끝에서 여러 개의 총상화서가 낙지빨판 모양으로 개화를 한다. 꽃의 크기는 0.6~1cm 정도이고 꽃잎은 6개, 아래쪽에 2개의 꿀샘이 있다. 각각의 꽃마다 체험상 한 방울 정도의 꿀이 들어 있으므로 꽃을 섭취하면 설탕 농축액과 비슷한 아주 단맛이 난다.

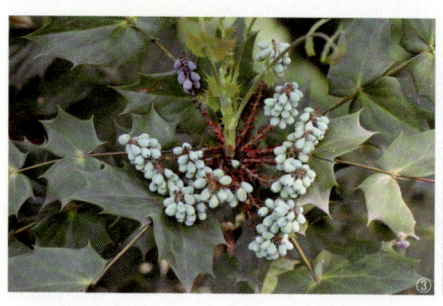

① 뿔남천 수형
② 꽃
③ 열매

열매는 둥글고 8~9월에 흑자색으로 익는다. 열매도 사람이 섭취할 수 있다.

## 꽃의 맛

꽃에서 진한 매자나무 꽃 향기가 난다. 꽃잎은 시기에 따라 쓴 맛이 날 수도 있다. 꽃 안쪽에 2개의 꿀샘이 있기 때문에 흡사 농축 설탕물 같은 꿀맛이 난다.

### 먹는 방법

3~4월에 꽃을 수확한다. 가볍게 세척한 뒤 샐러드로 먹거나 비빔밥으로 먹는다. 피는 시기, 기온에 따라 꽃잎에 쓴 맛이 감도는 경우도 있는데 그런 경우에도 꽃 안쪽에는 꿀이 풍부하게 들어 있다. 꿀이 풍부하기 때문에 생으로 먹어도 달달하고 맛있다.

소량 섭취를 원칙으로 한다. 비타민 C가 풍부한 열매는 날것으로 먹거나 조리해 먹는다. 날것으로 먹는 것이 더 시고 맛있다. 열매 안에는 자잘한 씨앗이 많이 있다.

### 약성

우리나라의 경우 뿔남천의 약용 기록이 없다. 중국과 대만에서는 뿌리와 뿌리껍질을 항균, 강장, 이명, 현기증, 요통, 세균성 장염, 해열에 달여 복용한다. 대만, 중국의 민간에서는 잎을 암 치료에 사용하기도 한다.

### 번식

종자(수확 즉시 파종), 꺾꽂이(가을)

### 키우기

1 나무 전문 도매점에서 묘목을 구입할 수 있다.
2 반음지 또는 음지에서 성장이 양호하다.
3 토양을 가리지 않지만 중성의 부식질 토양에서 더 잘 자란다.
4 수분은 보통보다 조금 촉촉하게 관리한다.
5 강원도와 경기 북부를 제외한 중부지방과 남부지방에서 노지 월동을 할 수 있지만, 중부지방에서는 실내에서 키우는 것이 더 좋다.

## 혈액순환, 각종 종기에 효능이 있는
# 생강나무 꽃

녹나무과 낙엽활엽관목  *Lindera obtusiloba*  3m

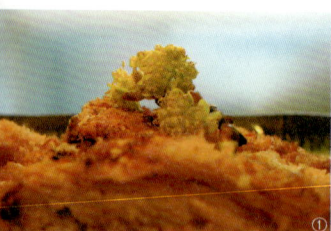
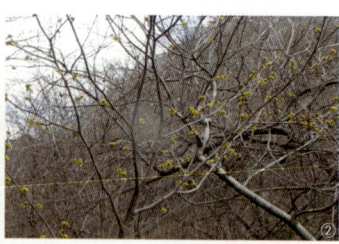

우리나라 산과 계곡에서 흔히 자란다. 이른 봄 산에서 가장 일찍 노란색 꽃망울이 보이는 나무가 있다면 생강나무일 확률이 높다.

높이 3m 정도로 자라고 잎은 어긋나게 달린다. 3월이면 잎보다 먼저 꽃이 피고, 꽃이 한창일 때 어린 잎이 돋아나기 시작한다.

진한 향기가 나는 꽃은 암수딴그루이고 산형화서로 자잘한 꽃이 모여 달린다. 수술은 9개, 암술은 1개이다.

열매는 둥글고 9~10월에 흑자색으로 익는다. 잎을 비비면 녹나무 특유의 향기가 있고 종자와 목재에서도 향기가 난다.

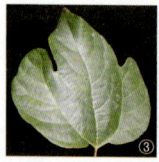
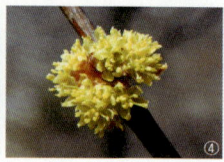

① 생강나무 꽃과 튀김 요리
② 잎보다 꽃이 먼저 피는 생강나무
③ 생강나무 잎
④ 생강나무 꽃

## 꽃의 맛

쓰고 텁텁하고 시큼하고 향이 있다. 꽃잎은 질긴 섬유질 씹는 식감이다. 채취 시기에 따라 약간의 생강 맛과 달달한 맛이 나는 경우도 있지만 대체적으로 쓰고 시큼하고 잡맛이 많다. 꽃받침은 매우 쓰다.

### | 먹는 방법 |

3월에 꽃을 채취한다. 어린 꽃은 차로 우려 마신다. 그늘에서 잘 말린 꽃도 차로 우려 마신다.
어린 잎도 차로 우려 마신다. 생강나무 어린 잎으로 만든 튀김은 사찰행사 음식으로 안성맞춤이다.

### | 약성 |

가지와 수피를 햇볕에 말린 뒤 약으로 사용한다.
혈액순환, 산후어혈, 각종 종기에 효능이 있다. 열매에서 짜낸 기름은 머릿기름으로 사용한다.

### | 번식 |

종자(9월 수확 즉시 파종), 꺾꽂이

### | 키우기 |

1 산에서 흔히 자란다. 나무 전문 도매점에서 묘목을 구입할 수 있다.
2 반음지 또는 음지에서 성장이 양호하다.
3 비옥하고 촉촉한 토양을 좋아한다.
4 수분은 보통보다 조금 촉촉하게 관리한다.
5 겨울에 노지에서 월동한다.

### 항산화, 항암 성분이 있는
# 비목나무 꽃

녹나무과 낙엽활엽관목  *Lindera erythrocarpa*  15m

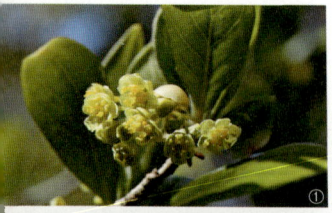
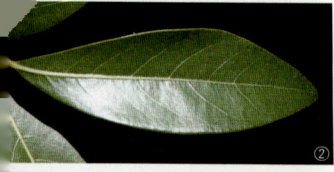
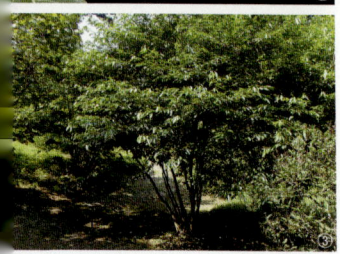

① 비목나무 꽃
② 비목나무 잎
③ 비목나무 수형

송진 맛이 나는 비목나무는 우리나라 전국의 해발 1,200m 이하 산지에서 자란다. 감태나무 차와 비슷한 방식으로 음용이 가능할 것으로 보이는 식물이다.

꽃은 4~5월에 잎보다 먼저 나고 꽃이 한창일 때 잎이 돋아나기 시작한다.

꽃은 시큼하고 송진 맛이 난다. 녹나무과의 나무들은 꽃과 차에서도 대개 이와 비슷한 향미가 나는 경우가 많다.

잎은 응달에서 건조시킨 뒤 차로 우려 마신다. 꽃을 식용한 기록은 없으나 잘 건조시킨 뒤 차로 우려 보는 것을 생각해 볼 만하다.

식물체에 항산화 및 항암 유효성분이 존재하는 것으로 최근 연구되었다.

번식은 9~10월에 채취한 종자를 2년 동안 노천매장했다가 그 이듬해 봄에 파종한다. 반음지성에서 잘 자라며 수분은 보통으로 관수한다.

## 비염 치료에 좋은
# 목련 꽃

목련과 낙엽활엽소교목  *Magnolia kobus*  10m

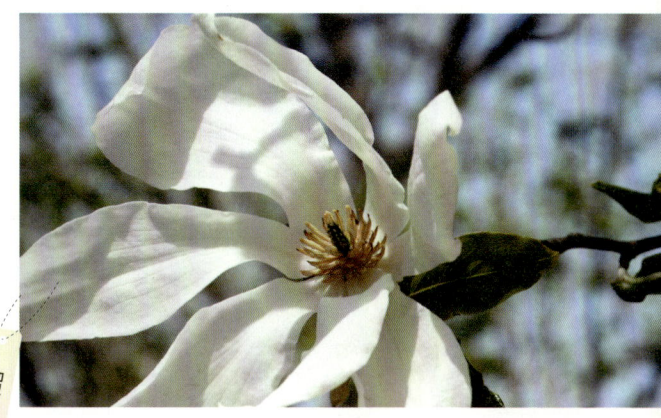

우리가 흔히 볼 수 있는 목련은 대개 백목련이다. 토종 목련은 한라산 중턱의 극히 일부지역에서 자생하는 멸종위기 식물이다.

토종 목련은 높이 10m 내외로 자란다. 잎은 길이 5~15cm이고 넓은 난형이거나 도란형이다. 잎자루는 1~2cm 정도이고 표면에는 털이 없고 잎 뒷면에는 털이 있거나 없다.

3~4월에 볼 수 있는 꽃은 토종 목련과 다른 목련을 구별하는 가장 중요한 포인트이다.

꽃은 지름 10cm 정도이며 꽃잎은 6~9개이다.

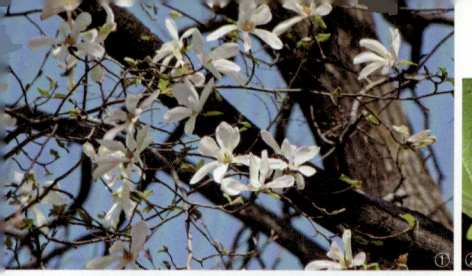
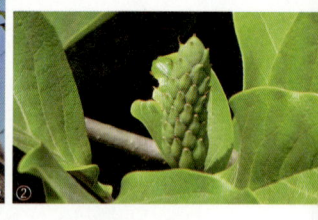

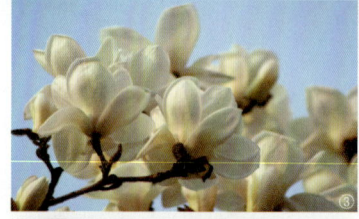
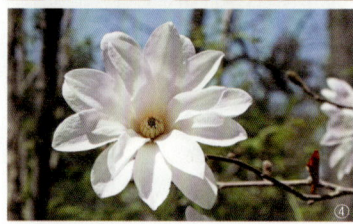

① 목련나무의 수형
② 목련나무의 미성숙 열매
③ 백목련 꽃
④ 별목련 꽃

꽃잎은 흰색이고 꽃잎 아래쪽이 연홍색이다. 각각의 꽃잎은 길이 5~8cm 정도이고 긴 타원형이다.

꽃잎은 평평하게 펴져 제멋대로 자라는 경향이 있고 꽃받침 잎은 3개, 길이는 2cm 정도이다. 수술은 30개 정도이다. 꽃의 아래쪽에는 보통 1개의 어린 잎이 붙어 있다.

가정집에서 흔히 기르는 목련은 중국 원산의 백목련(Magnolia denudata)이다. 백목련은 꽃잎이 6개이지만 꽃받침잎이 꽃잎처럼 보여 꽃잎이 9개인 것처럼 보인다. 꽃잎의 모양은 도란형이므로 목련 꽃잎에 비해 꽃잎이 넓다.

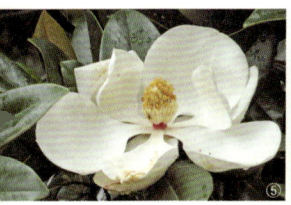
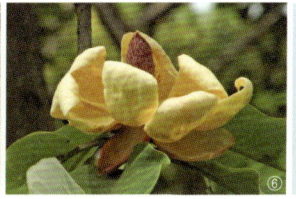

⑤ 태산목 꽃
⑥ 일본목련 꽃
⑦ 자목련 꽃
⑧ 자주목련 꽃
⑨ 함박꽃나무 꽃
⑩ 튤립나무 꽃

별목련은 중국 원산이며 꽃잎이 12~18개이다. 벌어진 꽃잎이 별 모양이라고 해서 별목련이라고 불린다.

목련은 공통적으로 꽃에서 송진 맛이 나고 강한 쓴맛이 있다. 그러나 조리를 하면 식용이 가능하므로 한가한 봄에는 목련 꽃차를 즐겨 보는 것도 좋을 것 같다.

목련과의 나무로는 태산목, 일본목련, 자목련, 자주목련, 함박꽃나무, 튤립나무 등이 있다. 이들 나무의 꽃들도 공통적으로 꽃에서 아주 강한 쓴 맛과 정신을 차릴 수 없는 송진 맛이 난다. 그러므로 날것으로는 꽃을 섭취할 수 없다.

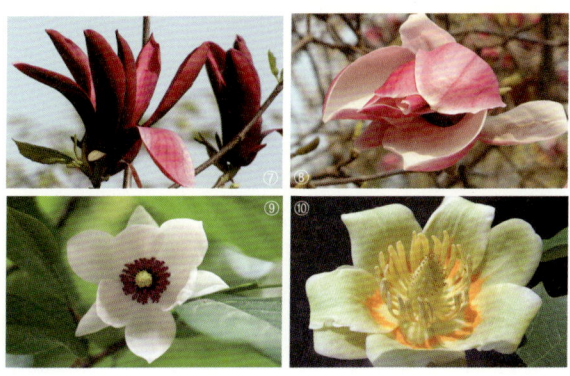

봄나무 꽃 먹기 101

## 꽃의 맛

가슴에 통증이 올 정도로 매우 쓰고 송진 맛이 강하다.

### | 먹는 방법 |
목련, 백목련, 별목련 등의 목련 꽃을 3~4월에 채취한다. 꽃과 꽃봉오리는 날것으로는 식용이 불가능하므로 절임이나 피클로 먹는다. 이때 꽃봉오리가 벌어지기 전의 어린 꽃으로 절임을 만들고, 그렇지 않을 경우 너무 쓰기 때문에 먹지 못할 수도 있다. 잘 말린 목련 꽃과 잘 말린 어린 잎은 차로 음용한다. 잘 말린 잎을 가루내어 조미료 대용으로 사용한다.

### | 약성 |
꽃봉오리와 꽃을 그늘에서 건조시킨 뒤 3~9g 달여 복용한다. 축농증, 치통, 비염, 거담, 불임 치료에 효능이 있다.

### | 번식 |
가을에 성숙한 종자를 채취해 바로 파종한다.

### | 키우기 |
1 묘목업체에서 외형이 좋은 백목련 묘목을 구입한다.
2 양지에서 잘 자라고 음지의 목련나무는 꽃의 개화율이 떨어진다.
3 토양을 가리지 않는다.
4 수분은 보통으로 관수한다.
5 겨울에 노지에서 월동한다.

항염증 성분이 있는
# 소영도리나무 & 병꽃나무 꽃

인동과 낙엽활엽관목 Weigela praecox 2m

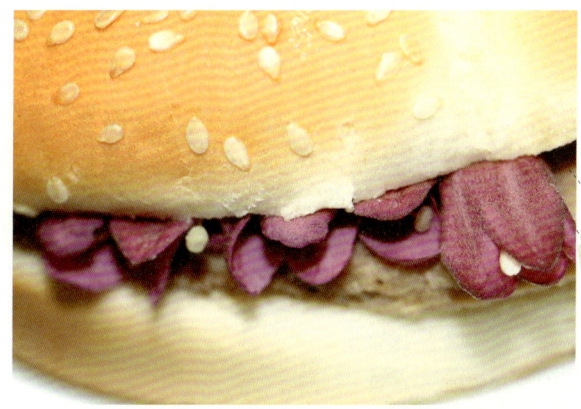

소영도리 꽃 햄버거

인동과에는 때때로 독성이 있는 식물군이 있지만 인동과의 병꽃나무 꽃은 오래 전부터 '병꽃차'로 음용해 왔다. 병꽃나무와 소영도리나무는 거의 비슷하기 때문에 구별하는 것이 어려운데 보통 꽃받침을 보고 구별한다. 꽃받침의 갈라진 부분이 규칙적으로 갈라지면 병꽃나무, 불규칙하게 갈라지면 소영도리나무이다. 꽃의 맛은 둘 다 비슷한데 아무래도 소영도리 꽃이 더 맛나다.

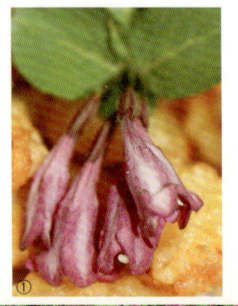

소영도리나무는 경상도 이북 지방의 해발 1,900m 이하 산지에서 자생한다. 꽃은 4~5월에 피고 잎겨드랑이에서 1~3개씩 달린다. 꽃은 깔때기 모양이고 길이는 4~5cm 정도이다.

병꽃나무(Weigela subsessilis)는 전국의 높은 산 계곡 부근에서 흔히 자란다. 국내에서만 자라는 우리나라

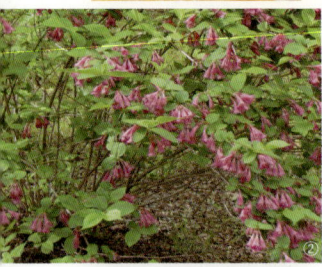

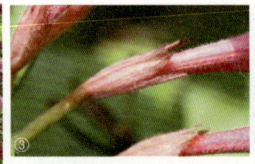

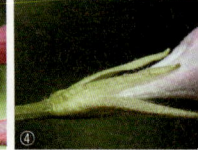

특산식물로서 5월에 꽃이 핀다.

꽃은 잎 겨드랑이에서 1~2개씩 달리고 처음에는 황록색이었다가 점점 붉은색으로 변한다.

꽃의 길이는 3~4cm 정도이고 열매는 9월에 결실을 맺는다.

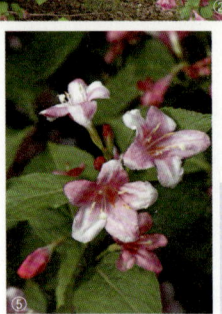

① 소영도리나무 꽃과 튀김 요리
② 소영도리나무
③ 소영도리나무 꽃받침
④ 병꽃나무 꽃받침
⑤ 병꽃나무 꽃

## 꽃의 맛

소영도리나무와 병꽃나무 꽃은 둘 다 꽃잎이 쫄깃하고 약간의 끈샘이 있다. 병꽃은 뒷맛이 쓰고, 소영도리는 뒷맛이 덜 쓰고 육질이 조금 더 달달하다. 맛은 소영도리 꽃이 더 좋다. 때때로 일조량이나 채취 시기에 따라 쓴 맛이 많은 경우도 있는데 이 경우엔 덖음 처리하여 꽃차로 마신다. 식물체에 알려진 독성이 없지만 꽃을 섭취할 때는 소량섭취를 원칙으로 한다.

### 먹는 방법

소영도리나무 꽃은 4~5월에 채취하고, 병꽃나무 꽃은 5월에 채취한다. 4월에는 날벌레가 거의 없지만 5월에는 날벌레 활동을 시작하므로 꽃을 깨끗이 세척한다. 날것으로 먹거나 잘게 썰어 샐러드로 먹는다.
꽃잎의 식감이 좋기 때문에 햄버거나 샌드위치의 속재료로도 안성맞춤이다. 전자렌지에 조금 익힌 뒤 비빔밥으로 먹을 수도 있다.
꽃을 덖음하여 차로 음용하는데 차의 맛이 꽤 구수하고 좋다.

### 약성

소영도리나무와 병꽃나무는 약용으로 사용한 기록이 없다. 병꽃나무에는 최근 항염증 성분(ilekudinol B)이 있는 것으로 연구되었으므로, 소영도리나무에도 그와 비슷한 성분이 있을 것으로 추정된다.

### 번식

둘 다 9월에 종자를 채취한 뒤 건조한 곳에 보관했다가 이듬해 봄에 이끼 위에 파종한다. 꺾꽂이는 장마철 직전에 녹지삽으로 한다.

### 키우기

1 전문 조경업체를 통해 묘목을 구입한다.
2 양지에서 잘 자라지만 반그늘에서도 성장이 양호하다.
3 보습성이 있는 비옥한 사질 토양을 좋아한다.
4 수분은 보통으로 관수한다.
5 겨울에 노지에서 월동한다.

### 조루, 보신, 당뇨에 효능이 있는
# 산수유나무 꽃
층층나무과 낙엽활엽소교목  *Cornus officinalis*  7m

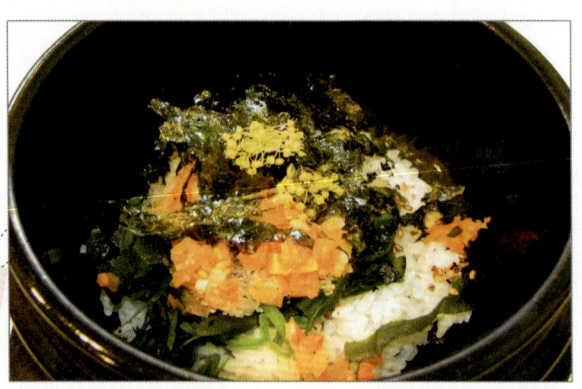

산수유나무 꽃밥

  차로 우려 마시는 산수유나무의 열매를 산수유라고 하며 약용하는 유명한 식물이다. 중국 원산으로 알려져 있지만 광릉에서 자생지가 발견되어 우리나라 자생종으로 취급하고 있다.

  구례 산동면의 지리산 만복대 기슭에는 산수유 마을이 있는데 국내에서 가장 많은 산수유나무를 재배하고 있다.

  높이 7m 내외로 자라고 수피는 모과나무처럼 벗겨지는 속성이 있다. 마주난 잎은 난형이거나 타원형이고 층층나무 잎과 비슷하다. 잎의 길이는 4~12cm 정도이고 4~7쌍의 측맥이 발달해 있고 잎자루에는 털이 있다.

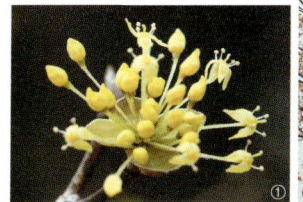
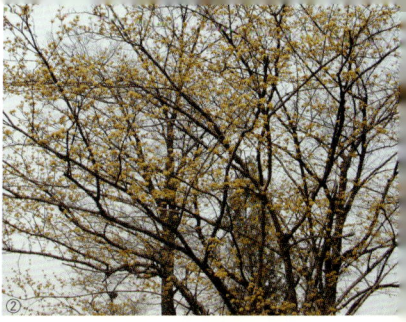

이른 봄인 3~4월에 잎보다 먼저 꽃이 핀다. 자잘한 꽃이 20~30개씩 산형화서로 달리고 꽃의 지름은 4~5mm이다. 꽃받침잎은 4개이고, 꽃잎은 긴 삼각꼴, 수술과 암술대가 있다.

열매는 8~10월에 붉은색으로 익고 이 열매는 사람이 식용하거나 약용한다. 열매 안에는 타원형의 씨앗이 들어 있다. 성숙한 열매는 약 9%의 설탕과 약 3%의 능금산이 있으므로 날것으로 먹어도 제법 맛있다.

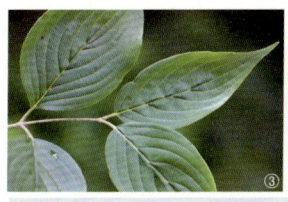
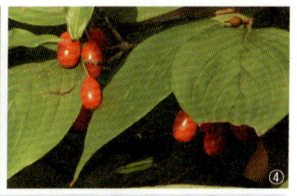

① 산수유 꽃　② 산수유의 봄
③ 산수유 잎　④ 산수유 열매

산수유나무는 주로 재배농가에서 볼 수 있는데 최근엔 도시공원의 정원수로 흔히 키운다. 이른 봄이면 묘목상가에서 어린 묘목을 판매하므로 시중에서 손쉽게 구할 수 있다.

## 꽃의 맛

떨떠름하고 쓴 맛이 있다.
생강나무 꽃에 비해 잡맛이 덜하다.

### | 먹는 방법 |

3~4월에 꽃을 채취한다. 꽃을 가볍게 세척한 뒤 차로 우려 마시는데, 은은한 향미가 있다.
요리 장식 꽃으로 사용할 경우 떫떠름한 맛이 나므로 1~3개 정도만 사용한다. 뜨거운 음식에 사용할 경우 바로 시들어 버리므로 차가운 냉채 요리나 회 요리의 장식 꽃으로 사용한다.
말린 열매도 차로 우려 마실 수 있다.

### | 약성 |

열매는 씨앗을 제거한 뒤 햇볕에서 잘 말린 뒤 4.5~9g을 달여 먹는다. 조루, 보신, 이뇨, 치매성 요통, 당뇨, 정액이 이유 없이 질질 흐르는 증세에 효능이 있다.
단독으로 약용하면 체질에 따라 역효과가 날 수도 있으므로 관련 약제와 함께 달인다. 전문가의 도움하에 약용하는 것이 좋다.

### | 번식 |

10월에 채취한 열매에서 과육을 제거하고 노천에 매장했다가 2년 뒤 3~4월에 파종한다.

### | 키우기 |

**1** 나무 도매상가에서 상태가 좋은 묘목을 구입한다.
**2** 양지 또는 반양지를 좋아한다.
**3** 비옥한 토양에서 잘 자란다.
**4** 수분은 보통으로 공급한다.
**5** 겨울에 노지에서 월동한다.

# 암의 성장을 억제하는 성분이 있는
# 까마귀밥나무 꽃

범의귀과 낙엽활엽관목  *Lindera erythrocarpa*  1~1.5m

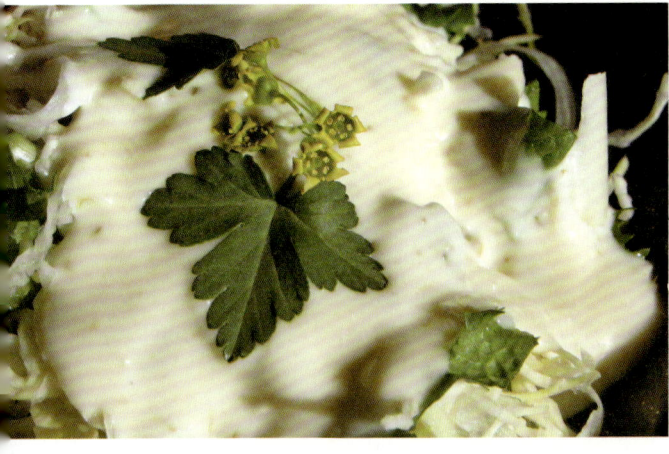

까마귀밥나무 꽃 샐러드

요리 장식용으로 좋은 까마귀밥나무는 옻독에 올랐을 때 치료하는 나무로 유명하다. 예전에는 '까마귀밥여름나무' 라고 불렸고 약재 이름은 옻독을 잘 치료한다고 해서 칠해목((漆解木)이라고 불린다. 산의 계곡 주변에서 흔히 자란다.

줄기는 1.5m 정도로 자라고 가지에는 가시가 없다. 어긋난 잎은 3~5개로 갈라지고 뭉툭한 톱니가 있으며, 잎 뒷면과 잎자루에 잔털이 있다.

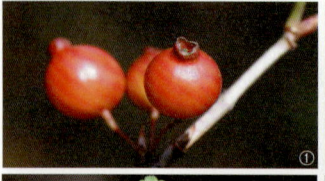
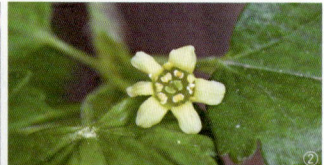
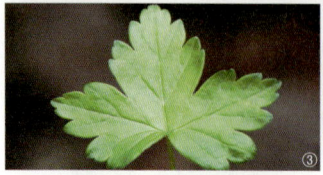
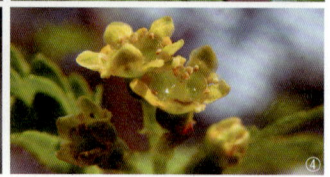

① 열매
② 까마귀밥나무 꽃
③ 까마귀밥 잎
④ 개당주나무 꽃
⑤ 까마귀밥나무 수형

꽃은 4~5월에 잎겨드랑이에서 여러 개가 달린다. 꽃에는 달달한 꿀샘이 괴어 있는 경우가 있는데 꿀샘이 많을 때 식용하면 달달한 맛을 느낄 수 있다.

수꽃의 지름은 6mm 정도이고 아래쪽은 술잔 모양, 상단부의 화피조각은 꽃잎처럼 갈라지고 뒤로 젖혀진다.

열매는 9~10월에 붉은색으로 익는다. 열매는 쓴 맛이 있으므로 사람이 식용하지 않고 새의 먹이로 준다. 열매 안에는 자잘한 씨앗들이 10여 개 정도 들어 있다.

까마귀밥나무와 거의 비슷한 '개당주나무'는 중부이남 지방에서 자생하며 꽃의 맛이 까마귀밥나무와 거의 비슷하다. 개당주나무의 꽃은 15일 정도 일찍 개화하는 것이 까마귀밥나무와 다르다.

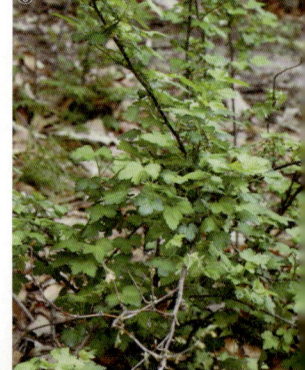

## 꽃의 맛

꿀샘이 있고 특유의 향이 연하게 있다.
씹으면 달달하고 아삭한 식감이다.

### | 먹는 방법 |

4~5월에 꽃을 어린 잎과 함께 수확한 뒤 요리의 장식 꽃으로 사용한다. 꽃과 어린 잎을 차로 우려 마신다. 꽃을 날것으로 식용할 때는 소량 섭취를 원칙으로 한다.

### | 약성 |

옻독에 걸렸을 때는 줄기와 잎 200g을 물이 반쯤 줄어들 때까지 푹 삶은 뒤 며칠 정도 복용한다. 최근 보고에 의하면 열매에서 암의 성장을 억제하는 성분이 발견되었다.

### | 번식 |

종자, 분주, 꺾꽂이, 휘묻이

### | 키우기 |

1 6~7월경에 지난해에 자란 줄기를 잘라 꺾꽂이로 번식한다.
2 양지, 반음지에서도 잘 자란다.
3 토양을 가리지 않고 잘 자란다.
4 수분은 보통으로 관수한다.
5 겨울에 노지에서 월동한다.

부종, 방광염, 빈혈에 효능이 있는
# 벚나무 & 산벚나무 & 왕벚나무 꽃

장미과 낙엽활엽교목  *Prunus serrulata*  10~20m

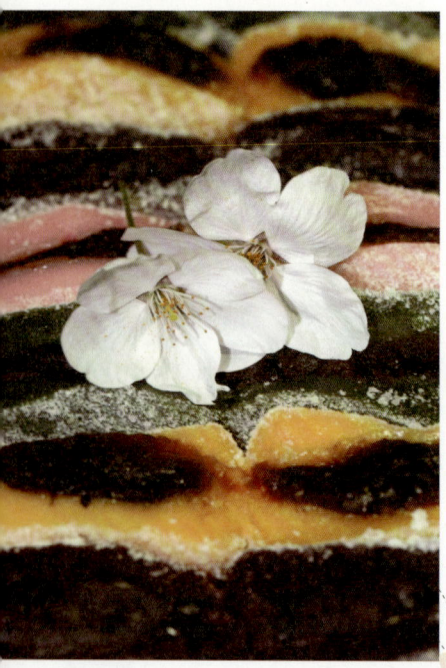

봄이면 온 금수강산을 흰색으로 물들이는 매력만점의 꽃이다. 국내에서는 식용 역사가 없지만 일본에서는 전통적으로 내려오는 유명한 식용 꽃이다.

벚나무(Prunus serrulata)는 충청이남 지방에서 자생하며 4~5월에 피는 꽃이 산방 또는 산형화서로 2~5개씩 달리고, 꽃받침통에 털이 없는 것이 다른 벚나무와 구별할 수 있는 포인트이다.

왕벚나무 꽃과 찹쌀떡

왕벚나무(Prunus yedoensis)는 4월에 잎보다 먼저 꽃이 핀다. 꽃은 짧은 산방화서에서 3~6개씩 달리고 꽃자루에 털이 많다. 꽃받침통은 털이 있거나 없다. 우리나라의 제주도와 남부 일부 지방에서 자라는 멸종위기식물이지만 원예종이 많이 보급되어 있다.

산벚나무(Prunus sargentii)는 4~5월에 연홍색 또는 흰색 꽃이 피고 2~3개의 꽃이 산형화서로 달린다. 꽃자루에 털이 없는 것으로 구별할 수 있다. 우리나라 전국의 산에서 흔히 자란다.

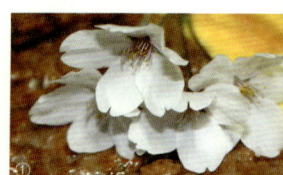

올벚나무(Prunus pendula)는 벚나무 중에서 가장 이른 3~4월에 꽃이 핀다. 꽃은 잎보다 먼저 피고 꽃의 크기는 지름 1.5cm 정도로 다른 벚나무 꽃에 비해 작은 편이다.

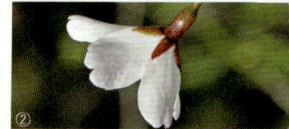

꽃은 2~5개가 산형화서로 달리며 꽃받침통이 불룩 튀어나와 있고 꽃자루에 털이 있다. 제주도와 남부 해안지방에 분포되어 있지만 원예종이 많이 보급되어 있다.

대부분의 벚나무들은 열매가 검붉은색으로 익는다.

양벚나무(Prunus avium)는 체리나무의 야생종 나무로서 5월에 3~5개의 꽃이 산형화서로 달리고 꽃자루에는 털이 없다. 열매는 붉은색으로 익고 벚나무 열매 중에서 가장 맛있다.

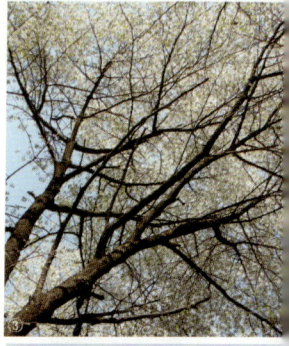

① 벚나무와 육류 요리
② 벚꽃
③ 산벚나무 수형

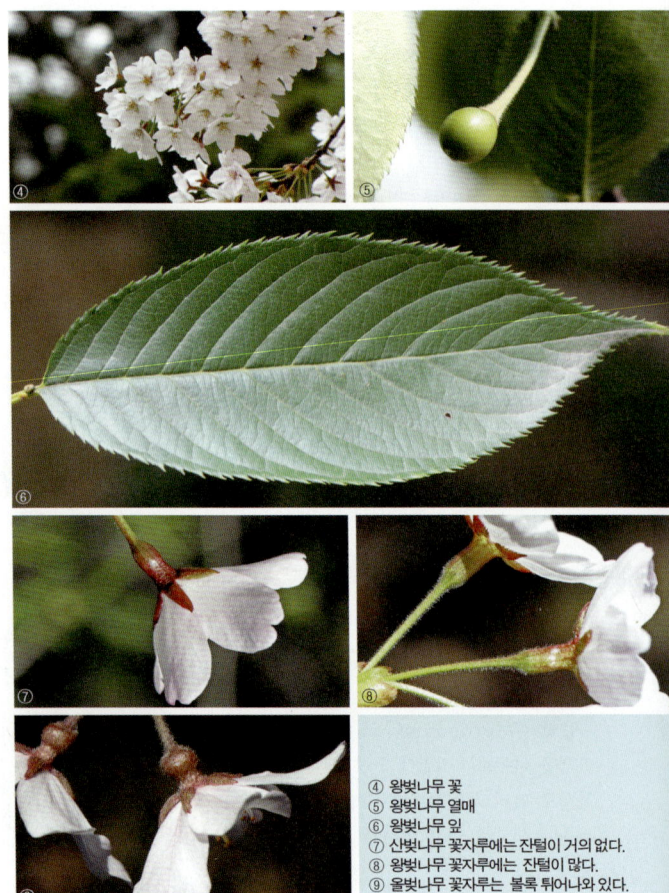

④ 왕벚나무 꽃
⑤ 왕벚나무 열매
⑥ 왕벚나무 잎
⑦ 산벚나무 꽃자루에는 잔털이 거의 없다.
⑧ 왕벚나무 꽃자루에는 잔털이 많다.
⑨ 올벚나무 꽃자루는 볼록 튀어나와 있다.

## 꽃의 맛

조금 달달하고 약간의 육질이 있다. 뒤끝이 별로 쓰지 않아 날것으로 즐길 만하다.
일본에서는 요리의 식용 꽃으로 즐겨 사용한다.

### 먹는 방법

4월에 산벚나무 꽃이나 왕벚나무 꽃을 수확한다. 가볍게 세척한 뒤 떡에 꽂거나 장식 꽃으로 활용한다. 떡과 함께 먹을 때는 꽃받침통을 함께 먹으면 꽃받침통에서 아삭한 식미가 느껴진다. 꽃받침까지 먹을 경우 3개 정도까지는 무난히 섭취할 수 있고 5개 정도 먹으면 비린 맛이 강해진다. 샐러드로 먹을 때는 꽃잎만 떼어내어 사용하는데 꽃잎은 조금 달달하고 야들야들한 식미가 있다.
꽃 전체를 차로 우려 마신다. 죽이나 수프에 넣어 먹으면 건더기가 씹힌다. 소금에 절여 먹기도 한다. 열매는 식용할 수 있지만 씨앗은 독성이 있으므로 식용하지 않는다.

### 약성

벚나무 종류는 특별하게 약용한 기록이 없다. 목재를 악기, 가구재, 조각재로 사용한다. 양벚나무의 경우엔 줄기를 달여서 약용하기도 하는데 부종, 방광염, 빈혈 등에 효능이 있다.

### 번식

종자 또는 꺾꽂이(8월)

### 키우기

1 나무 도매상가에서 상태 좋은 벚나무(원예종) 묘목을 구입한다.
2 양지에서 잘 자란다.
3 비옥한 토양을 좋아한다.
4 수분은 보통으로 관수한다.
5 겨울에 노지에서 월동한다.

## 구토, 소화불량, 관절통에 효능이 있는
# 산당화 꽃

장미과 낙엽활엽관목  Chaenomeles speciosa  1~2m

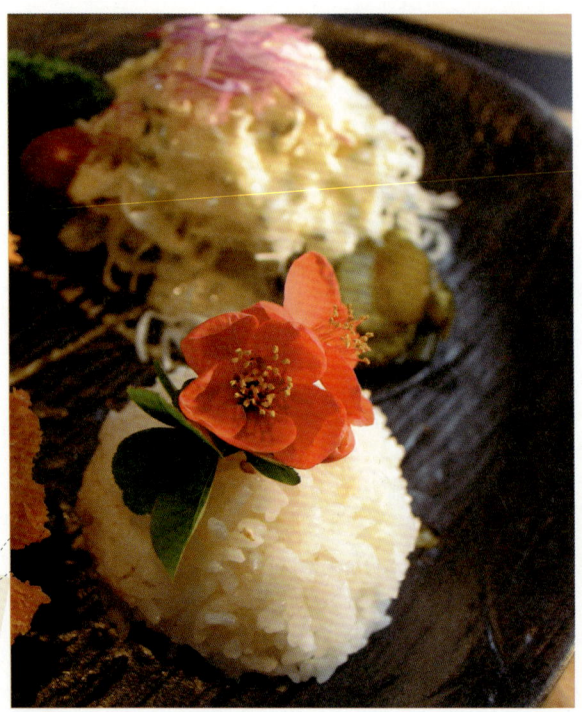

산당화 꽃 요리

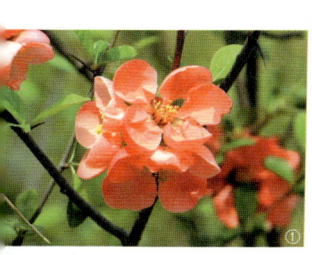
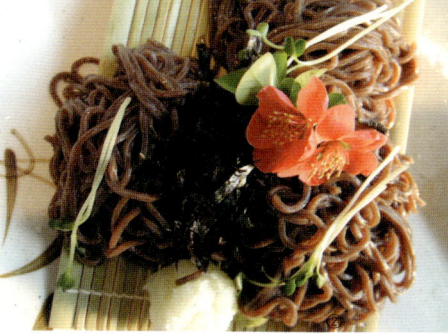

먹을 수도 있고 장식 꽃으로도 좋은 산당화는 명자나무라고도 불리지만 산당화가 정식 명칭이 되었다. 사과나무의 할아버지쯤에 해당한다. 사과나무를 번식시킬 때 대목으로 흔히 사용한다.

중국 원산이며 높이 1~2m로 자란다. 덩굴처럼 누워 자라는 속성이 있는 것은 '풀명자'라고 부른다.

어긋난 잎은 타원형이거나 긴 타원형이고 가장자리에 둔한 톱니가 있다. 잎의 길이는 4~8cm이고 짧은 잎자루가 있다.

꽃은 4~5월에 피고 1개 또는 여러 개가 달린다. 꽃의 지름은 2.5cm 정도이고 붉은색과 흰색 꽃이 있다. 열매는 가을에 노랗게 익고 작은 모과 열매처럼 생겼다.

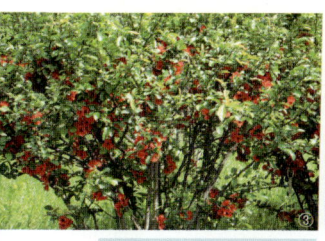
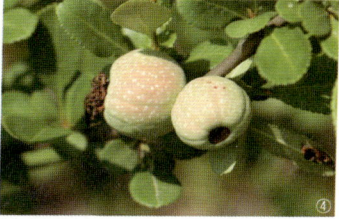

① 산당화 꽃
② 산당화 메밀국수
③ 산당화 수형
④ 산당화 열매

## 꽃의 맛

산당화의 꽃은 약간 달콤새콤하고
꽃잎의 육질이 두툼하다.
시기를 놓치면 꽃잎이 바짝 마른 종이 같은
질긴 식감을 보여줄 때도 있다.

### | 먹는 방법 |

4~5월에 꽃을 채취한다. 날것으로 먹을 경우엔 꽃잎을 떼어내 샐러드에 뿌려 먹는다. 꽃봉오리가 벌어진 꽃을 수확해 깨끗이 세척한 후 물기를 빼고 덖음하면 꽃차로 마실 수 있는데 장미 꽃차와 비슷한 방식이다. 싱싱한 꽃을 먹을 때 식감이 나쁘면 수프에 넣어 먹는다. 또한 붉은색 산당화 꽃은 요리의 장식 꽃으로도 아주 좋다.
열매의 맛은 매우 시큼하기 때문에 조리해서 먹거나 잼, 젤리를 만들어 먹는다. 열매는 각종 요리를 조리할 때 향내기로 사용할 수도 있다.

### | 약성 |

잎, 열매, 뿌리를 약용한다. 열매는 가을에 수확한 뒤 끓는 물에 10분 정도 끓인 다음 햇볕에 잘 말려서 약용한다. 진통, 구토, 대하, 소화, 염증, 콜레라, 진경, 소염, 관절통 등에 효능이 있다.

### | 번식 |

종자, 꺾꽂이, 포기나누기, 휘묻이

### | 키우기 |

1 묘목 상가에서 상태가 좋은 산당화(명자나무) 묘목을 구입한다.
2 양지 또는 반음지에서 자란다. 여름에는 반음지로 옮긴다.
3 보습력이 좋은 사질 토양에서 잘 자란다.
4 수분은 보통으로 관수한다.
5 겨울에 노지에서 월동한다.

5월에 피는 매화
# 산옥매 꽃
장미과 낙엽활엽관목  *Prunus glandulosa*  1.5m

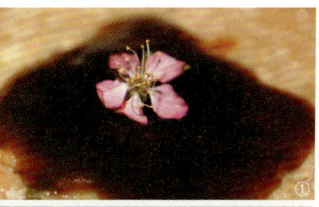
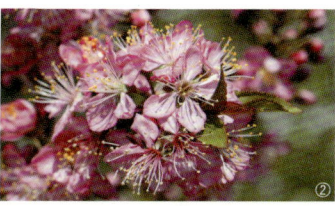
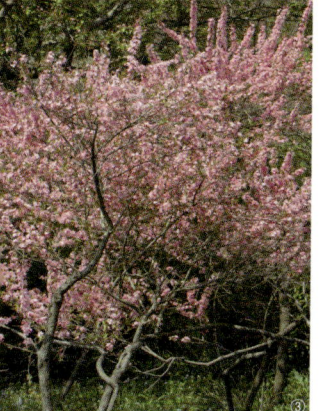

① 산옥매 꽃과 육류 요리
② 산옥매 꽃
③ 산옥매의 수형

산옥매는 중국원산이며 국내에는 1,500년 전 관상수로 들어왔다.

줄기는 높이 1.5m 정도로 자라고 어긋난 잎은 타원형이거나 넓은 피침형이며 가장자리에 파도 모양의 톱니가 있다.

꽃은 5월에 무리지어 피는데 잎보다 빨리 피거나 잎과 같이 핀다. 꽃의 색상은 분홍색이거나 흰색이고 수술이 털처럼 많이 있다. 열매는 6~8월에 성숙한다. 키가 작고 보급이 잘 되어 있기 때문에 가정에서 정원수로 키워 볼 만하다.

## 꽃의 맛

아삭하고 조금 쓰고 시큼하다.

| 먹는 방법 |

5월에 꽃을 채취한다. 날것으로 먹거나 샐러드로 먹고, 요리의 장식 꽃으로 사용한다. 날것으로 식용할 경우 소량섭취를 원칙으로 한다. 말린 꽃은 매화 꽃차처럼 차로 우려 먹는다.
8~9월에 수확한 붉은색 열매는 날것으로 먹거나 장아찌로 담가먹는다. 씨앗은 볶거나 조리해서 식용하지만 독성이 있을 수 있으므로 식용하지 않는 것이 좋다.

| 약성 |

약용 기록이 없다.

| 번식 |

종자, 꺾꽂이, 뿌리삽목(이 방식이 가장 번식이 잘 된다.)

| 키우기 |

1 이른 봄이면 묘목 상가에서 산옥매 묘목을 판매한다.
2 양지에서 잘 자란다.
3 비옥하고 촉촉한 토양을 좋아한다.
4 수분은 보통으로 관수한다.
5 겨울에 노지에서 월동한다.

# 담석증, 월경촉진에 효능이 있는
# 서부해당화 꽃

장미과 낙엽활엽소교목  *Malus coronaria* Mill  15m

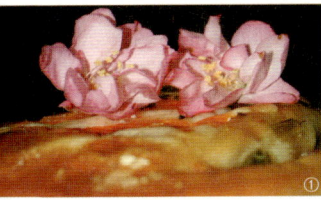

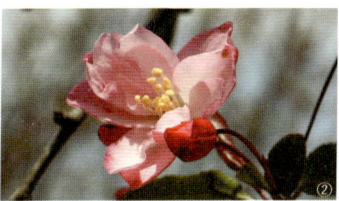

요리 장식 꽃으로 좋은 서부해당화는 사과나무의 먼 친척뻘인 원예종 식물이며 중국에서 들어왔다. 최근엔 홑꽃 품종 외에 겹꽃 품종, 흰꽃 품종, 미국 품종 등의 다양한 품종이 있다. 묘목 상가에서 쉽게 구할 수 있는 나무이므로 정원수로도 키워 볼 만하다.

여기서 설명하는 Malus coronaria Mill 품종은 미국이 원산지이며 높이 10m 내외로 자라고, 잎은 어긋나거나 모여 달린다.

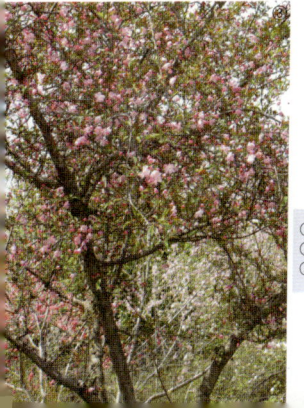

꽃은 4~5월에 피고 지름은 3.5cm 정도, 향기가 매우 좋으며 예쁜 꽃이 핀다.

열매는 콩알만한 사과처럼 생겼고 9~10월에 익는다. 열매는 수렴성이지만 식용이 가능하고 특히 잼 용도로 인기가 많다.

① 서부해당화
② 꽃
③ 수형

## 꽃의 맛

조금 달달하고 육질이 두툼하며
뒤끝이 조금 쓰지만 먹을 만하다.

### |먹는 방법|

4월 말~5월 초순 사이에 꽃을 채취한다. 샐러드로 먹거나 요리의 장식 꽃으로 사용한다. 요리의 장식 꽃으로 안성맞춤일 정도로 꽃이 아름답고 향기가 좋다.
완전히 익은 열매는 날것으로 먹거나 조리해 먹고, 젤리를 만들어 먹거나 펙틴을 만든다. 씨앗에 독성이 있을 수 있으므로 열매 섭취 시 씨앗의 과다섭취를 피한다

### |약성|

미국 품종의 Malus coronaria Mill 서부해당화는 북미인디언들이 껍질과 뿌리를 약용하였다.
담석증, 월경촉진에 효능이 있고, 임신 3개월 이내에 약용하면 낙태에 효능이 있다.

### |번식|

종자, 꺾꽂이

### |키우기|

1 묘목상가에서 서부해당화(Malus coronaria M 품종) 묘목을 구입한다.
2 양지 또는 반그늘에서 자란다.
3 비옥한 점질 토양을 좋아한다.
4 수분은 보통으로 관수한다.
5 겨울에 노지에서 월동한다.

키워서 먹는 꽃
# 꽃사과나무 & 사과나무 꽃
장미과 낙엽활엽소교목  *Malus prunifolia*  10m

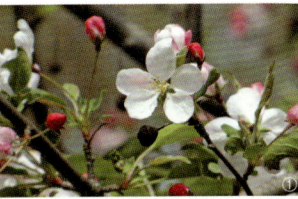
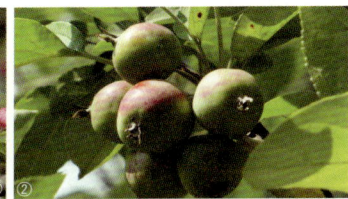

꽃사과나무는 국내에도 수십 종의 원예종이 있다. 그 중 가장 많이 알려진 품종은 중국 북부 원산의 Malus prunifolia 품종이다.

열매가 콩알만하기 때문에 꽃을 보기 위해 키우는 관상수라는 뜻에서 꽃사과라는 이름이 붙었다. 가정집 정원이나 아파트 단지에서 관상수로 흔히 키운다.

원줄기는 높이 10m 정도로 자라고 꽃은 4~5월에 연분홍색이거나 흰색

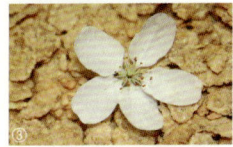
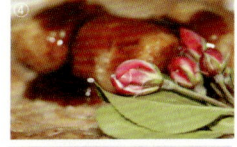

① 꽃사과나무의 꽃
② 꽃사과나무의 열매
③ 시리얼과 꽃사과나무 꽃
④ 수양꽃사과나무 꽃

으로 피고 향기가 좋다. 열매의 지름은 1~2cm 정도이고 7~9월에 빨간색으로 익는다. 손쉽게 구할 수 있을 뿐만 아니라 꽃이 아름답기 때문에 요리 장식용으로 쉽게 사용할 수 있다.

## 꽃의 맛

꽃사과나무 꽃, 수양사과나무 꽃, 사과나무 꽃 등 '사과'라는 이름이 붙은 나무들의 꽃은 모두 식용한다. 꽃사과나무 묘목은 꽃집에 주문하면 쉽게 구할 수 있으므로 가정집에서 흔히 키운다. 꽃잎은 조금 달달하고 조금 쓰다. 약간의 달콤한 꽃샘이 있다. 꽃잎은 때에 따라 얇은 종이 씹는 식감이 있을 때도 있다.

### | 먹는 방법 |

4~5월에 꽃사과나무 혹은 사과나무 꽃을 채취한다. 샐러드로 먹거나 수프에 넣어 먹는다. 잘 말린 꽃은 차로 마시면 은은한 향이 있다. 요리의 장식 꽃으로도 안성맞춤이다. 5월부터는 차츰 날벌레가 활동을 시작할 시기이므로 꽃을 깨끗이 세척하여 사용한다.

열매는 꽃사과나무 품종에 따라 쓴 맛 나는 열매와 쓴 맛이 거의 없는 열매, 달콤한 열매가 열리는 품종이 있고, 품종에 따라 지름 4cm까지 자라는 열매도 있다. 성숙한 열매는 식용하거나 조리해서 먹는다. 씨앗은 독성이 있을 수 있으므로 섭취하지 않는다.

### | 약성 |

알려진 약용 기록이 없지만 사과나무와 약성이 비슷할 것으로 추정된다. 사과나무를 번식시킬 때 대목으로 흔히 사용한다.

### | 번식 |

종자, 꺾꽂이(11월)

### | 키우기 |

1 묘목 상가에서 꽃사과나무(Malus prunifolia 품종) 묘목을 구입한다.
2 반그늘에서도 성장이 양호하지만 양지에서 더 잘 자란다.
3 촉촉한 점질 토양을 좋아한다.
4 수분은 보통으로 관수한다.
5 겨울에 노지에서 월동한다.

# 산후어혈, 하리, 관절통에 효능이 있는
## 야광나무 꽃

장미과 낙엽활엽소교목 *Malus baccata* 12m

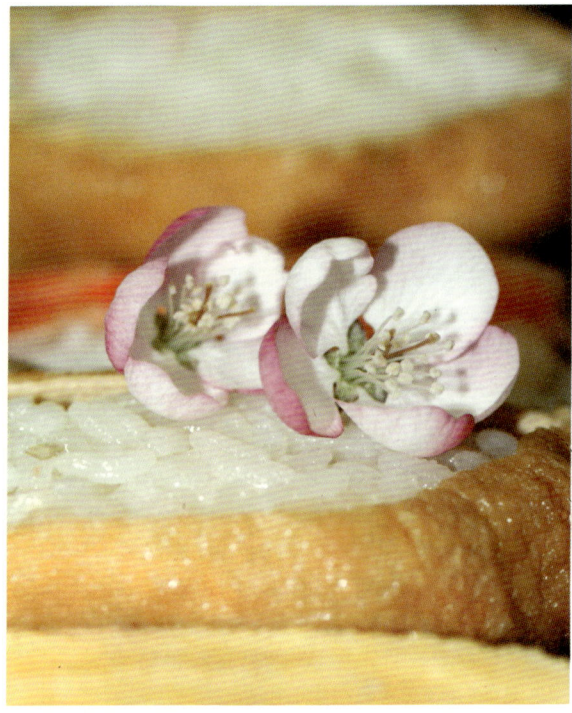

야광나무 꽃과 유부초밥

봄나무 꽃 먹기 125

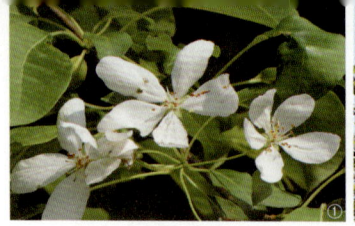 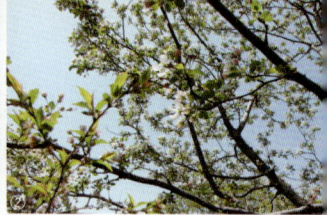

우리나라와 중국, 시베리아, 히말리야 산에서 자생한다.

원줄기는 높이 12m 내외로 자라고 잎은 윤채가 있다. 꽃은 4~5월에 피고 꽃의 지름은 3.5cm, 꽃의 색상은 흰색이거나 연분홍색이다. 밤에도 꽃이 야광처럼 빛난다고 하여 야광나무라는 이름이 붙었다. 햇볕이 쨍한 날 꽃을 올려다보면 눈이 부실 정도로 아름다운데 아마도 Malus 품종의 나무 중에서 가장 아름다운 꽃이 달린다고 할 수 있다.

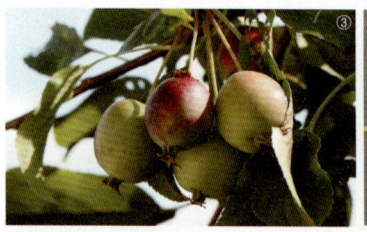 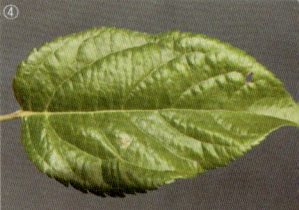

열매는 10월에 황색이나 붉은색으로 익으며, 작고 귀여운 사과처럼 생겼고, 지름은 1~1.5cm 정도이다. 열매는 사람이 식용하고, 잎과 뿌리는 약용한다. 꽃이 아름다울 뿐만 아니라 공해에도 잘 견디므로 꽃사과나무나 서부해당화 대신 정원수로 선택하는 것도 좋은 생각이 된다.

① 야광나무 꽃
② 4월 말의 야광나무
③ 열매
④ 잎

## 꽃의 맛

조금 달고 조금 쓰고 조금 시큼하다.
조금 무미건조한 식미를 가졌다.

### 먹는 방법

4월 말부터 5월 사이에 꽃을 채취한다. 샐러드로 먹거나 요리의 장식 꽃으로 사용한다. 말린 꽃은 차로 우려 마신다.
성숙한 열매는 달착지근하고 약간의 쓴 맛이 있지만 꽃보다 열매가 더 맛나다. 열매는 날것으로 먹거나 젤리를 만들어 먹는다. 씨앗에는 독성이 있을 수 있으므로 먹지 않는다.

### 약성

잎, 뿌리, 가지, 열매를 약용한다. 산후어혈, 지혈, 이질, 장풍, 하리, 관절통에 효능이 있다.
네팔에서는 두통이 심할 때 열매 즙을 이마에 붙여서 두통을 해소시킨다고 한다. 어린 묘목은 사과나무 대목으로 사용한다.

### 번식

종자(3~4월 파종), 접붙이기

### 키우기

1 조경 전문업체에서 싱싱한 야광나무 묘목을 구입한다.
2 양지에서 잘 자라고 반그늘과 음지에서는 성장이 불량하다.
3 촉촉한 중성 토양에서 잘 자란다.
4 수분은 보통으로 관수한다.
5 겨울에 노지에서 월동한다.

봄나무 꽃 먹기

# 변비, 부종, 각기병에 효능이 있는
# 앵두나무 꽃
장미과 낙엽활엽관목 *Prunus tomentosa* 2~3m

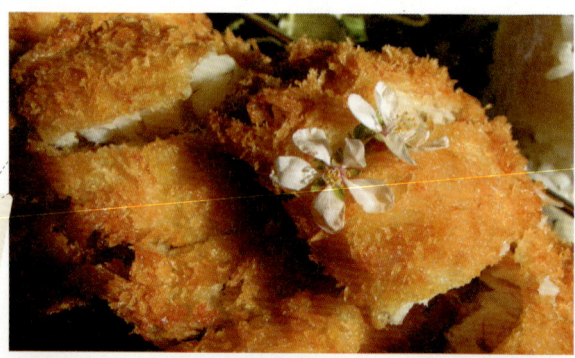

생선가스에 앵두나무 꽃

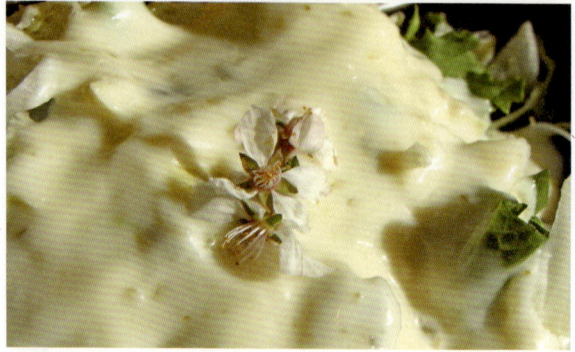

앵두나무 꽃 샐러드

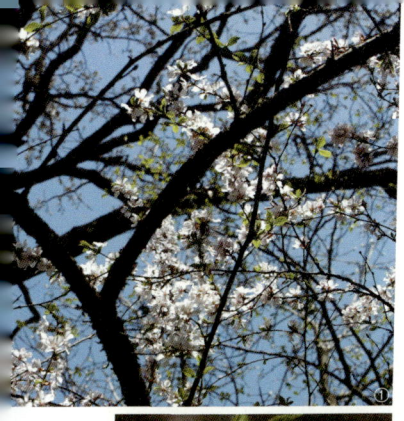

장식 꽃으로 좋은 앵두나무는 중국 원산이며 국내에는 17세기에 도입되었다. 높이 2~3m로 자라기 때문에 가정집 정원수로 안성맞춤이다.

마주난 잎은 도란형이거나 타원형이고 길이 5~7cm, 가장자리에 잔톱니가 있다. 잎의 표면에는 주름과 잔털이 있고 잎 뒷면에는 백색 융모가 밀생한다. 잎자루에도 잔털이 있으므로 잎을 보면 같은 시기에 꽃이 피는 자두나무나 매화나무와 구별할 수 있다.

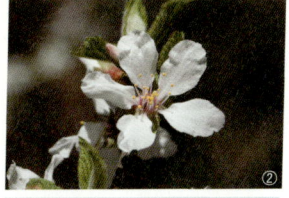

① 앵두나무
② 꽃
③ 열매
④ 잎

꽃은 지름 2cm 정도이고 1~2개가 모여달리며 4월에 잎보다 먼저 핀다. 꽃잎은 흰색이거나 연한 홍색이다.

열매는 지름 1cm 정도이며 6월에 익고 표면에 잔털이 있다.

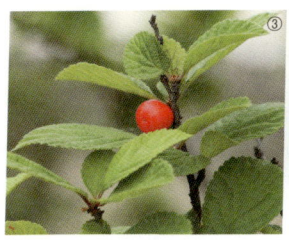
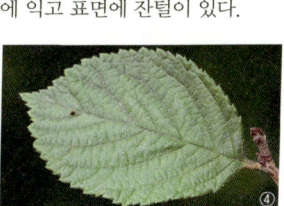

봄나무 꽃 먹기

## 꽃의 맛

조금 달고 조금 쓰고 전체적으로 맹한 맛이다.
꽃잎의 식감이 부드럽다.

| 먹는 방법 |

4월에 꽃을 채취한다. 꽃에는 비타민 C가 함유되어 있다. 날것으로 먹거나 샐러드로 먹는다. 그늘에서 잘 말린 꽃은 차로 마시고, 여러 요리에 뿌려 먹는다.
성숙한 열매는 시고 달콤하다. 날것으로 식용하거나 잼, 주스, 빵을 만들 때 사용한다. 미성숙 열매는 장아찌로 먹는다. 씨앗은 독성이 있으므로 식용하지 않는다.

| 약성 |

씨앗 껍질을 제거하고 씨앗을 3~9g 졸여서 약용한다. 변비, 이수, 부종, 각기병에 효능이 있다.

| 번식 |

종자(가을, 봄), 뿌리꽂이(2~3월), 꺾꽂이(6월), 접붙이기(2~3월)

| 키우기 |

1 과수나무 전문상가에서 상태가 좋은 앵두나무 묘목을 구입한다.
2 반그늘에서 잘 자란다.
3 비옥한 토양을 좋아한다.
4 수분은 보통으로 공급한다.
5 겨울에 노지에서 월동한다.

### 천식, 기관지염, 황달에 효능이 있는
# 복사나무(복숭아나무)

장미과 낙엽활엽소교목  Prunus persica  6m

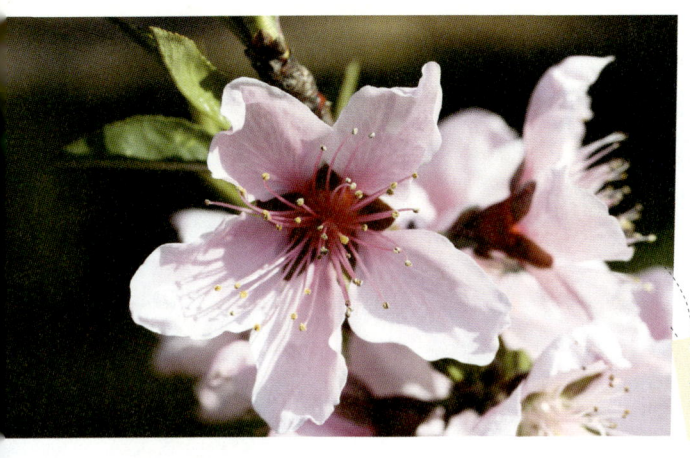

복사꽃

말린 꽃을 밥에 뿌려 먹는 복사나무는 대개 '복숭아나무' 라고 부르지만 정식 명칭은 '복사나무' 이다. 중국 원산이며 민가에서 키우거나 과수원에서 재배한다. 국내에서 자생하는 나무로는 지리산에서 볼 수 있는 산복사나무(Prunus davidiana)가 있다.

복사나무는 높이 6m 내외로 자라고, 어긋난 잎은 피침형이거나 거꾸로 된 피침형이다. 잎의 길이는 7~15cm 정도이고 가장자리에 둔한 잔톱니가 있고 털이 없다. 잎자루에는 털이 있다가 사라

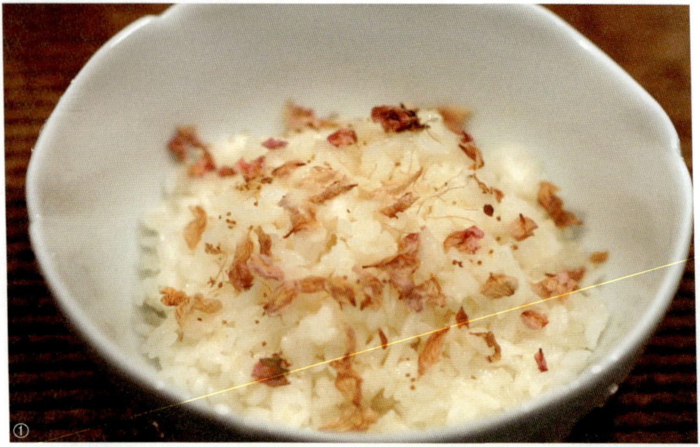

진다.

 꽃은 연한 홍색이고 4~5월에 잎보다 먼저 핀다. 대개 1~2개씩 달리고, 꽃잎은 5개, 수술은 많고, 꽃받침잎은 털이 있다. 꽃은 도화(桃花)라고 부른다.

 열매는 8~9월에 성숙하고, 표면에 털이 있고, 흔히 복숭아라고 부르며 식용한다.

 역사적으로 중국의 복숭아가 그리스 알렉산더 제위 시기에 이란과 지중해 지역에 전파되었고, 아메리카 대륙에는 16세기경 스페인 탐험가에 의해 전래되었다.

① 복사꽃 밥 - 안면도 꽃박람회 전시 작품
② 복사나무 수형
③ 복사나무 잎

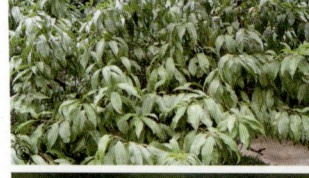
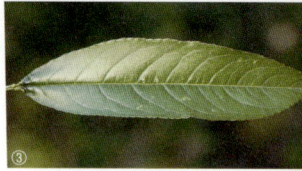

## 꽃의 맛

꿀샘이 조금 있다. 꽃잎은 전반적으로 조금 달콤하고 아삭하다. 때때로 배나무 꽃처럼 좋지 않은 냄새가 나는 경우도 있다. 오래 전부터 먹어온 식용 꽃이다.

### 먹는 방법
4~5월에 꽃을 채취한다. 날것으로 먹거나 샐러드로 먹는다. 샐러드로 먹을 경우 꽃잎만 떼어내 샐러드에 넣거나 꽃 전체를 수프에 넣는다. 각종 요리의 고명으로 사용한다. 마늘 요리와 특히 궁합이 잘 맞는다.
잘 건조시킨 꽃은 차로 마시거나 술을 담근다. 열매는 날것으로 식용하거나 파이, 잼, 과자, 아이스크림, 빵을 만들 때 사용한다. 씨앗은 독성이 있으므로 식용하지 않는다.

### 약성
종자, 잎, 잔가지, 열매, 미성숙 열매, 수피를 약용한다. 설사, 임산부의 입덧, 위장염, 이뇨, 백일해, 변비, 종기, 기침, 천식, 기관지염, 황달 등에 효능이 있다. 열매의 종자는 암 치료에 효능이 있다고 알려져 있으나 확실한 증거는 없다.

### 번식
종자를 모래에 묻어두었다가 이듬해 봄에 파종한다.

### 키우기
1 과수나무 전문상가에서 복사나무 묘목을 구입한다.
2 양지에서 잘 자란다.
3 석회암의 점질 옥토에서 잘 자라고 산성 토양에서는 성장이 불량하다.
4 수분은 보통으로 공급한다.
5 겨울에 노지에서 월동한다.

봄나무 꽃 먹기

# 두통, 치통, 위장을 보호하는 효능이 있는
## 자두나무 꽃

*장미과 낙엽활엽소교목* Prunus salicina  10m

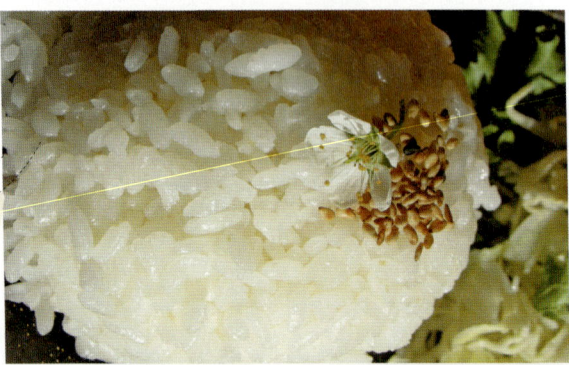

요리 장식에 사용한 자두나무 꽃

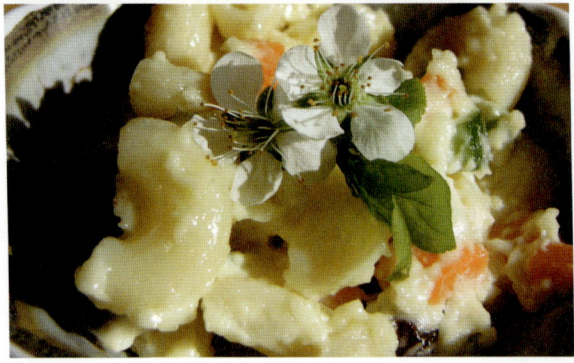

자두나무 꽃 샐러드

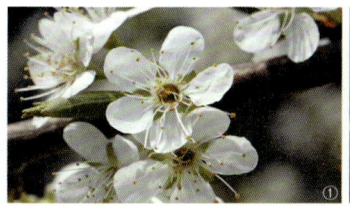
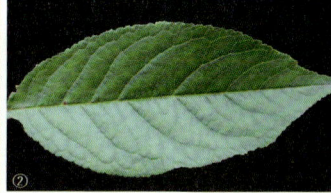

궁중 요리에 잘 어울리는 자두나무는 이 시기에 꽃이 피는 장미과 나무들과 많이 헷갈려 하는 나무이다. 꽃받침이 뒤로 완전히 젖혀지므로 그 점으로 구별할 수 있다. 중국 원산이며 농촌의 민가 부근에서 흔히 심어 기른다.

어긋난 잎은 긴 타원형이거나 긴 도란형이고 길이 6~8cm, 가장자리에 잔톱니과 이중톱니가 있다. 잎의 표면엔 털이 없고 잎 뒷면에 털이 조금 있거나 없고 잎자루에는 털이 없다.

꽃의 지름은 2cm 정도이고 흰색이다. 4월에 잎보다 먼저 피고 보통 3개씩 달리고 꽃받침은 뒤로 젖혀진다. 꽃은 '오얏꽃'이라는 별명이 있고 조선궁궐의 문양으로 사용하였다.

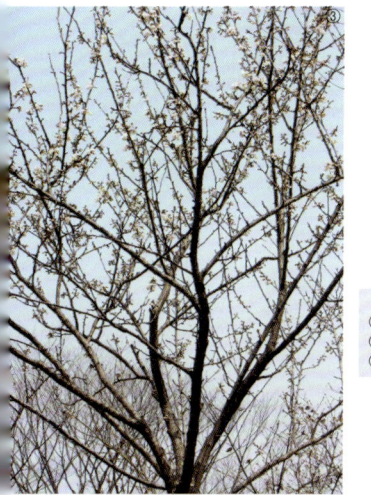

열매는 6~7월에 황색이나 적자색으로 성숙하고 과육은 연한 황색, 열매의 지름은 품종에 따라 2~7cm 정도이다.

① 자두나무 꽃
② 잎
③ 4월 중순의 자두나무

## 꽃의 맛

쓴 맛이 있고 아주 미세하게 꿀샘이 있다.
꽃잎의 식감은 얇은 종이를 씹는 맛이다.

### | 먹는 방법 |
4월에 꽃을 채취한다. 날것으로 먹거나 샐러드로 먹고 요리의 장식 꽃으로 사용한다. 조선 궁궐의 문양으로 사용한 꽃이므로 궁중요리에 잘 어울린다. 그늘에서 말린 꽃은 자두나무 꽃차로 마시고 밥이나 여러 요리에 뿌려 먹는다. 전체적으로 맹한 맛이다.
성숙한 열매는 육즙이 달콤하다. 날것으로 식용한다. 파이를 만들거나 잼을 만든다. 조리해 먹는다. 미성숙 열매는 장아찌를 만든다. 씨앗은 독성이 있으므로 식용하지 않는다.

### | 약성 |
종자, 잎, 잔가지, 뿌리껍질을 약용한다. 관절염, 두통, 치통, 해열, 종기, 당뇨, 이질, 임병, 타박상, 변비, 산후어혈, 위장을 보하는 효능이 있다.

### | 번식 |
종자를 모래에 묻어두었다가 이듬해 봄에 파종한다. 접붙이기의 경우 복사나무나 벚나무를 대목으로 사용한다. 꺾꽂이(8월)

### | 키우기 |
**1** 과수나무 전문상가에서 자두나무 묘목을 구입한다.
**2** 양지를 좋아하지만 반음지에서도 성장이 양호하다.
**3** 토양을 가리지 않지만 점질 토양을 더 좋아한다.
**4** 수분은 보통으로 공급한다.
**5** 겨울에 노지에서 월동한다.

구토, 설사, 가래에 효능이 있는
# 모과나무 꽃

장미과 낙엽활엽교목 *Pseudocydonia sinensis* 10~18m

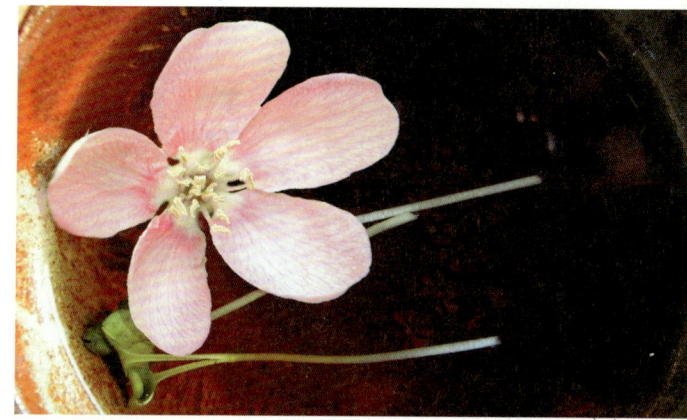

요리 장식용으로 너무 예쁜 모과나무는 중국 원산으로 국내에서는 민가에서 심어 기른다.

높이 10m 내외로 자라고 어긋난 잎은 타원상 난형이거나 긴 타원형이고 잎 가장자리에 침 모양의 잔톱니가 있다. 잎 표면에는 털이 없고 뒷면 털은 나중에 없어진다.

요리 장식으로 사용한 모과나무 꽃

모과나무 수형

봄나무 꽃 먹기 137

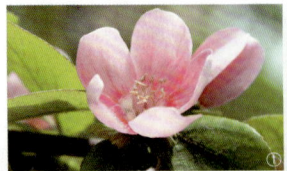
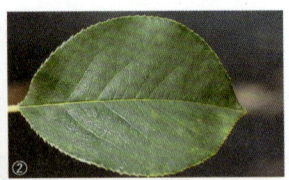
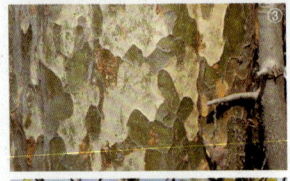
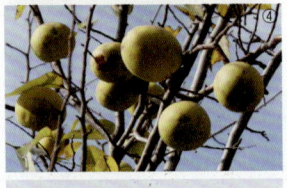

꽃은 4~5월에 피고 연한 홍색이며, 지름 3cm 정도이다. 꽃잎은 5개, 수술은 20개 정도이고 암술머리는 5개로 갈라진다.

꽃에서는 연한 장미향이 나는데 향기가 아주 좋다.

열매는 9월에 익고, 울퉁불퉁한 타원형이거나 구형이다. 열매의 지름은 8~18cm 정도이다.

모과나무의 속명은 'Pseudocydonia sinensis'와 'Chaenomeles sinensis'이 통용되는데 국제적으로는

① 모과나무 꽃
② 모과나무 잎
③ 모과나무 수피
④ 지리산의 모과 열매

'Pseudocydonia sinensis' 속명을 많이 사용한다. 가정에서 키울 경우 성장이 매우 느리므로 어느 정도 성장한 묘목으로 키우는 것이 좋다.

모과나무 꽃은 4~5년 자란 늙은 나무에서 피는데 심하면 10년 정도 지나야 꽃을 선사한다.

## 꽃의 맛

연한 장미 향이 난다. 적기에 채취하면 꽃잎이 약간 달달하고 아삭하다. 꽃잎의 식감은 두텁다. 꽃이 질 무렵 채취하면 쓴 맛이 많이 나서 못먹는다.

### 먹는 방법

4~5월에 꽃을 채취한다. 날것으로 먹거나 샐러드로 먹고 요리의 장식 꽃으로 사용한다. 잘 건조시킨 꽃은 모과나무 꽃차로 마신다. 성숙한 열매는 모과차로 먹는다. 잼이나 시럽을 만들어 계절음료의 맛내기로 사용한다. 날것으로 먹을 경우 달달하고 매우 시큼하다. 성숙한 열매를 그릇에 넣어 포푸리처럼 사용한다.

### 약성

모과를 여러 조각으로 쪼개서 햇볕에 잘 말린 뒤 3~9g을 달여 먹는다. 위산역류, 이질, 매스꺼움, 구토, 설사, 가래, 뼈마디가 아픈 증세에 효능이 있다.

### 번식

종자를 땅에 묻어두었다가 이듬해 봄에 파종한다. 삽목은 1년 된 가지로 한다.

### 키우기

1 과수나무 전문상가에서 모과나무 묘목을 구입한다.
2 양지를 좋아한다.
3 비옥토에서 잘 자란다.
4 수분은 보통으로 공급한다.
5 겨울에 노지에서 월동한다.

조금 좋지 않은 냄새가 나는
# 문배나무(산돌배나무) 꽃

장미과 낙엽활엽교목  *Pyrus ussuriensis*  10m

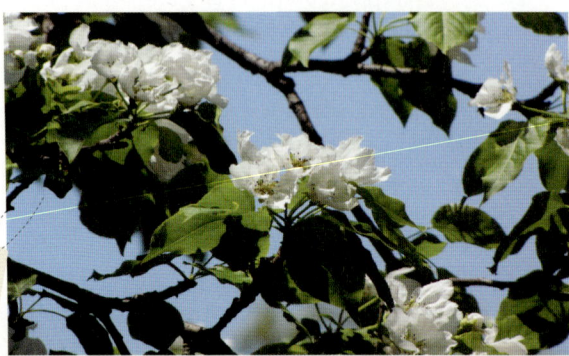

문배나무 꽃

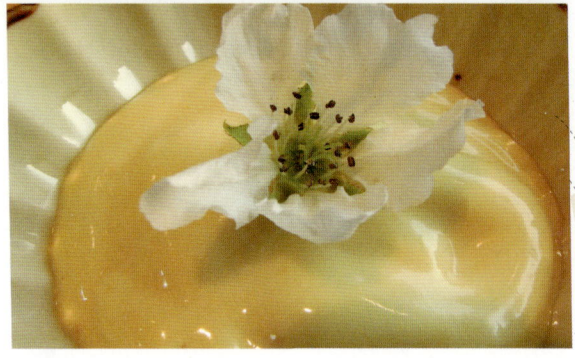

장식 꽃으로 사용한 모습

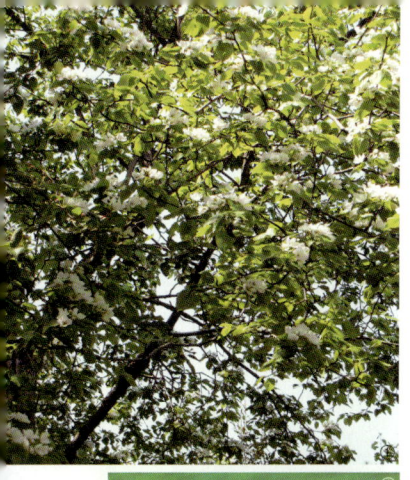

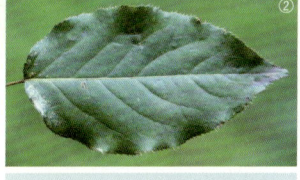

① 문배나무 수형　② 문배나무 잎

조금 좋지 않은 냄새가 나는 문배나무는 산돌배나무의 일종이며 서울 홍릉에서 발견된 특산종이다.

산돌배나무는 높이 10m 정도로 자라고, 전국의 산지 계곡에서 자생한다. 어긋난 잎은 원형이거나 난형이고 길이 5~10cm, 가장자리에는 침 모양의 톱니가 있고, 잎 양면에 털이 없다. 꽃은 4~5월에 5~7개씩 산방화서로 달린다.

산돌배나무와 거의 비슷한 문배나무는 꽃이 더 크고 잎 뒷면에 하얀 털이 있다. 꽃은 부드러운 종이 식감이 있고 꿀샘이 있지만 간혹 꽃밥 부분에서 좋지 않은 냄새가 난다.

문배, 산돌배, 배나무는 꽃봉오리가 벌어질 무렵 꽃을 채취한 뒤 잘 건조시켜서 꽃차로 마신다.

## 악취가 심하게 나는
# 배나무 꽃
장미과 낙엽활엽소교목 *Pyrus pyrifolia* 5~10m

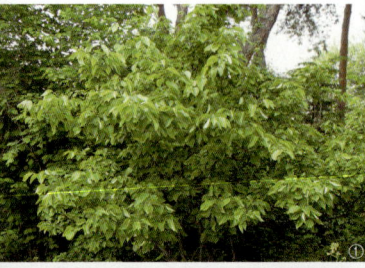
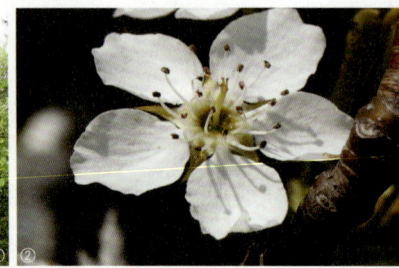
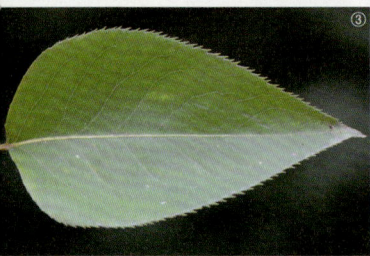

① 배나무 수형
② 배나무 꽃
③ 배나무 잎

배나무는 꽃밭 주변에서 심한 악취가 난다. 흡사 벌레 썩은 냄새와 비슷하기 때문에 식용하기가 어렵다. 그 외에 돌배나무나 콩배나무처럼 이름에 '배' 자가 들어간 나무들은 대개 꽃밭 부근에서 심한 악취가 나기 때문에 식용이 불가능하지만 꽃차로는 마실 수 있다. 꽃은 5월에 수확할 수 있고 꽃잎의 맛은 비교적 산뜻하다.

## 건위, 소화불량에 효능이 있는
# 산사나무 꽃

장미과 낙엽활엽소교목  *Crataegus pinnatifida*  6m

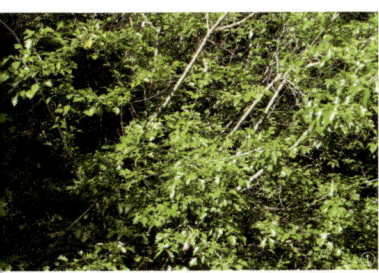
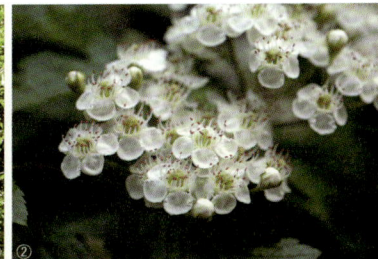
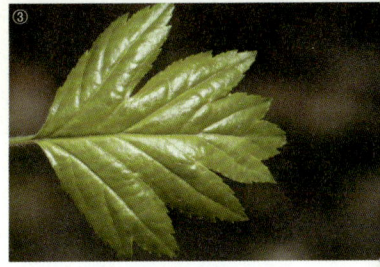

산사나무는 도시공원에서 조경수로 흔히 키우는 나무이다. 꽃은 배나무 꽃에 비해 덜하지만 좋지 않은 냄새가 나므로 식용하기 어렵다.

조경용으로 인기가 많아 십수 종의 원예종이 있다.

4~5월에 피는 꽃은 얇은 종이를 씹는 식감이 있다.

열매를 약용으로 쓰는데 이질, 식중독, 장염, 월경통 등에 효능이 있다.

① 산사나무 수형
② 산사나무 꽃
③ 산사나무 잎

관절통, 대하, 하리에 효능이 있는
# 수리딸기 & 산딸기 & 줄딸기 & 뱀딸기

장미과 낙엽활엽관목 *Rubus corchorifolius* 1m

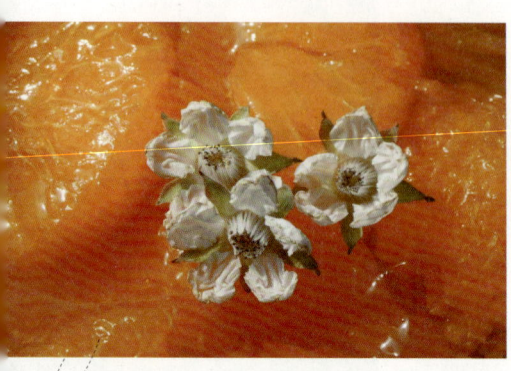

수리딸기 꽃 피운 색깔도

산에서 자라는 딸기나무는 목본류와 초본류가 있다. 목본류 딸기 꽃은 수리딸기·산딸기·오엽딸기 등이, 초본류 딸기 꽃은 뱀딸기 등이 있다. 식용 가치가 높은 꽃은 목본류의 흰색 꽃이 피는 딸기 꽃들인데 꽃의 크기도 만족스럽고 꽃잎이 부드러우며 달달한 경우가 많다.

초본류의 노란색 꽃이 피는 뱀딸기 꽃도 먹을 만하지만 목본류 딸기 꽃에 비해 맛과 식감이 많이 떨어진다.

목본용 딸기 꽃은 종류에 따라 4~6월에 개화를 한다. 남부지방에서는 수리딸기가 4~5월에, 중부지방에서는 산딸기가 5~6월에, 줄딸기는 5~6월에 개화한다. 목본류 딸기 꽃의 크기는 보통 2~3cm 정도, 꽃 안부에 꿀이 많아 날벌레들이 많이 날아든다.

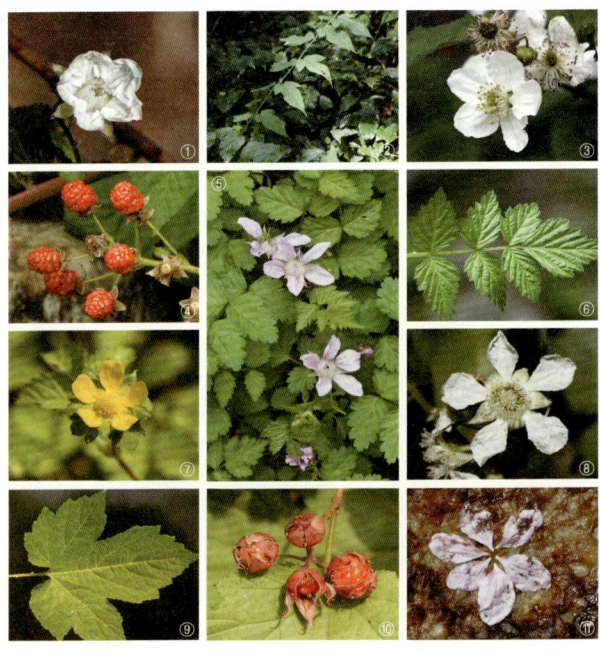

그러므로 채취한 딸기 꽃을 식용하려면 반드시 세척한 후 식용한다.

**산딸기** 중에서 줄딸기는 꽃받침 뒷에 날카로운 가시가 있는데 이런 경우는 꽃잎만 떼어내어 식용한다. 꽃받침에 가시가 없는 품종들은 꽃받침까지 식용해도 아주 맛나다.

① 수리딸기 꽃
② 수리딸기 잎
③ 오엽딸기 꽃
④ 오엽딸기 열매
⑤ 줄딸기
⑥ 줄딸기 잎
⑦ 뱀딸기 꽃
⑧ 산딸기 꽃
⑨ 산딸기 잎
⑩ 산딸기 열매
⑪ 줄딸기의 꽃잎

## 꽃의 맛

목본류 딸기에 해당하는 꽃들은 대부분 꽃의 육질이 부드럽고 단맛이 잘 스며나오기 때문에 날것으로 먹어도 감미롭다. 야생 산딸기 중 가장 감미로운 꽃은 남부지방 야산과 바닷가에서 자생하는 수리딸기 계열이고, 중부지방에서 흔히 자라는 산딸기는 맛이 좀 빈곤하지만 달달한 맛이 어느 정도 느껴진다.

### | 먹는 방법 |

남부지방에서는 4월부터, 중부지방에서는 4월 말이나 5월부터 산딸기 종류들이 꽃을 개화한다.
주로 흰색 꽃이 피는 딸기꽃을 식용하는 것이 바람직하다. 날것으로 먹거나 샐러드로 먹는다. 수프에 넣어 먹는다. 꽃받침에 가시가 없을 경우 통째로 식용한다. 잘 건조시킨 꽃을 차로 마신다.

### | 약성 |

산딸기 종류는 미성숙한 열매를 건조시킨 뒤 약용한다. 관절통, 단독, 지혈, 대하, 하리 등에 효능이 있다.

### | 번식 |

종자(열매), 꺾꽂이, 포기나누기

### | 키우기 |

1 잘 익은 야생딸기 열매를 채취한 뒤 새끼에 비벼서 새끼와 함께 땅에 묻으면 발아한다.
2 양지, 반음지에서 자란다.
3 일반 토양이나 비옥한 토양에서 잘 자란다.
4 수분은 보통으로 관수한다.
5 남부지방에서 자생하는 산딸기 종류를 중부지방에서 키울 경우 남향의 양지바른 곳에 키우면 월동 확률이 높다.

해열, 신경통에 효능이 있는
# 조팝나무 &
# 인가목조팝나무 꽃

장미과 낙엽활엽관목 *Spiraea prunifolia* 1.5~2m

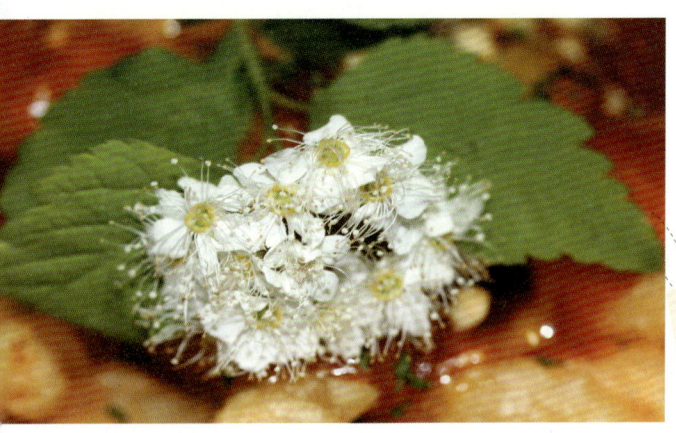

인가목조팝나무 꽃과 튀김 요리

전국의 산에서 흔히 자라는 조팝나무는 관상수로 보급이 많이 되어 도시공원이나 대학교 교정에서 흔히 볼 수 있다.

줄기는 높이 1.5~2m 정도로 자라고, 뿌리에서 가느다란 줄기가 많이 올라온다. 꽃은 4~5월에 작년도 가지에서 4~6개의 꽃이 산형화서를 이루고, 꽃의 지름은 5~8mm, 흰색이다. 꽃잎은 5개이며 수술은 많다.

봄나무 꽃 먹기 147

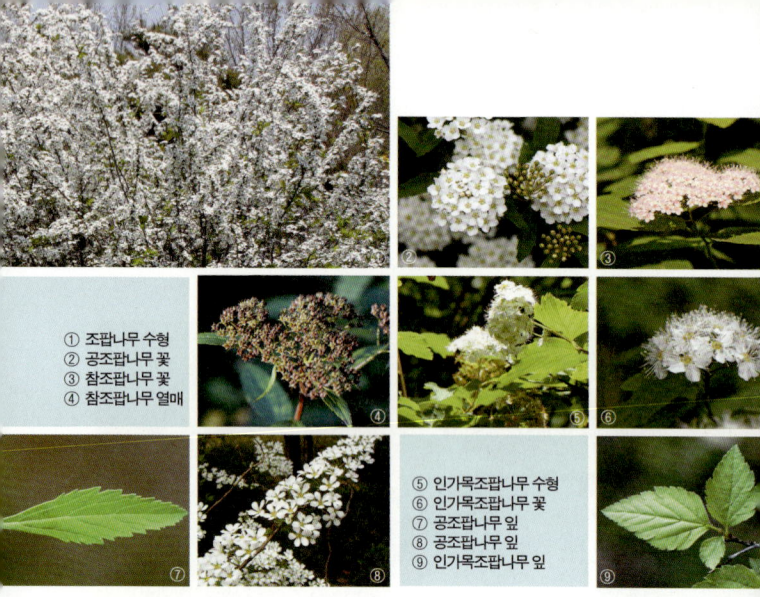

① 조팝나무 수형
② 공조팝나무 꽃
③ 참조팝나무 꽃
④ 참조팝나무 열매
⑤ 인가목조팝나무 수형
⑥ 인가목조팝나무 꽃
⑦ 공조팝나무 잎
⑧ 공조팝나무 잎
⑨ 인가목조팝나무 잎

어긋난 잎은 길이 2~3.5㎝ 정도이고 가장자리에 잔톱니가 있다. 열매는 9월에 결실을 맺는다.

인가목조팝나무는 중부이북의 깊은 산 저지대 나무 밑에서 자란다. 줄기의 높이는 1m 정도이고 어긋난 잎은 난형이거나 넓은 타원형이고 길이 2~4.5㎝, 가장자리에 이중톱니가 있다.

꽃은 5~6월에 새로 난 가지의 끝에서 산방화서나 산형화서로 달린다. 꽃잎은 흰색이고 수술은 많고, 열매는 7~9월에 결실을 맺는다.

참조팝나무는 중부이북에서 자라며 꽃의 색상이 연한 홍색이다. 꽃의 색상은 시간이 지나면 흰색으로 바래진다.

## 꽃의 맛

조팝나무 종류의 꽃은 대부분 순하고 맹한 맛을 가지고 있으며 약간 쓴 맛이 나는 경우도 있다. 꽃잎의 식감은 매우 부드러운 편이다.

### 먹는 방법
조팝나무, 참조팝나무, 인가목조팝나무 등의 꽃을 4~6월에 채취한다. 꽃을 찜기로 찐 뒤 건조시킨 꽃을 차로 음용한다.
요리의 장식 꽃으로 사용하기도 하는데 꽃잎이 잘 떨어지므로 조심스럽게 다루어야 한다. 소량이라면 꽃가루를 뿌리듯 꽃잎을 뿌린 뒤 샐러드로 섭취할 수도 있다.

### 약성
조팝나무 종류는 뿌리를 약용한다. 해열, 인후통, 말라리아, 신경통, 대하 등에 효능이 있다.

### 번식
종자, 꺾꽂이, 포기나누기

### 키우기
1 묘목 전문업체나 조경업체에서 조팝나무 묘목을 구입한다.
2 양지, 반그늘에서 잘 자란다.
3 비옥한 사질 토양을 좋아한다.
4 수분은 보통으로 관수한다.
5 겨울에 노지에서 월동한다.

## 노화방지 성분인 폴리페놀이 함유된
# 박태기나무

콩과 낙엽활엽관목 *Cercis chinensis* 3~5m

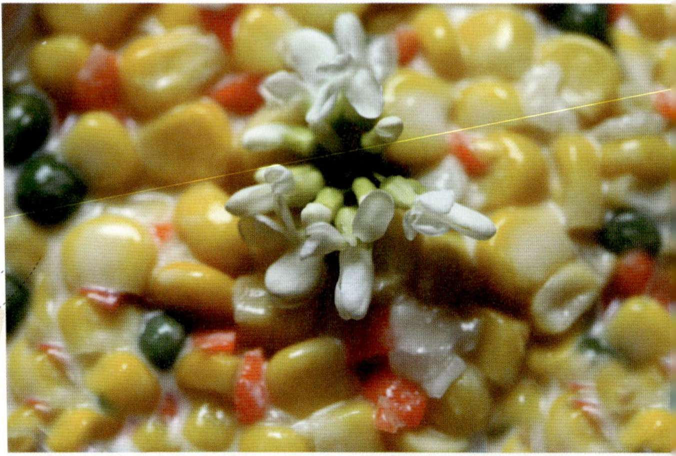

흰박태기꽃샐러드

중국 원산의 박태기나무는 중부이남의 높은 산 중턱에서 흔히 키운다. 뿌리에서 여러 개의 줄기가 올라온 뒤 높이 3~5m 정도로 자란다. 잎은 하트 모양이고, 잎의 표면에는 윤채가 있다. 잎의 지름은 6~11cm 정도이다.

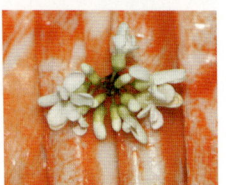

흰박태기 꽃 맛살샐러드

꽃은 4~5월에 잎보다 먼저 나고, 꽃의 크기는 1~2cm 정도이다. 꽃은 7~30개씩 산형화서로 달리고, 멀리서 보면 밥풀떼기처럼 보인다고 해서 박태기나무라는 이름이 붙었다.

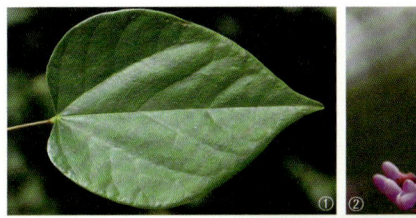
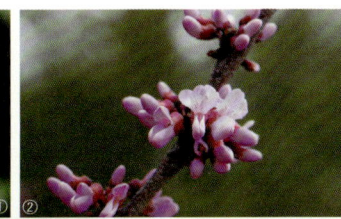

① 박태기나무 잎
② 박태기나무 꽃
③ 박태기나무
④ 흰박태기나무

꽃의 색상은 분홍색이지만, 흰박태기나무는 흰색 꽃이 핀다.

꼬투리 모양의 열매는 8~9월에 결실을 맺는다. 꼬투리의 길이는 7~12cm 정도이고, 콩깍지를 까면 그 안에 황록색의 납작한 씨앗이 들어 있다.

우리나라에서 볼 수 있는 박태기나무는 보통 3~5m 높이로 자라지만, 원산지인 중국에서는 최고 15m 높이로도 자란다. 성장 속도는 매우 더딘 편이다.

## 꽃의 맛

조금 쓰고, 조금 달며 조금 비릿한 맛이 있고, 아삭한 식미가 있다. 콩과 식물의 꽃하고 거의 비슷한 쓰고 비린 맛이 난다. 달달한 샐러드 소스와 함께 섭취하면 쓰고 비릿한 요소들을 감쇄시킬 수 있다.

| 먹는 방법 |

4~5월에 꽃을 채취한다. 꽃을 샐러드로 먹는다. 살짝 데쳐서 비빔밥에 넣어 먹거나 수프에 넣어 먹는다. 붉은색 박태기 꽃에 안토시아닌 색소가 많으므로 섭취는 붉은색 박태기 꽃을, 요리 장식은 흰박태기 꽃을 사용한다.

씨앗은 볶아서 먹는다. 씨앗에는 노화방지에 효능이 있는 천연 폴리페놀인 Proanthocyanidins(Procyanidin) 성분과 단백질 9.2%, 지방 2.8%가 함유되어 있다. 북미인디언들이 박태기 꽃을 날것으로 먹거나 데쳐서 먹었고, 씨앗을 볶아서 먹었다.

| 약성 |

나무 전체를 약용한다. 혈액순환, 종기, 해독, 타박상, 관절통, 임병, 야뇨증, 독사에 물린 상처 등에 효능이 있다.

| 번식 |

8~9월에 종자를 채취해 바로 파종한다. 뿌리를 잘라 심는다. 장마철에 가지를 잘라 꺾꽂이한다.

| 키우기 |

1 조경 전문업체나 묘목 전문업체에서 모종을 구입한다.
2 양지에서 잘 자란다.
3 보수력이 있는 사질 토양에서 잘 자란다.
4 수분은 보통으로 관수하며 건조하지 않도록 관리한다.
5 겨울에 노지에서 월동한다.

## 해열, 설사, 고혈압에 효능이 있는
# 등나무 꽃 & 칡 꽃
콩과 낙엽활엽덩굴식물  *Wisteria floribunda*  10cm

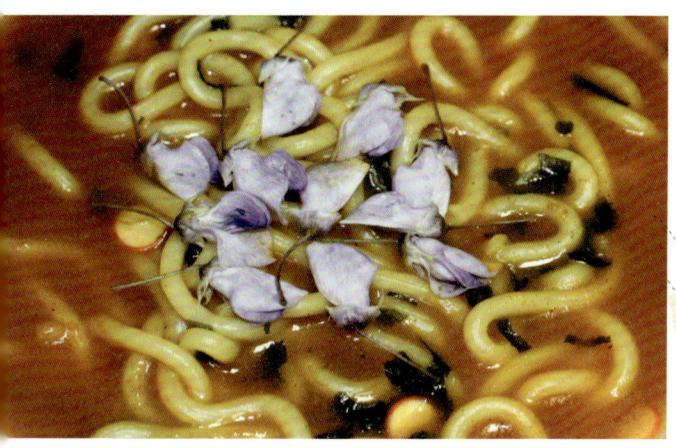

등나무 꽃 카레

동심의 어린 시절, 아까시 꽃처럼 꿀샘을 쭉쭉 빨아먹었던 꽃이 등나무 꽃이다.

길이 10m 내외로 자라는 등나무는 산의 계곡에서 자라지만 파 골라, 아치, 학교 교정에 즐겨 심으면서 우리 주위에서 가장 흔하게 보는 덩굴식물이 되었다.

등나무의 줄기는 덩굴 형태로 자라고 오른쪽으로 도는 속성이 있다. 처음에는 갈색 털이 있으나 점점 없어진다.

봄나무 꽃 먹기 153

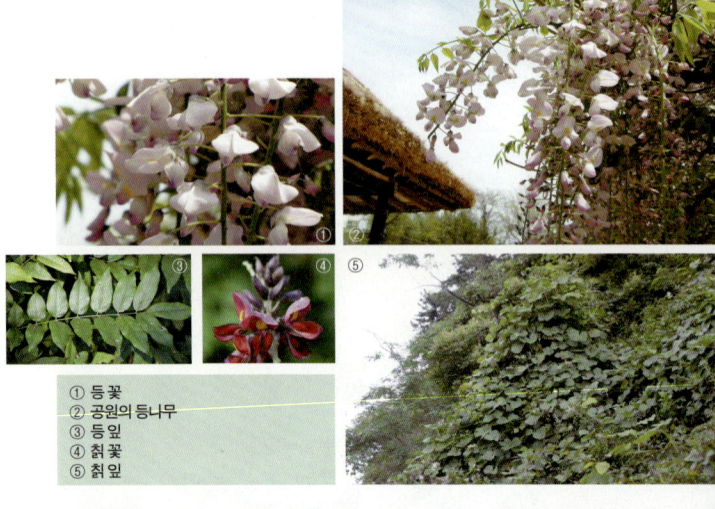

① 등 꽃
② 공원의 등나무
③ 등 잎
④ 칡 꽃
⑤ 칡 잎

어긋난 잎은 홀수1회깃꼴겹잎이고 작은 잎은 13~19개이다. 작은 잎의 길이는 4~8cm이고 잎자루가 있으며, 어린 잎은 나물로 식용한다.

꽃은 5월에 잎과 함께 달리고, 길이 30~40의 꽃대에 총상화서로 많은 꽃이 붙는다. 꽃의 지름은 2cm 정도이고 꽃의 색상은 자주색이거나 연한 자주색이다. 꽃은 개화 후 15일 정도 유지된다.

열매는 9월에 결실을 맺고 10cm 정도 길이의 납작한 콩깍지 형태이다. 콩깍지를 벗겨 보면 1cm 정도의 둥근 종자가 들어 있다.

덩굴식물인 칡(Pueraria lobata)은 재배를 하지 않았음에도 우리 주변의 오래된 집 담장이나 동네 뒷산, 농촌 도로변, 강둑, 깊은 산에서 흔히 볼 수 있다. 8월에 피는 칡 꽃은 식용할 수 있고, 칡의 어린 잎도 식용할 수 있다.

## 꽃의 맛

등나무 꽃은 중국에서 오래 전부터 먹어온 식용 꽃이다. 꽃의 맛은 꿀샘이 있고 쌉싸래하다. 식감이 쫀득쫀득하기 때문에 음미하면 은근히 맛나다. 칡덩굴의 꽃도 오래 전부터 먹어온 식용 꽃이다. 꽃에서 칡 향미가 나고 비린 맛이 난다.

### 먹는 방법

등나무 꽃은 5월에 채취하고 칡 꽃은 8월에 채취한다. 5월부터 서서히 날벌레가 활동하므로 이들 꽃은 반드시 세척한 후 식용한다. 등나무 꽃은 날것으로 먹거나 샐러드로 먹는다. 익혀 먹는 것이 가장 좋은데 뜨거운 수프나 카레 같은 국물 요리에 넣으면 저절로 익혀진다.
칡 꽃은 조림으로 먹거나 절임으로 먹는다. 칡 맛을 감쇄시키기 위해 설탕을 원하는 만큼 가미한다.

### 약성

등나무는 민간에서 더러 약용한 적이 있다.
칡뿌리는 '갈근'이라 부르며 약용하는데 해열, 설사, 이질, 난청, 술독, 불안증, 고혈압 등에 효이 있다.

### 번식

가을에 채취한 종자를 이듬해 봄에 파종한다. 두 식물 모두 꺾꽂이와 휘묻이 번식도 가능하다.

### 키우기

1 등나무는 9월, 칡은 10월에 씨앗을 받는다. 등나무는 초등학교 교정, 칡은 동네 뒷산에서 흔히 볼 수 있으므로 씨앗 채취가 용이하다.
2 두 식물 모두 남향 방향의 양지를 선호한다.
3 등나무는 비옥토에서 잘 자라고 알카리성 토양에서는 황화 현상이 발생한다. 칡은 토양을 가리지 않고 잘 자라는 경작지 침범 식물이다.
4 등나무는 보통보다 촉촉하게 관수한다.
5 겨울에 노지에서 월동한다.

## 소염, 혈액순환에 효능이 있는
# 골담초 꽃
콩과 낙엽활엽관목 *Caragana sinica* 1~2m

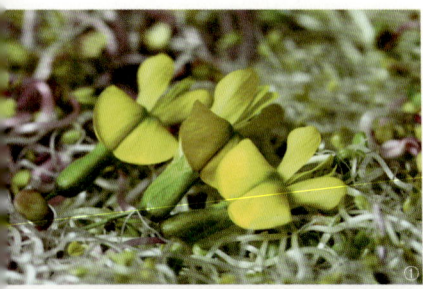

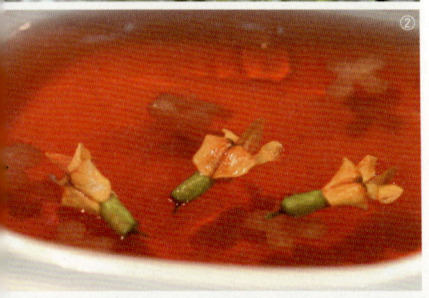

화채로 즐기는 골담초는 중국 원산이지만 최근 경상도에서 자생지가 발견되어 우리나라 자생종으로 취급한다.

원줄기는 1~2m 높이로 자란다. 어긋난 잎은 짝수1회깃털겹잎으로 2쌍씩 붙어 있다. 잎자루 측면에는 가시가 있다.

꽃은 5월에 다발로 모여달리고, 꽃의 길이는 1~2cm 정도이다.

열매는 9월에 성숙하고 길이 3~3.5cm, 원기둥 모양이다.

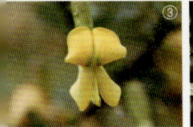
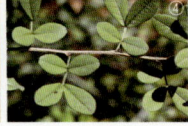
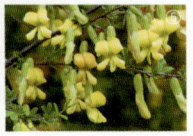

① 골담초 샐러드
② 골담초 화채
③ 골담초 꽃
④ 골담초 잎
⑤ 골담초 수형

## 꽃의 맛

싱싱하고 달달하고 쓴 맛이 적다.
예조부터 먹어온 식용 꽃중 하나이다.

### | 먹는 방법 |

5월에 꽃을 채취한다. 5월에는 날벌레가 서서히 활동을 시작하는 시기이므로 식용하기 전 깨끗히 세척한다. 싱싱한 꽃은 샐러드나 비빔밥으로 먹는데, 과다 섭취하면 비릿하므로 소량섭취를 원칙으로 한다. 수프나 국물 요리에 넣어 먹기도 하지만, 화채로 만들어 먹거나 튀김으로 먹는 것이 가장 좋다.

### | 약성 |

꽃, 줄기, 뿌리를 약용한다. 소염, 혈액순환, 해수, 급성유선염, 관절염, 타박상, 신경통, 설사, 고혈압 등에 효능이 있다. 줄기를 다른 약재와 함께 약용하면 매독에 효능이 있다.

### | 번식 |

종자, 분주, 꺾꽂이

### | 키우기 |

1 조경업체에서 골담초 묘목을 구입한다.
2 양지에서 잘 자란다.
3 토양을 가리지 않지만 사질 토양을 좋아한다.
4 수분은 보통으로 관수한다.
5 겨울에 노지에서 월동한다.

> **TIP** 골담초 화채 – 골담초, 설탕, 물, 오미자, 배 반쪽
>
> 오미자 100g을 물 6컵에 하루 동안 우려낸 뒤 그 물을 받아 놓는다. 물 9컵에 설탕 2컵을 넣고 끓인 뒤 차갑게 식힌 설탕물과 오미자 우려낸 물을 섞고 골담초와 배를 띄워 냉장고에 저장하여 그때그때 먹는다.

## 해열, 해독, 함암 목적으로 약용하는
# 매자나무 & 매발톱나무

매자나무과 낙엽활엽관목  *Berberis koreana*  2m

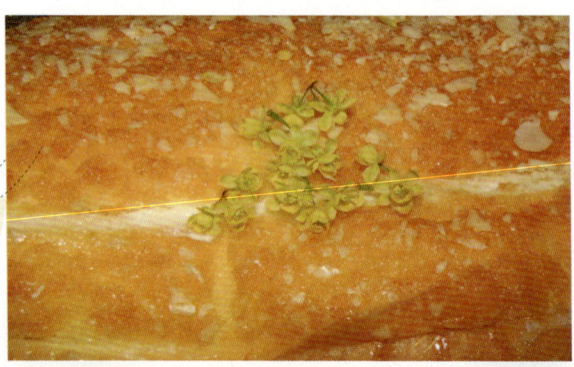

매자나무 꽃봉오리

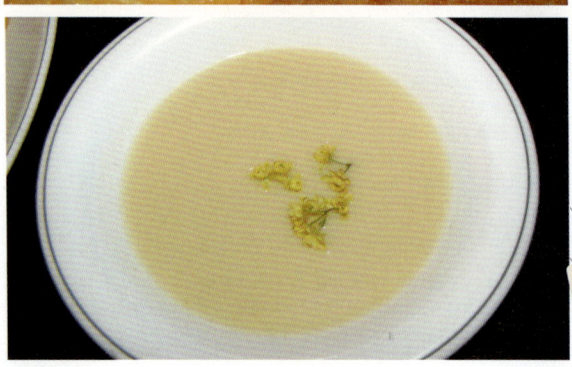

매자나무 꽃과 크림수프

요리 장식 꽃으로 좋은 우리나라 특산식물인 매자나무는 중북부 지역의 산에서 자생한다. 높이 2m 정도로 자라고 관리가 용이하기 때문에 조경용으로 많이 보급되고 있다.

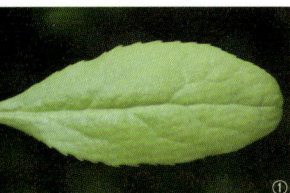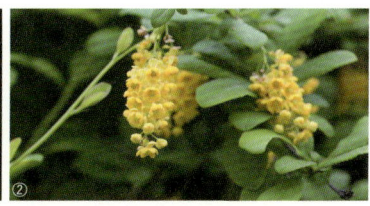

꽃은 5월에 총상화서로 달리고 화서의 길이는 4cm 정도이다. 열매는 9월에 붉은색으로 익고 구형이거나 난상 원형이다. 잎에는 털이 없고 가장자리에는 불규칙한 톱니가 있다.

매자나무와 비슷한 매발톱나무(Berberis amurensis)는 6~7월에 꽃이 피고 화서의 길이는 10cm 정도이다. 우리나라 중북부 지방의 산기슭에서 자란다.

왕매발톱나무(Berberis amurensis)는 매발톱나무와 거의 비슷하지만 5월에 꽃이 핀다. 잎의 가장자리에 예리한 톱니가 있고, 열매는 긴 타원형이다. 강원도와 울릉도에 자생지가 많다.

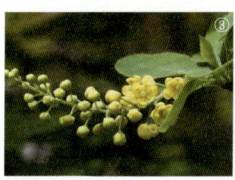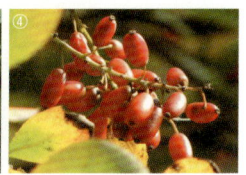

① 매자나무 잎
② 매자나무 꽃
③ 왕매발톱나무 꽃
④ 왕매발톱나무 열매

## 꽃의 맛

두 식물 모두 매자나무과의 한약 같은 향미가 있다. 꽃의 맛은 조금 쓰고 조금 텁텁하다. 꽃이 피어 있을 때는 단맛을 많이 느낄 수 있다. 매자나무과 식물들은 식물체에 약간의 독성이 있으므로 요리의 장식용으로 사용하는 것이 좋다. 섭취할 경우 소량 섭취를 원칙으로 한다.

### | 먹는 방법 |
매자나무는 5월에, 매발톱나무는 6~7월에, 왕매발톱나무는 5월에 꽃을 채취할 수 있다. 꽃은 요리의 장식용으로 사용하거나 뜨거운 수프에 맛내기 용도로 조금 넣는다. 유럽에서는 오래 전부터 매자나무과의 나무 열매를 식용해 왔는데 잼을 만들거나 쌀 요리에서 사용하는 등, 주로 익혀서 먹었다

### | 약성 |
잘 건조시킨 뿌리와 가지를 약용한다. 해열, 해독, 소염, 황달, 결막염, 폐렴, 장염, 이질, 자궁출혈 등에 효능이 있고 항암 목적으로 약용하는 경우도 있다.

### | 번식 |
9월에 종자를 채취한 뒤 땅에 묻어두었다가 이듬해 봄에 파종한다. 꺾꽂이 번식은 6월 초에 한다.

### | 키우기 |
1 조경 전문업체나 묘목 전문업체에서 묘목을 구입한다.
2 매자나무는 양지성, 매발톱나무는 반음지성 식물이다.
3 토양을 가리지 않으나 사질 토양이나 비옥토에서 잘 자란다.
4 수분은 보통으로 관수한다.
5 겨울에 노지에서 월동한다.

## 이뇨, 고혈압에 효능이 있는
# 산뽕나무 & 뽕나무 꽃

뽕나무과 낙엽활엽소교목 *Morus bombycis* 7m

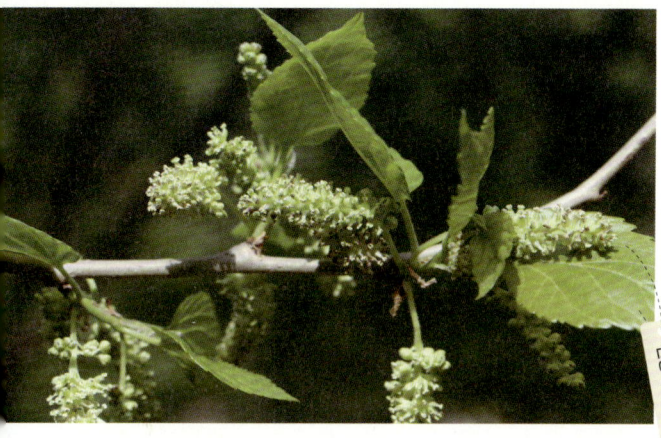

산뽕나무 수꽃

열매가 맛있는 '산뽕나무'는 우리나라 전국의 산야에서 흔히 자란다. 강둑에서도 볼 수 있다. '뽕나무'는 누에의 식량으로 쓰기 위해 밭에서 재배한다. 누에가 뽕나무 잎을 잘 먹기 때문이다.

산뽕나무의 줄기는 높이 7~8m 정도로 자란다. 어긋난 잎은 난형이거나 넓은 난형이고 가장자리에 불규칙한 톱니가 있다. 잎의 길이는 2~22cm 정도이며, 잎 뒷면 주맥 위에는 약간의 털이 있고 잎자루에는 잔털이 있다.

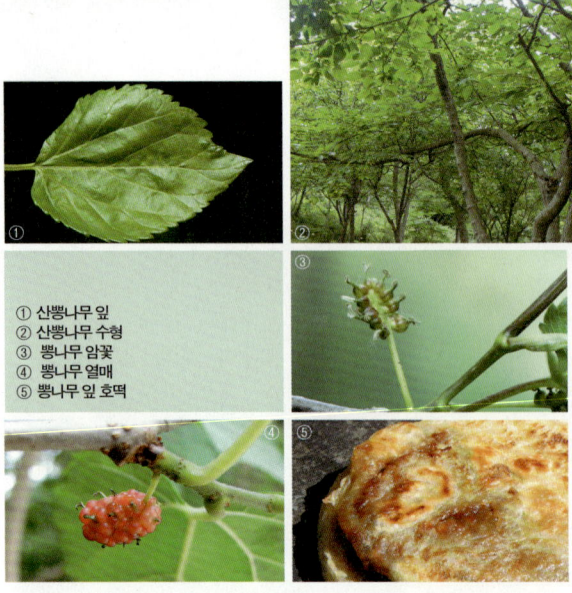

① 산뽕나무 잎
② 산뽕나무 수형
③ 뽕나무 암꽃
④ 뽕나무 열매
⑤ 뽕나무 잎 호떡

산뽕나무의 꽃은 4~5월에 피고 암수딴그루이거나 암수한그루이다. 꽃은 꼬리화서에 자잘한 꽃들이 달린다. 꼬리화서의 길이는 암꽃보다 수꽃이 더 길다.

수꽃은 4개의 수술이 있고 암꽃의 암술대는 2개로 갈라진다.

열매는 6월에 흑자색으로 익고 찌그러진 산딸기 열매처럼 보이지만 새콤달콤해서 아주 맛나다.

'뽕나무'는 산뽕나무와 거의 비슷하지만 높이 3m 내외로 자라고 꽃은 산뽕나무에 비해 1개월 늦은 6월에 핀다. 농촌에서는 밭에서 흔히 키운다.

## 꽃의 맛

아삭하고 조금 비릿하다.

| 먹는 방법 |

5월에 꽃을 채취한다. 날것으로 먹거나 샐러드로 먹는다. 어린 가지는 꽃과 함께 차로 우려 마신다. 외형이 아름답지 않기 때문에 요리 장식용으로는 어울리지 않는다.
건조시킨 잎은 가루를 내어 각종 밀가루 음식에 사용하거나 차로 마신다. 잎은 누에의 식량이 된다.
어린 가지로 만든 차는 '상지차'라고 부른다. 열매를 '오디'라고 부르며 식용하거나 술로 담근다. 검자색으로 잘 익은 오디 열매는 산딸기보다 부드럽고 달콤새콤하다.

| 약성 |

잎, 나무껍질, 뿌리, 뿌리껍질과 잎의 백색 즙액, 수피의 백색 즙액을 약용한다. 이뇨, 고혈압, 해열, 변비, 수족마비, 종기, 가래, 해수, 나병, 황달에 효능이 있고 두드러기 같은 가려움증에도 사용한다.

| 번식 |

종자, 꺾꽂이, 휘묻이

| 키우기 |

1 묘목업체에서 외형이 좋은 뽕나무 묘목을 구입한다.
2 양지에서 잘 자란다.
3 물빠짐이 좋은 부식질의 토양을 좋아한다.
4 수분은 보통으로 관수한다.
5 겨울에 노지에서 월동한다.

### 소염, 해독에 효능이 있는
# 단풍나무 & 홍단풍나무 꽃

단풍나무과 낙엽활엽교목  *Acer palmatum*  15m

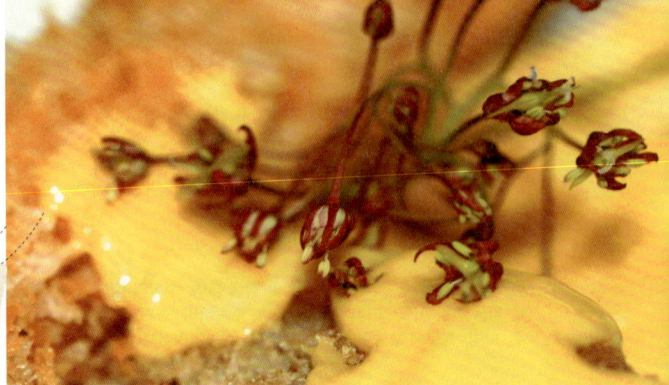

홍단풍나무 꽃

   단풍나무는 산에서 흔히 자라지만 관상수로 즐겨 심기 때문에 대도시의 공원에서도 많이 접할 수 있다.

   잎은 마주나고 5~7개로 갈라지며 가장자리에 겹톱니가 있다. 잎의 길이는 5~6cm이고 잎 뒷면 털은 점점 사라져서, 잎자루가 있다. 잎은 가을에 붉은색으로 단풍이 든다.

   꽃은 4~5월에 자잘한 꽃이 산방화서로 모여달리고 암꽃은 꽃잎이 없거나 꽃잎 흔적이 있고, 수꽃은 꽃잎이 없으며 수술은 8개이다. 암꽃과 수꽃이 같은 화서에 있다.

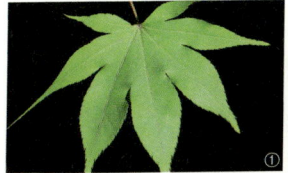
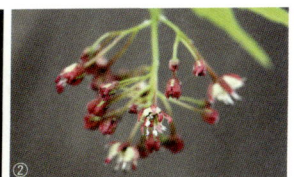

① 단풍나무 잎
② 단풍나무 꽃
③ 단풍나무 열매
④ 단풍나무 수형
⑤ 홍단풍나무 잎

열매는 날개 모양이고 9~10월에 성숙한다. 단풍나무는 열매의 날개 각도가 품종에 따라 조금씩 달라진다.

홍단풍나무(Acer palmatum var. sangaineum Nakai)는 일본에서 들어온 품종으로 잎이 봄부터 붉은빛을 띠는 것이 특징이다. 봄부터 붉은색 단풍을 자랑하기 때문에 조경수로 인기가 많은 품종이다.

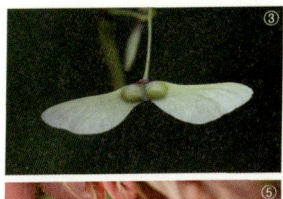
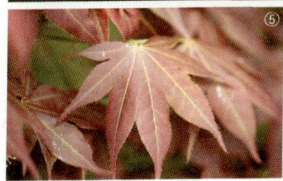
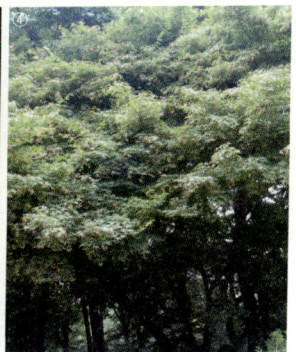

## 꽃의 맛

조금 쓰고 조금 시며 조금 달달하다. 식미는 아삭하다.

### | 먹는 방법 |
5월에 꽃을 채취한다. 샐러드로 먹거나 비빔밥에 넣어 먹는다. 소량섭취를 원칙으로 한다.
그늘에서 잘 건조시킨 단풍나무 꽃은 차로 우려 마신다. 은은한 향과 단맛이 난다. 어린 잎은 조리해서 먹거나 차로 우려 마신다.
단풍나무 수액은 드링크로 마시거나 불에 졸여서 설탕시럽을 만든다. 이렇게 만든 시럽은 캐나다 메이플시럽의 원료인 설탕단풍나무 수액보다 당도가 현저하게 낮다.

### | 약성 |
뿌리껍질과 잔가지를 약용한다. 소염, 해독, 관절통, 골절상 등에 효능이 있다.

### | 번식 |
종자를 10월에 채취하여 땅에 묻어둔 뒤 이듬해 3~4월에 파종한다.

### | 키우기 |
1 묘목업체 또는 꽃집에서 단풍나무 묘목을 구입한다.
2 반음지성 식물이지만 양지에서도 잘 자란다.
3 비옥한 토양에서 잘 자란다.
4 수분은 보통으로 관수한다.
5 겨울에 노지에서 월동한다.

### 단풍나무 꽃과 비슷한 맛의
# 당단풍나무
단풍나무과 낙엽활엽소교목 *Acer pseudosieboldianum* 8m

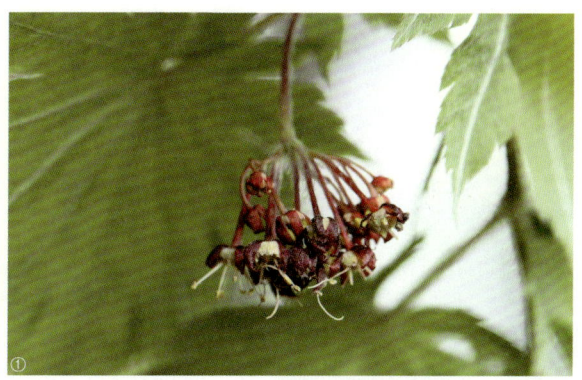

남부지방에서 흔히 자라고 강원도의 산에서도 볼 수 있다. 잎 모양이 단풍나무 잎과 전혀 다르므로 잎을 보면 구별할 수 있다.

꽃은 10~20개의 자잘한 꽃이 무리지어 달린다. 꽃의 맛은 단풍나무 꽃과 거의 비슷하다.

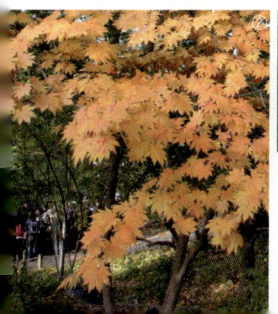
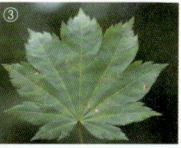

① 당단풍나무 꽃
② 당단풍나무 수형
③ 당단풍나무 잎

봄나무 꽃 먹기

## 중국에서 들어온 단풍나무
# 중국단풍
단풍나무과 낙엽활엽교목  *Acer buergerianum*  15m

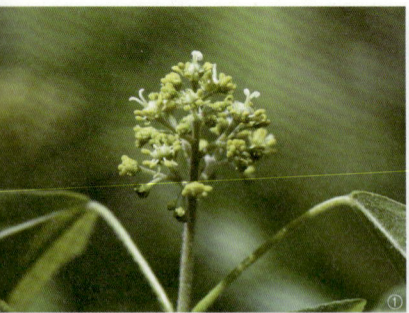
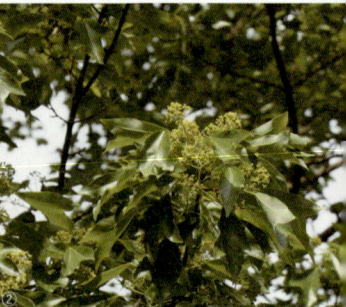
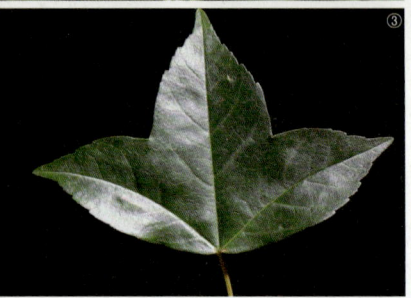

① 중국단풍 꽃
② 중국단풍 수형
③ 중국단풍 잎

중국 원산이며 우리나라의 남부지방에서 흔히 키운다. 창경궁이나 식물원에서도 볼 수 있지만 분재로도 흔히 키운다. 잎이 3개로 갈라지고 백록색의 꽃도 단풍나무 꽃과 모양이 조금 다르다. 꽃의 맛은 약간 단맛이 있지만 전체적으로 쓴맛이 많다. 식물체에 알려진 독성이 없으므로 잘 말린 꽃을 꽃차로 시도해 볼 만하다.

## 가을 단풍이 아름다운
# 복자기

단풍나무과 낙엽활엽교목  *Acer triflorum*  20m

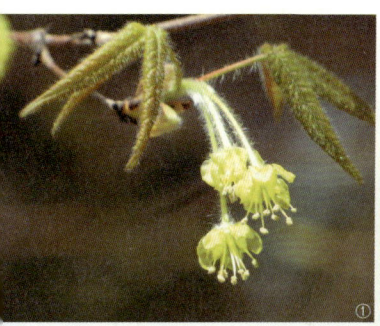

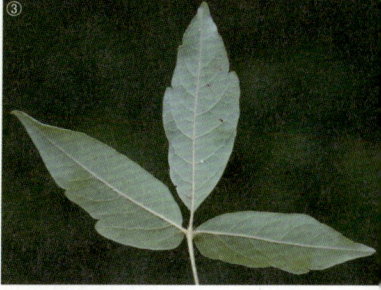

우리나라와 중국 만주에서 자생한다. 잎은 작은 잎이 3개 달린 3출엽이므로 쉽게 구별할 수 있다. 수피는 갈라지고 가을 단풍이 매우 아름답다. 5월에 피는 꽃의 맛은 약간 시고 약간 쓰다. 잘 건조시킨 꽃을 꽃차로 시도해 볼 만하다.

① 복자기 꽃
② 복자기 수형
③ 복자기 잎

## 오래 전부터 식용해 온
# 신나무

단풍나무과 낙엽활엽소교목  *Acer tataricum*  8~10m

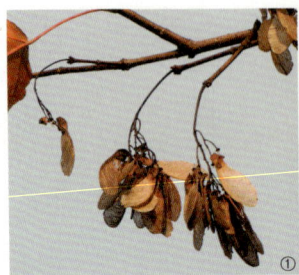
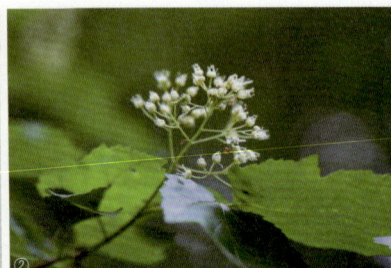
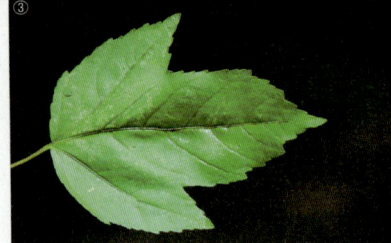

정식 명칭은 '신나무'이지만 '신단풍'이라고도 불린다. 우리나라 전국의 산과 중국, 일본에서 자생한다. 꽃은 단풍나무과의 나무 중에서 가장 늦은 5~6월에 핀다.

꽃의 맛은 쓰고 텁텁하다. 열매는 날개를 제거하고 조리해 먹는다. 우리나라에서 자생하는 단풍나무과 식물 중에서 가장 수액의 당도가 높을 것으로 추정된다. 수액을 받아 생수처럼 마시거나 졸여내어 시럽을 만든다.

① 신나무 열매
② 신나무 꽃
③ 신나무 잎

## 장 청소, 변비, 산후조리에 효능이 있는
# 고로쇠나무
단풍나무과 낙엽활엽교목 *Acer pictum* 15m

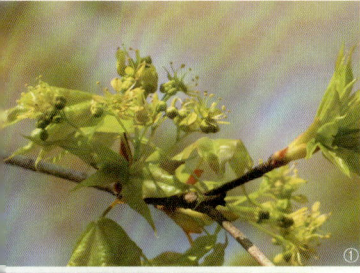
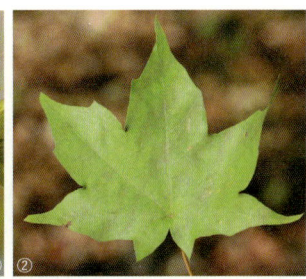
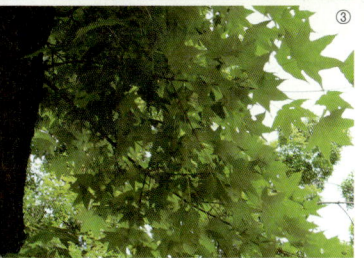

① 고로쇠 꽃
② 고로쇠 잎
③ 고로쇠 수형

우리나라 전국의 산에서 흔히 자란다. 이른 봄에 수피에 구멍을 내고 호수를 꽂으면 수액을 받을 수 있는데 이를 고로쇠 수액이라고 한다.

뼈를 좋게 한다고 하여 관광객들이 즐겨 마시는데 생수와 비슷하지만 2%의 당분 성분이 있어 약간의 당도가 느껴진다.

4~5월에 피는 황록색 꽃은 쓰고 떫떠름하지만 아삭하게 씹히고 미세하게 꿀샘이 있다.

깊은 산 속의 단풍나무
# 청시닥나무
단풍나무과 낙엽활엽소교목  *Barbedvein Maple*  10m

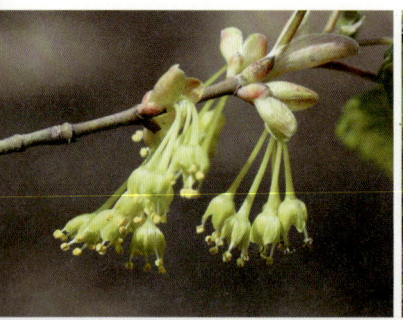

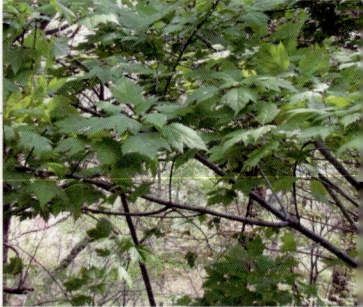

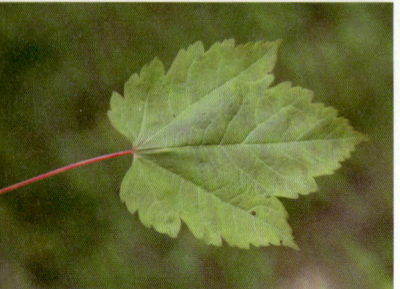

① 청시닥나무 꽃
② 청시닥나무 수형
③ 청시닥나무 잎

전국의 깊은 산에서 자생한다.

연록색의 꽃은 신나무보다 조금 늦은 6월에 핀다. 꽃의 맛은 시큼하고 아삭하며 뒷맛이 조금 쓰다.

우리나라와 만주, 러시아에서 자생한다.

### 산후어혈과 마른기침에 효능이 있는
# 고추나무 꽃

고추나무과 낙엽활엽소교목 *Staphylea bumalda* 2~5m

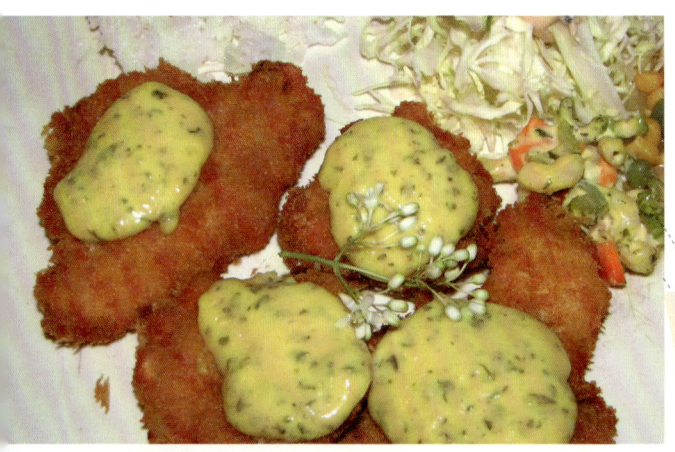

고추나무 꽃과 생선가스 정식

차로 즐기고 날것으로 먹는 고추나무는 잎 모양이 고추 잎과 비슷하다고 해서 고추나무라고 불린다.

원줄기는 높이 2~5m 정도로 자란다. 마주난 잎은 3개의 작은 잎으로 된 3출엽이고, 측면의 작은 잎은 잎자루가 없으며 가운데 작은 잎은 잎자루가 조금 있다. 잎의 생김새는 난형이거나 난상 타원형이고 길이 4~8cm 정도이다. 잎의 가장자리에는 침 모양의 잔톱니가 있고 잎 뒷면 맥 위에는 털이 있다.

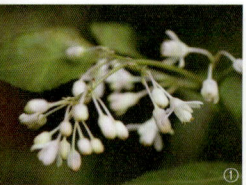
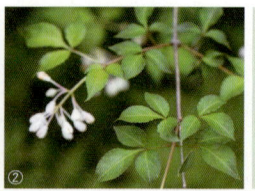

① 고추나무 꽃
② 고추나무 잎
③ 고추나무 열매
④ 고추나무 수형

꽃은 5~6월에 흰색으로 피고, 가지 끝에서 길이 5~8cm의 원추화서를 이루며 자잘한 꽃이 십여 개씩 달린다.

자잘한 꽃의 크기는 1.5cm 정도이고 수술은 5개, 암술은 1개이고 암술머리는 2개로 갈라진다.

열매는 퉁퉁한 가위처럼 생겼고 상단이 양쪽으로 갈라진다. 열매 크기는 2cm 정도이고 열매껍질을 벗기면 좌우에 1개씩, 보통 2개의 씨앗이 들어 있지만, 1개의 씨앗이 들어 있는 경우도 있다. 씨앗의 크기는 길이 5mm 정도이다.

전국의 산에서 흔히 볼 수 있는 고추나무는 주로 500m 이하 산지에서 자생하고, 봄에 수확한 어린 잎은 나물로 먹을 수 있다.

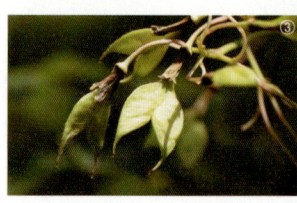
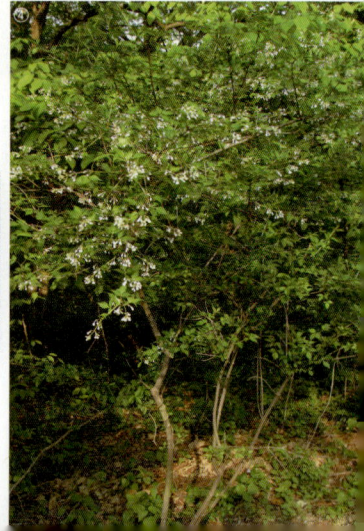

## 꽃의 맛

꽃샘 때문에 조금 달콤 상큼하고 향이 있다.

| 먹는 방법 |

5~6월에 꽃을 채취한다. 날것으로 먹거나 샐러드 또는 비빔밥으로 먹는다. 튀김으로도 먹는다. 상큼한 향미가 있으므로 튀김 요리와도 잘 어울린다. 그늘에서 잘 말린 뒤 차로 음용하기에도 좋다. 외형이 단아하므로 각종 요리의 장식 꽃으로도 사용한다.

| 약성 |

열매와 뿌리를 약용한다. 산후어혈과 마른 기침에 효능이 있다.

| 번식 |

종자, 수확한 열매는 땅에 가매장했다가 이듬해 3~4월에 파종한다.
꺾꽂이, 또는 이른 봄에 전년도 가지를 잘라 사용한다.

| 키우기 |

**1** 묘목 전문업체에서 고추나무 묘목을 구입한다.
**2** 양지 또는 반음지에서 자란다.
**3** 풍부한 옥토질에서 잘 자란다.
**4** 수분은 보통으로 관수하되 건조함에 취약하므로 신경을 쓴다.
**5** 겨울에 노지에서 월동한다.

## 기침, 사지마비, 관절통에 효능이 있는
# 황매화 꽃

장미과 낙엽활엽소교목  Kerria japonica  1~2m

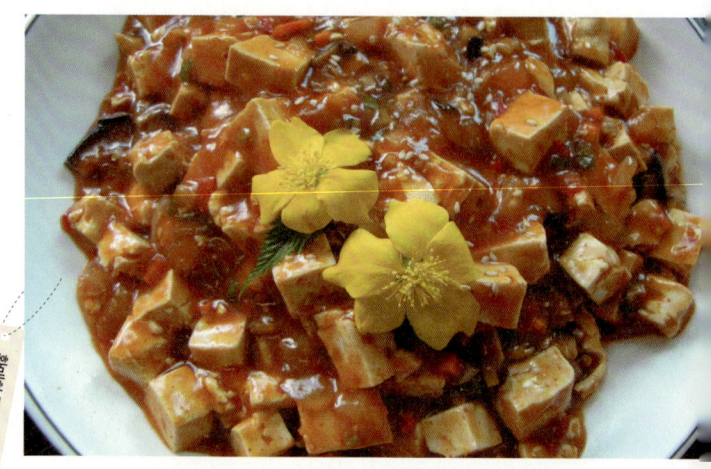

황매화 꽃 마파두부

매콤한 요리에 잘 어울리는 황매화는 우리나라 전국에서 자라는데 가정집 화단에서도 꽃을 관상하기 위해 흔히 기른다. 늦봄에 노랗게 피는 황매화를 누구나 한 번쯤은 본 적이 있을 것이다.

줄기는 땅에서 모여 올라오고 높이 2m 내외로 자란다.

어긋난 잎은 긴 타원형이고 길이 3~7cm, 가장자리에 겹톱니가 있다. 잎의 표면에는 털이 없고 잎맥이 울퉁불퉁 나 있으며 뒷면 맥은 돌출되었고 털이 있다. 잎자루의 길이는 1cm 정도이고 턱잎이 있다.

꽃은 4~5월에 노란색으로 피고 꽃의 지름은 3~4cm 정도이다. 꽃받침잎은 5개, 꽃잎도 5개이고 수술은 많다.

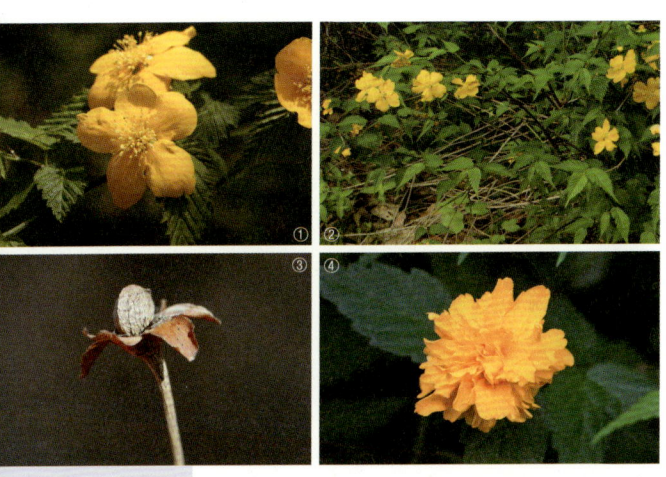

열매는 딱딱하고 둥근 모양이며 8~9월에 흑갈색으로 익는다. 열매는 식용이 가능하다고 알려져 있으나 식용하기에는 너무 딱딱해 보인다.

죽단화(Kerria japonica for. pleniflora)는 황매화와 잎과 수형이 거의 비슷한 나무로서 흔히 '겹황매화'라고도 부른다. 죽단화는 겹꽃이 피므로 꽃잎이 5장인 황매화와 쉽게 구별할 수 있다.

① 황매화 꽃
② 황매화 수형
③ 황매화 열매
④ 죽단화 꽃

## 꽃의 맛

황매화의 꽃은 야들야들하고 달달하다. 꽃잎의 육질이 두툼해서 먹을 만하다. 꽃이 질 때 채취하면 쓴 맛이 날 수도 있다. 죽단화는 꽃잎이 작고 육질이 거의 없어 식감이 나쁘다. 또한 쓴 맛이 많고 약간의 신맛이 난다. 차로 마실 때는 죽단화로 만든 차를 더 높이 쳐 준다.

### | 먹는 방법 |
4~5월에 황매화 꽃을 채취한 뒤 샐러드로 먹는다. 달달한 식감의 꽃잎은 매운 음식과 특히 잘 어울린다. 또한 수프나 죽에 넣어 먹을 수도 있고, 잘 건조시킨 꽃은 황매화 차로 마신다. 죽단화도 같은 방법으로 차를 만든다. 어린 잎은 나물로 먹는다.

### | 약성 |
꽃봉오리와 잎을 달여서 약용한다. 기침, 여성병, 거담, 사지마비, 소화불량, 관절통 등에 효능이 있다.

### | 번식 |
종자, 꺾꽂이, 분주

### | 키우기 |
1 묘목상가 또는 꽃집에서 상태가 좋은 묘목을 구입한다.
2 양지, 반그늘을 권장하지만 응달에서도 성장이 비교적 양호하기 때문에 큰 나무 아래의 그늘에서 흔히 키운다.
3 점질 토양에서 잘 자라지만 약간 축축한 황폐지에서도 성장이 양호하다.
4 수분은 보통으로 관수한다.
5 겨울에 노지에서 월동한다.

### | 부작용 |
황매화의 나뭇잎에는 비타민 C가 다량 함유되어 있지만 시안화수소(Hydrogen Cyanide)라는 독성 성분이 0.002% 함유되어 있다. 그러므로 꽃을 섭취할 때는 소량섭취를 원칙으로 한다.

## 설사, 홍역, 강장에 효능이 있는
# 미국산딸나무 & 산딸나무 꽃

층층나무과 낙엽활엽교목  *Cornus florida*  7~12m

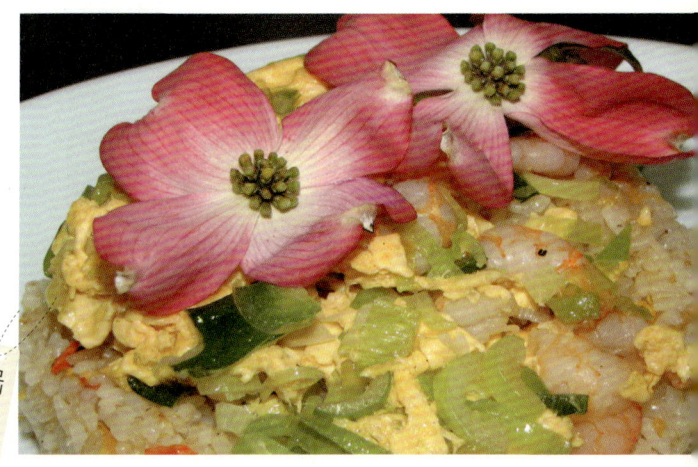

미국산딸나무꽃 초밥

미국산딸나무는 미국 동부와 멕시코가 원산지이며 국내에는 관상용으로 들어왔다. 꽃잎이 흰색인 품종과 붉은색인 품종이 있다. 붉은색 꽃이 피는 품종은 '붉은미국산딸나무' 라고 부른다.

국내에서 심어 기르는 미국산딸나무는 토종 산딸나무에 비해 2개월 정도 빠른 4~5월에 꽃이 핀다. 식물원에서 볼 수 있는 '꽃산딸나무' 도 미국에서 들어온 품종 중 하나로 4~5월에 꽃이 핀다.

봄나무 꽃 먹기

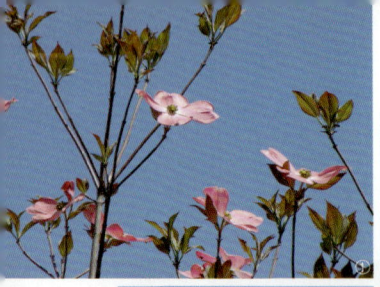
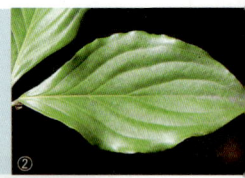

① 미국산딸나무
② 산딸나무 잎
③ 산딸나무 열매
④ 토종 산딸나무 꽃

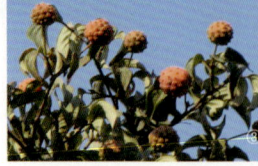
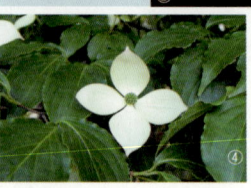

 우리나라 중부이남 지방에서 자생하는 토종 산딸나무는 흰색의 꽃이 핀다. 미국산딸나무처럼 도시공원이나 빌딩 조경으로 흔히 심는다. 꽃은 미국산딸나무에 비해 2개월 늦은 6~7월에 핀다.

 산딸나무의 잎은 마주나고 난형이거나 원형이다. 잎의 길이는 5~12cm 정도이고 전체적으로 층층나무 잎과 닮아 있다. 잎의 측맥이 4~5쌍이므로 층층나무와 구별할 수 있다.

 꽃은 십자가 모양이고 흰색 총포편이 꽃잎처럼 보인다. 꽃은 총포편 중앙에서 둥글게 원형으로 피는데 자잘한 꽃이 20~30개 정도 모여 있다. 자잘한 꽃들을 돋보기로 확대하면 4개의 꽃잎와 4개의 수술이 보인다.

 열매는 10월에 빨간색으로 익는다. 열매의 지름은 1.5~2.5cm이고 그 안에 씨앗이 들어 있다. 씨앗 주위로 둥글게 있는 열매의 육질은 황색이고 사람이 먹을 수 있다. 열매가 맛있기 때문에 산골 아이들이 즐겨 따 먹는다.

## 꽃의 맛

미국산딸나무는 약간 쓴 맛과 아주 미세한 단맛이 있지만 꽃잎을 씹으면 수입산의 질긴 쇠고기를 씹는 듯한 매우 좋지 않은 식미가 있다. 꽃은 요리 장식용으로 사용하고 가급적 식용하지 않는다. 우리나라의 토종 산딸나무 꽃도 미국산딸나무 꽃과 거의 비슷한 맛을 보여준다.

### | 먹는 방법 |

미국산딸나무는 4~5월에 꽃이 핀다. 우리나라의 토종 산딸나무는 6~7월에 꽃이 핀다. 꽃은 요리 장식용으로 사용하고 날것으로의 식용을 피한다. 그늘에서 잘 말린 토종 산딸나무 꽃은 차로 마신다.
토종 산딸나무 열매는 날것으로 식용하거나 술을 담가먹기도 한다. 미국산딸나무 열매는 젤리를 만들거나 즙을 내어 음료수나 술에 타서 마신다.

### | 약성 |

아메리카인디언들이 미국산딸나무의 꽃, 뿌리, 수피를 약용하였다. 설사, 외부궤양, 홍역, 말라리아, 강장에 효능이 있다.

### | 번식 |

종자, 꺾꽂이

### | 키우기 |

1 묘목상가에서 붉은미국산딸나무 또는 산딸나무 묘목을 구입한다.
2 양지 또는 반그늘에서 자란다.
3 비옥한 토양을 좋아한다.
4 수분은 보통으로 관수한다.
5 겨울에 노지에서 월동한다.

### | 부작용 |

최근 미국산딸나무의 열매에서 독성이 있을 수 있다는 보고가 있었으므로 산딸나무 열매를 섭취할 때는 가급적 소량 섭취한다.

진해, 해독에 효능이 있는

# 자작나무 꽃

자작나무과 낙엽활엽교목  *Betula platyphylla*  25m

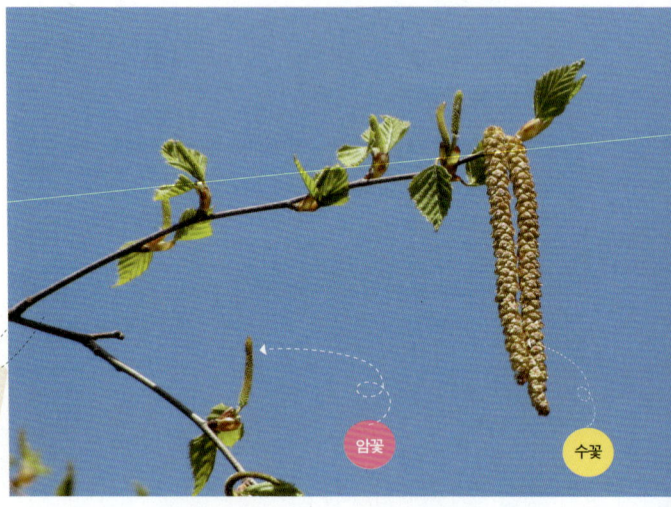

자작나무의 암꽃과 수꽃

암꽃

수꽃

**자작나무과 나무**로는 자작나무, 거제수나무, 오리나무, 물오리나무, 박달나무, 물박달나무, 서어나무, 개암나무, 물개암나무, 새우나무, 사스래나무, 소사나무 등이 있다.

이들 나무들은 대부분 2~5월 사이에 개화하는데 그 중 오리나무 꽃이 가장 이른 2~3월에, 제주도와 완도에서 자생하는 새우나

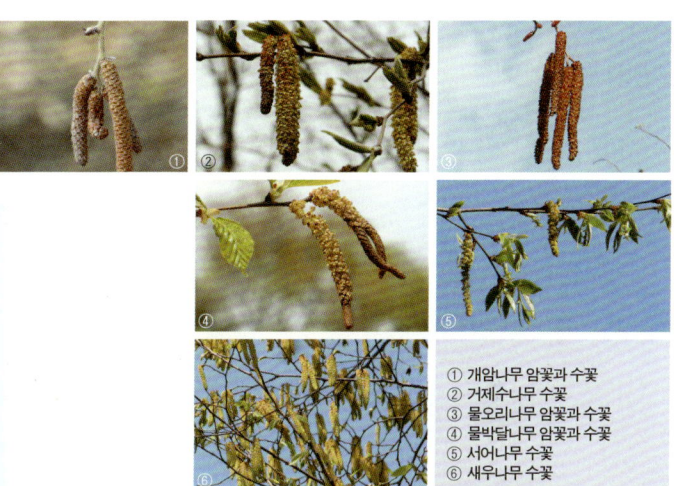

① 개암나무 암꽃과 수꽃
② 거제수나무 수꽃
③ 물오리나무 암꽃과 수꽃
④ 물박달나무 암꽃과 수꽃
⑤ 서어나무 수꽃
⑥ 새우나무 수꽃

무 꽃은 가장 늦은 5월에 핀다. 꽃은 꼬리 모양이고 암수가 따로 핀다. 꼬리 모양의 수꽃화서와 암꽃화서는 육안으로도 쉽게 구별이 된다. 일반적으로 수꽃화서는 길고, 암꽃화서는 짧다.

<u>수꽃화서</u>는 깨알 같은 꽃들이 원기둥에 밀집하여 꼬리 모양으로 달린다. 수꽃화서는 단백질 함량이 매우 높지만 쓴 맛, 텁텁한 맛, 신맛, 떫은 맛 등 정체불명의 잡맛이 섞여 있으므로 다양한 방법으로 가공 섭취한다.

예를 들어 오리나무에 속하는 몇몇 나무 꽃은 잘 건조시킨 뒤 분말을 만들어 밀가루와 혼합해 빵을 만들어 먹거나 수프에 뿌려 먹을 수 있다고 서구권에 알려져 있다. 소량섭취시 안전하며, 대량 섭취하면 복통이 유발될 수도 있다.

# 도토리 열매가 열리는
# 참나무과의 꽃들

참나무과 낙엽활엽교목  *Quercus acutissima*  20~30m

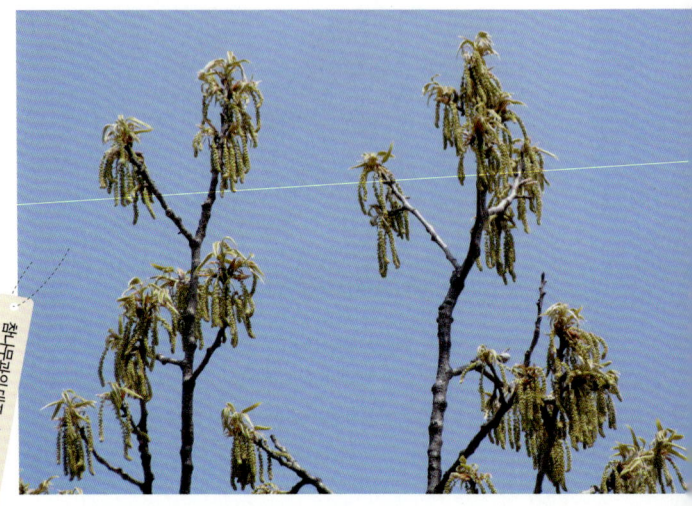

참나무과 나무로는 상수리나무, 신갈나무, 갈참나무, 굴참나무, 떡갈나무, 졸참나무, 속소리나무 등이 있다. 우리나라 전국에서 흔히 자라며 몇몇 나무는 동네 뒷산에서도 흔하게 볼 수 있다. 남부지방에서 자라는 가시나무, 종가시나무, 붉가시나무, 졸가시나무, 참가시나무, 개가시나무 등도 참나무과의 나무들이다.

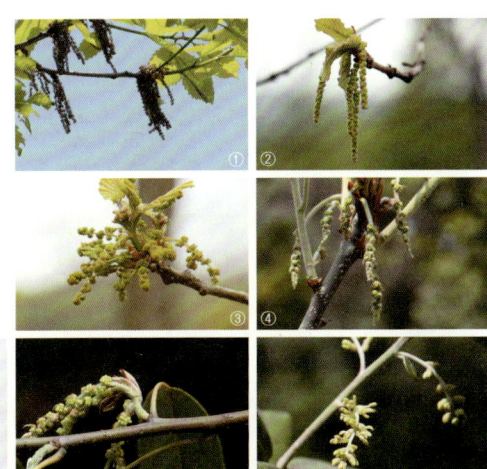

① 갈참나무 꽃
② 떡갈나무 꽃
③ 신갈나무 꽃
④ 붉가시나무 꽃
⑤ 종가시나무 꽃
⑥ 졸가시나무 꽃

참나무과의 나무 꽃은 원기둥 모양의 꼬리 모양 꽃이 달린다. 꽃의 식미는 아삭하지만 대개 시큼하거나 쓰고 떫떠름한 잡맛이 혼합되어 날것으로 먹기에는 어려운 점이 많다.

떫떠름한 맛은 아무래도 참나무과 식물에 탄닌 성분이 많이 함유되어 있기 때문일 것이다.

참나무과의 열매들은 대개 도토리 모양이다. 도토리는 날것으로 식용하면 탄닌 성분 때문에 떫떠름한 맛이 강하므로 조리해서 식용한다. 참나무 목재는 오크통 같은 와인 저장통을 만든다. 몇몇 참나무류는 어린 잎을 조리해서 먹을 수 있다. 참나무 꽃의 식용 여부는 세계적으로 명확하게 알려진 내용이 없으므로 가급적 식용을 피한다.

## 학질, 감기, 종기에 효능이 있는
# 괴불나무 & 청괴불나무 꽃

인동과 낙엽활엽관목  *Lonicera maackii*  2~5m

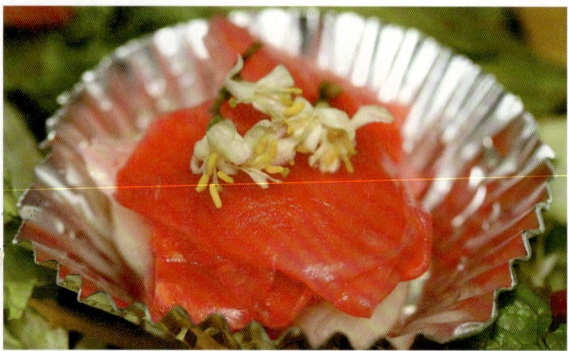

청괴불나무 꽃 요리

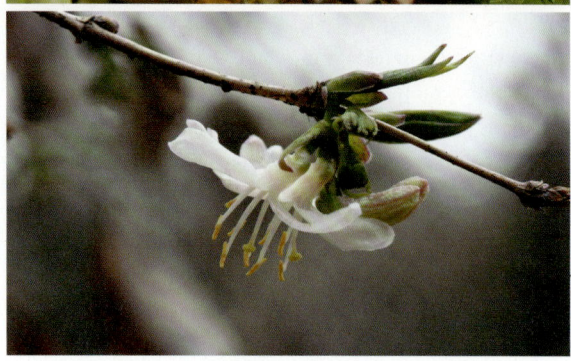

청괴불나무 꽃

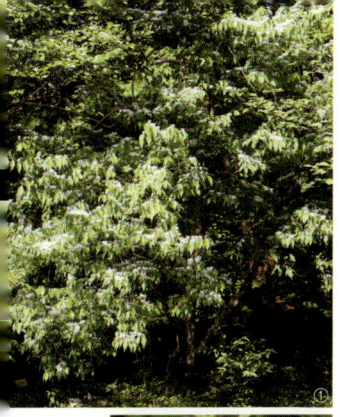

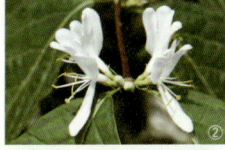

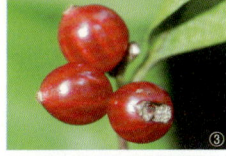

① 괴불나무 수형
② 괴불나무 꽃
③ 괴불나무 열매

우리나라와 일본, 중국에서 자생한다. 열매의 모양이 개의 불알을 닮았다 하여 괴불나무라는 이름이 붙었다. 산의 계곡가나 응달에서 자생한다.

줄기 속은 비어 있고 높이 2~5m 정도로 자란다. 잔가지에는 잔털이 있고 잎은 마주난다. 잎의 모양은 타원형이거나 바소꼴이고 길이 5~10cm, 나비 4cm이다. 잎 뒷면 맥 위에 털이 있고 잎자루에도 선모가 있다.

꽃은 5~6월에 잎겨드랑이에서 흰색으로 피고 입술 모양이다. 꽃의 지름은 2cm 정도이고 연한 향기가 있다. 열매는 둥근 모양이며 2개씩 붙어 있고 9~10월에 붉은색으로 익는다. 열매를 사람이 식용할 수 있다.

청괴불나무(Lonicera subsessilis)는 우리나라 특산나무로 충청북도와 이북지방에서 자란다. 높이 2m 정도로 자라고 깊은 산에서 자생한다. 꽃은 6월에 피고 흰색이거나 연한 노란색이다. 마주난 잎은 달걀 모양이고 털이 없다. 열매는 둥글고 8~9월에 붉은색으로 익는다.

## 꽃의 맛

괴불나무 꽃은 약간 달달하고 특유의 향기가 있다.
청괴불 꽃은 아삭하지만 약간 비린 맛이 난다.

### 먹는 방법

괴불나무 꽃과 청괴불나무 꽃은 잘 말린 뒤 차로 음용한다. 둘 다 꽃의 생김새가 아름다우므로 요리 장식용으로도 사용할 수 있다. 괴불나무 꽃의 경우 중국에서 차 대용으로 음용한 기록이 있다.

### 약성

괴불나무 뿌리를 학질 약으로 사용한다. 민간에서 잎을 이뇨, 감기, 종기 약으로 사용한다.

### 번식

종자, 꺾꽂이

### 키우기

1 묘목 전문 상가에서 괴불나무 또는 청괴불나무 묘목을 구한다.
2 전형적인 음지성 식물이다.
3 비옥한 사질 토양에서 잘 자란다.
4 수분은 보통으로 공급한다.
5 겨울에 노지에서 월동한다.

## 항균, 항염증에 효능이 있는
# 개나리 & 영춘화 꽃

물푸레나무과 낙엽활엽관목  *Forsythia koreana*  3m

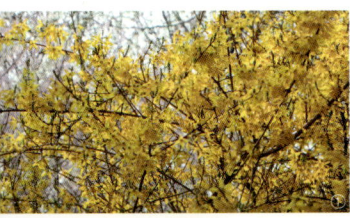
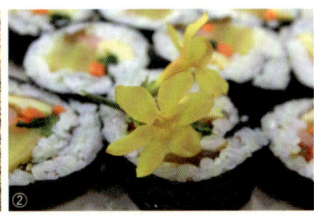
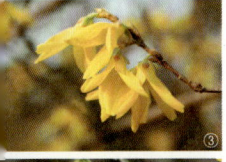
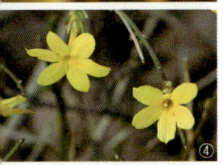

① 개나리
② 김밥 장식용으로 사용한 영춘화
③ 개나리 꽃
④ 영춘화

우리나라 특산식물인 개나리는 이른 4월에 잎보다 먼저 꽃이 핀다. 꽃은 잎 겨드랑이에서 1~3개씩 달리고, 길이 5~6mm, 꽃잎은 4개로 깊게 갈라져 꽃잎처럼 보인다.

꽃의 맛은 매우 쓰기 때문에 날것으로는 거의 먹지 못하고 대신 차로 마시는 경우가 많다. 차로 마실 경우 세척한 꽃을 물기를 깨끗이 제거하고 유리병에 보관했다가 끓는 물에 우려내는데 항균, 항염증에 효능이 있다.

개나리보다 이른 봄에 꽃이 피는 영춘화는 속명 Jasminum nudiflorum을 보면 알 수 있듯 자스민 종류의 하나이다. 꽃의 맛이 매우 쓰기 때문에 차로 음용하기보다는 요리 장식용으로 어울린다.

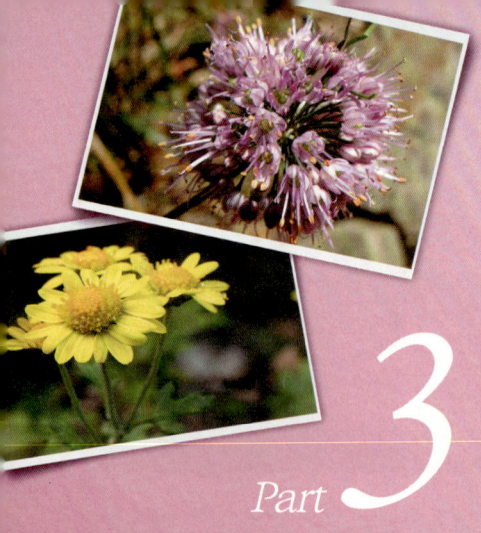

Part 3

6~11월
여름
가을 꽃
먹기

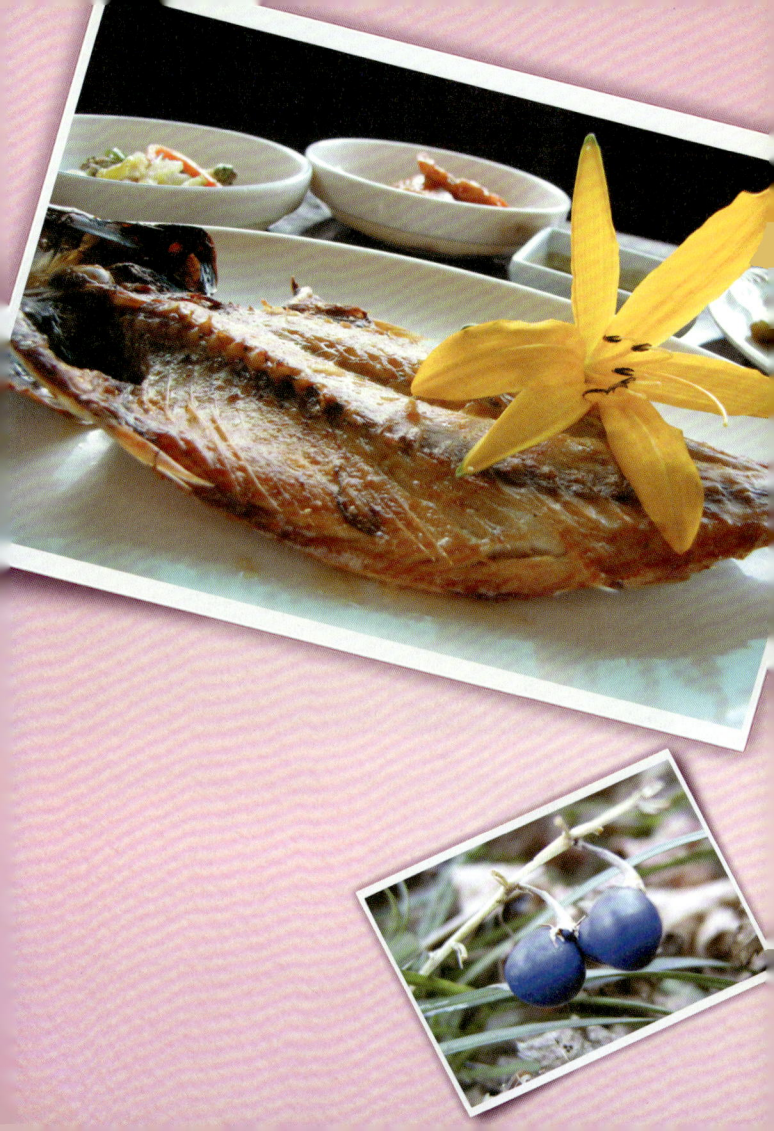

## 타박상과 백일해에 효능이 있는
# 미나리냉이 꽃
*십자화과 여러해살이풀*  *Cardamine leucantha*  50~80cm

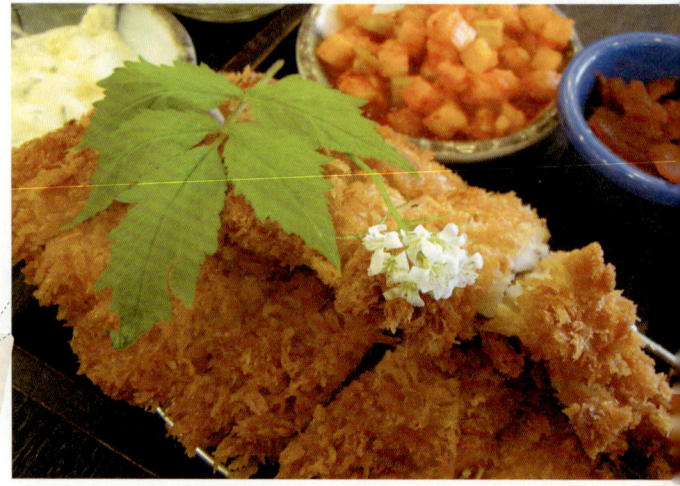

미나리냉이는 우리나라와 중국, 일본, 시베리아, 러시아 등지에서 자생한다. 주로 습한 계곡가와 축축한 풀밭에서 볼 수 있다.
잎은 어긋나고 깃꼴겹잎이며 길이 15cm 정도이고 잎자루가 길다. 작은 잎은 5~7개이며 길이 4~8cm 정도이고 가장자리에 불규칙한 톱니가 있다.

꽃은 5~6월에 피고 지름 5~8mm 정도이며 원줄기 끝과 가지 끝에 총상화서로 달린다.

꽃받침잎은 길이 3mm 정도이고 식용할 경우 꽃받침도 함께 먹을 수 있다. 수술은 6개이며 2개는 짧고, 암술은 1개이다.

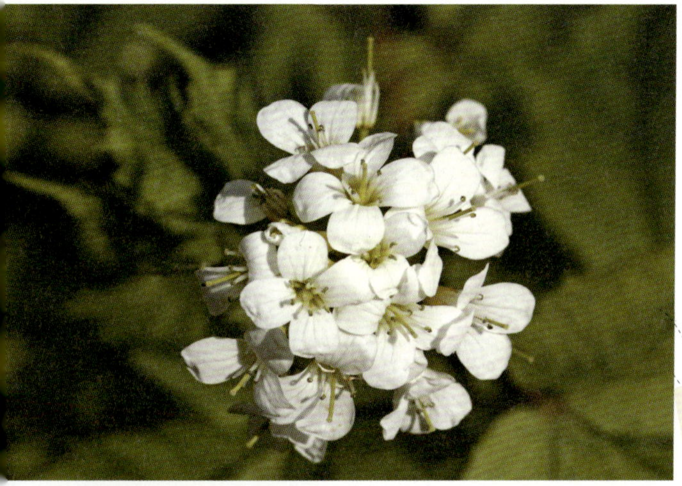

열매는 길이 2~3cm 정도의 길쭉한 모양이고 7~8월에 성숙한다.

미나리냉이 꽃

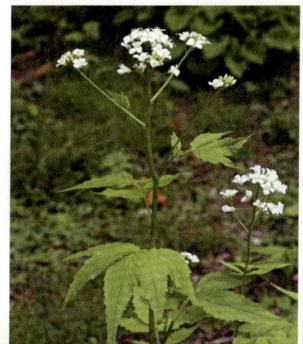

미나리냉이 전초

## 꽃의 맛
약간 톡 쏘는 겨자 맛이 난다.

### | 먹는 방법 |
5~6월에 채취한 꽃을 세척한 뒤 날것으로 식용하거나 샐러드로 먹는다. 꽃의 맛은 싱싱하고 아삭하며 약간 톡 쏘는 겨자 식감이 있다. 튀김 요리와 잘 어울리므로 데코레이션으로 사용할 수 있다.
잎은 햇볕에 건조시킨 뒤 차로 마신다.
어린 모종의 잎은 조리해 먹는다. 5월부터는 날벌레가 점점 활동을 시작하는 시기이므로 5월 이후에 꽃을 식용할 경우 깨끗하게 세척한다.

### | 약성 |
알려진 약성 정보가 없다. 민간에서는 뿌리를 타박상과 백일해에 사용한다.

### | 번식 |
종자

### | 키우기 |
1 산과 들에서 흔히 볼 수 있다.
2 양지, 반그늘, 음지를 가리지 않고 잘 자란다.
3 다소 축축한 모래질의 산성 토양에서 잘 자란다.
4 수분은 보통보다 조금 촉촉하게 공급한다.
5 겨울에 월동이 가능하다.

## 소화 및 혈액순환에 도움을 주는
# 두메부추 꽃

백합과 여러해살이풀 *Allium senescens* 20~30cm

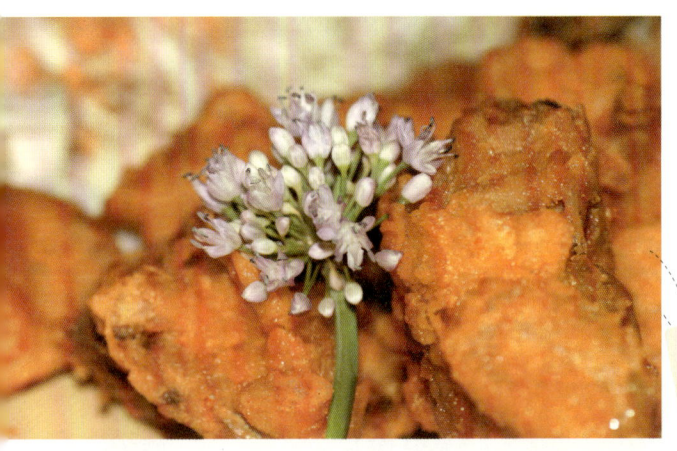

두메부추 꽃과 치킨 요리

두메부추는 알싸한 양파와 부추 향미가 난다. 각종 튀김 요리와 함께 먹을 수 있는 양파 대용의 식품으로 안성맞춤이다.

두메부추는 높이 30cm 정도로 자라며 다른 부추와 달리 잎이 두텁고 육질이 있다. 뿌리에서 선 모양의 잎이 많이 올라오고 잎의 길이는 20~30cm 정도이며 폭은 2~9cm 정도이다.

꽃대는 30cm 정도로 자라고 8~9월에 꽃대 끝에 산형화서로 자잘한 꽃이 모여달린다.

산형화서의 지름은 3cm 정도이고 각각의 꽃 길이는 1cm 정도이다.

꽃잎처럼 보이는 화피열편은 6개이고 난상 피침형이다. 화피열편의 길이는 5mm 정도이고 폭은 3mm 정도이다. 보통 적자색 꽃이 피지만 흰색에 가까운 경우도 있다.

우리나라에서는 강원도와 경상도 등, 주로 동쪽 지역에서 자생한다.

비슷한 식물로는 식용식물로 유명한 부추(Allium tuberosum)와 산부추(Allium thunbergii), 참산부추(Allium sacculiferum), 산달래(Allium macrostemon), 세모부추(Allium deltoidefistulosum), 울릉산마늘(Allium ochotense), 한라부추(Allium taquetii) 등이 있다. 이들 식물들의 꽃은 공통적으로 양파 향미 또는 부추 향미가 나고 꽃의 식용이 가능하다.

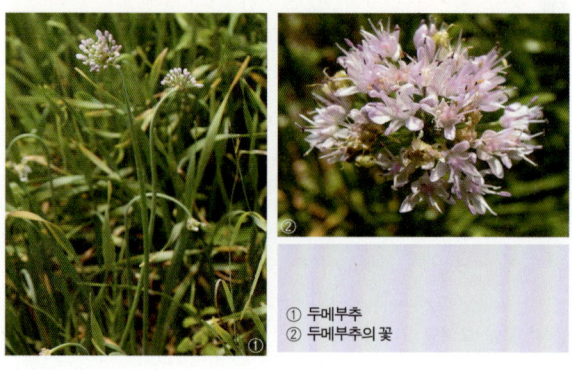

① 두메부추
② 두메부추의 꽃

## 꽃의 맛

마늘 대용으로 먹는 정평 있는 먹는 꽃이다.

### |먹는 방법|

8~9월에 꽃을 채취한다. 여름 꽃이므로 꽃봉오리 안에 날벌레가 있는지 확인하고 깨끗하게 세척한 후 식용한다. 싱싱한 꽃을 튀김 요리와 함께 먹는다. 샐러드로 먹을 경우 자잘한 꽃을 잘게 썰어 양파 향미를 돋우는 용도로 사용한다. 고추장에 찍어 먹는다. 각종 국물 요리에 맛내기로 사용한다. 어느 방식으로 먹건 간에 매력적인 맛이다.
과다섭취할 때 문제점이 발생했다는 보고는 없지만 소량 섭취를 원칙으로 한다.

### |약성|

알려진 약성 정보는 없지만 식물체에 마늘이나 양파에서 볼 수 있는 유황 화합물이 존재하므로 혈중 콜레스테롤을 줄이는 약효가 있다. 소화 및 혈액순환에도 도움을 준다.

### |번식|

10월에 종자를 채집한 뒤 곧바로 파종한다. 분구로도 번식시킬 수 있다.

### |키우기|

1 희귀 및 멸종위기 약관심종 식물이므로 모종을 구입해 키운다. 인터넷에서 모종을 판매하는 사이트가 있다.
2 양지에서 잘 자란다.
3 토양을 가리지 않으며 척박한 토양에서도 잘 자란다.
4 수분은 보통보다 다소 건조하게 관리한다.
5 겨울에 노지에서 월동한다.

위를 보호하고 해독 작용을 하는
# 부추, 참산부추, 한라부추
백합과 여러해살이풀 *Allium tuberosum* 30~40cm

두메부추를 구하기 힘들 때는 대신 '부추'를 키우는 것도 좋은 방법이다. 꽃의 맛은 두메부추와 마찬가지로 양파 향미가 난다. 오히려 식감면에서는 부추 꽃이 더 아삭하고 맛있다. 꽃은 7~8월에 채집하고, 번식은 종자로 할 수 있다. 여름 꽃이므로 꽃을 깨끗이 세척한 뒤 양파나 마늘 대용으로 섭취한다.

'참산부추'는 전국의 산에서 자란다. 꽃의 향미가 두메부추와 비슷하지만 잎이 2~3개씩 달리므로 잎보다는 꽃을 섭취한다.

꽃은 7~9월에 채취할 수 있다. 높이 60cm 내외로 자라므로 부추류 중에서 가장 키가 크다.

참산부추와 비슷한 '한라부추'는 한라산, 지리산, 가야산 등의 고산지대에서 자라는 키 작은 식물이다. 높이 30cm 내외로 자란다. 우리나라 특산식물이므로 자생지에서의 무단 채취는 피하자.

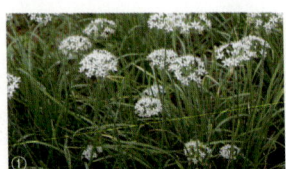
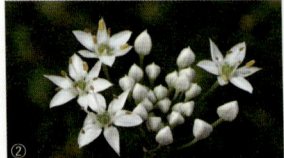
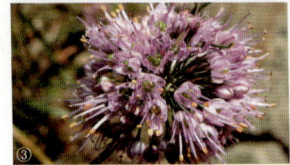
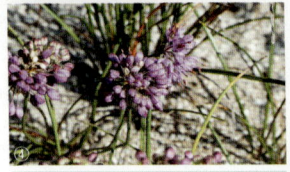

① 부추
② 부추의 꽃
③ 참산부추
④ 한라부추

### 혈액 정화에 특히 효능이 있는
# 원추리 꽃
백합과 여러해살이풀  Hemerocallis fulva  70~100cm

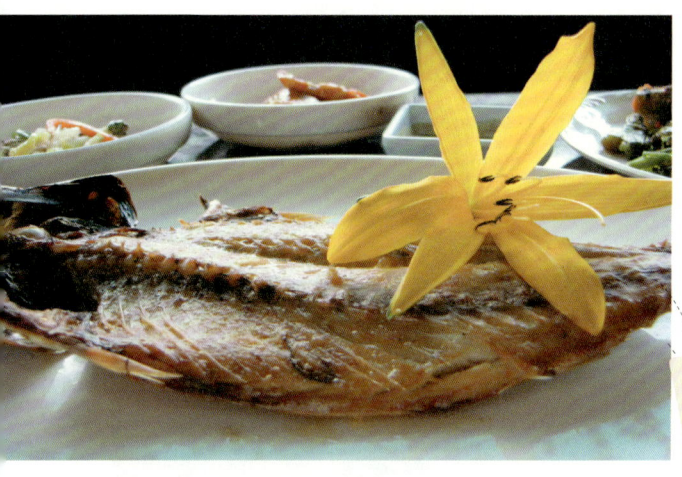

원추리 고등어구이

잎을 다량 섭취하면 환각증세를 유발한다고 알려진 식물이다. 꽃에서도 그러한 성분이 있을 것으로 추정되므로 소량 섭취를 원칙으로 한다. 동서양을 막론하고 먹는 꽃으로 정평난 꽃이다. 아름다운 꽃은 요리의 장식 꽃으로 활용하기에도 손색이 없다.

여름 꽃이므로 꽃봉오리 안에 개미나 거미 같은 날벌레가 있을 수 있다. 식용하기 전 꽃을 깨끗이 세척하고 식용한다.

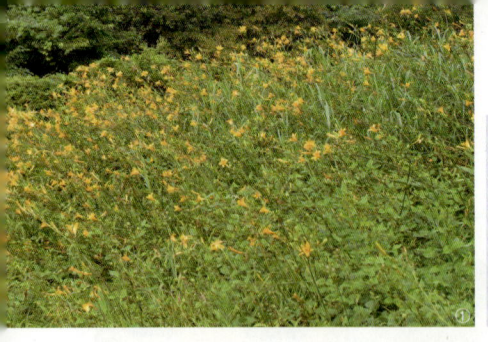

① 원추리 군락
② 큰원추리

긴 꽃대가 1m 내외로 자라고 별도의 줄기는 없다. 잎은 긴 줄 모양이고 길이 60~80cm 정도이다. 일반적으로 꽃대보다 잎이 짧으면 '원추리', 꽃대만큼 잎이 길면 '큰원추리' 라고 부른다.

6~8월에 긴 꽃대에 6~8개의 꽃이 총상화서로 달린다. 수술은 6개이다. 꽃의 길이는 10~15cm 정도이고 지름도 10~15cm 정도이다. 각각의 꽃잎 길이는 2~8cm 정도이다.

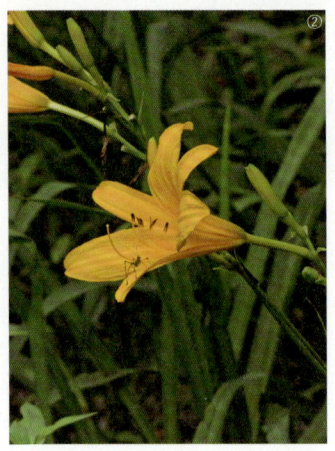

꽃은 아침에 피었다가 저녁에 쓰러지고 다음 날 아침에 다시 새 꽃이 핀다. 정원용 꽃으로 인기가 많기 때문에 꽃의 색상이 붉은색이거나 겹꽃인 원예종 원추리가 시중에 많이 보급되어 있다.

## 꽃의 맛

두텁고 바삭한 식감, 약간의 달달한 즙이 흐르고 비린 맛이 난다.

### | 먹는 방법 |

6~7월에 꽃을 채취한다. 잎에 환각성분이 있으나 데치면 많이 사라진다. 꽃에는 잎에 비해 환각성분이 거의 없는 것으로 알려져 있다. 싱싱한 꽃을 먹거나 수프에 넣어 먹고, 양념으로 조리해 먹는다. 싱싱한 꽃을 잘게 썰어 샐러드로 먹는다.

통꽃은 요리 데코레이션으로 사용한다. 말린 꽃은 술을 담그거나 분말을 내어 조미료 대용으로 사용한다. 말린 꽃은 탄수화물 60%, 단백질 9%, 지방 25%의 성분이 있다. 원추리 술은 자양강장, 피로회복에 효능이 있다.

### | 약성 |

6~9g 단위로 전초나 뿌리를 달여 먹는다. 전초는 혈액 정화, 몸 속 독성을 없애고, 진통, 암, 이뇨, 해열에 효능이 있다. 꽃 추출물은 혈액 정화에 특히 효능이 있다. 뿌리는 비소중독, 요로결석에 효능이 있다. 민간에서는 뿌리를 암 치료에 사용하기도 한다.

### | 번식 |

열매가 말라서 벌어지기 전 미숙성 종자를 8~9월에 채취하여 바로 파종하거나 이듬해 3~4월에 파종한다. 포기나누기 번식은 9~10월에 한다.

### | 키우기 |

1 화원에서 시각적으로 건강한 모종을 구입한다.
2 양지에서 잘 자란다.
3 토양은 가리지 않지만 부식질의 기름진 토양에서 더 잘 자란다.
4 수분은 보통으로 공급한다.
5 겨울에 노지에서 월동한다.

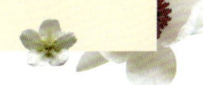

## 진해, 저혈당에 효능이 있는
# 둥굴레 꽃
백합과 여러해살이풀  *Polygonatum odoratum*  30~60cm

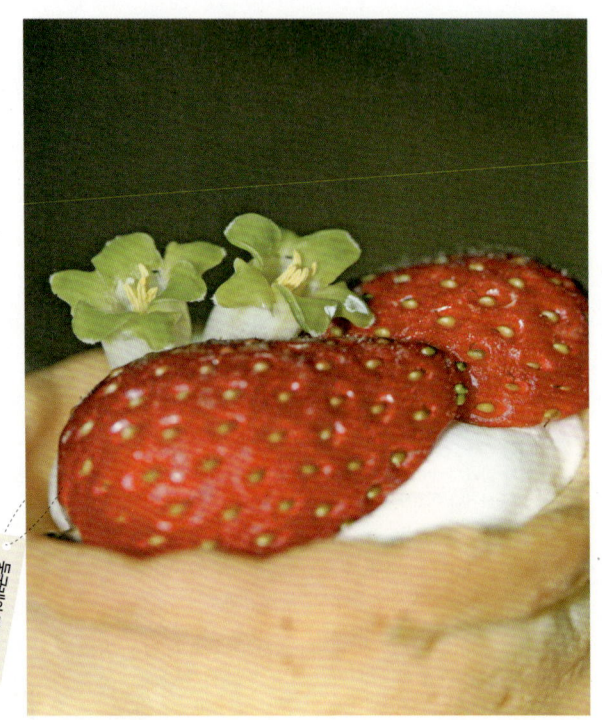

음식상을 화려하게

꽃에서 아스파라거스 향미가 나는 둥굴레는 전국의 산에서 자란다. 계곡가의 비탈진 풀밭이나 밝은 음지에서 흔히 볼 수 있다.

줄기에는 6개의 능각이 있고 높이 30~60cm 정도로 자란다. 어긋난 잎은 넓은 대나무 잎처럼 생겼고 길이 10cm 정도이며 잎자루가 없다.

꽃은 6~7월에 잎겨드랑이에서 1~2개씩 달린다. 꽃의 길이는 1.5~2cm 정도이고 수술은 6개이다.

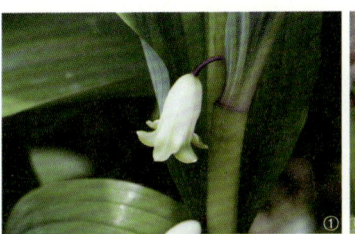
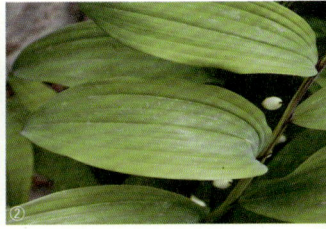

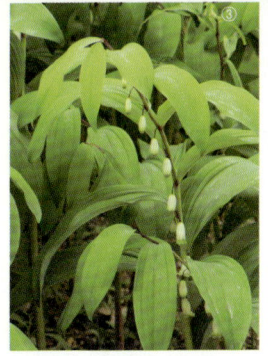

잎의 생김새가 비슷한 식물로는 애기나리 등이 있지만 꽃을 보면 쉽게 구별할 수 있다. 정원용 식물로 인기가 많기 때문에 가정집에서는 정원이나 거실에서 흔히 키운다. 화원에서 모종을 판매한다.

① 둥굴레 꽃
② 둥굴레 잎
③ 둥굴레 전초

### 꽃의 맛

싱싱하고 다소 단맛이 나고 조금 비릿하다.

| 먹는 방법 |

6~7월에 꽃을 채취한다. 꽃은 다소 비릿하지만 싱싱하고 아삭한 식감이 있다. 아스파라거스 줄기를 생으로 씹는 맛과 비슷한 맛이다. 전초에 소량의 독성(Convallamarin, 사포닌 등)이 함유되어 있으므로 꽃 또한 날것으로 먹기보다는 1~3개를 데코레이션 용도로 사용한다.
꽃을 아스파라거스 줄기처럼 식용유에 볶거나 익혀 먹는 것도 생각해 볼 만하지만 어디에서도 이러한 방식의 식용 방식은 시도된 기록이 없다. 건조시킨 뿌리는 둥굴레차의 재료가 된다.

| 약성 |

뿌리를 6~9g 달여서 복용한다. 마른기침, 진해, 강심, 저혈당, 이뇨, 진정의 효능이 있다. 뿌리를 졸인 액과 잎은 타박상, 외상, 주근깨에 도포한다.
체질에 따라 다르게 반응할 수도 있으므로 내복약으로 복용할 경우에는 반드시 전문가의 도움을 받는다.

| 번식 |

9~10월에 종자를 채취하여 바로 파종한다.

| 키우기 |

1 전국의 산에서 흔히 자란다.
2 양지 또는 반그늘을 좋아한다.
3 촉촉한 부식질의 비옥한 토양에서 잘 자란다.
4 수분은 보통으로 공급한다.
5 겨울에 노지에서 월동한다.

### 강장, 소종에 효능이 있는
# 풀솜대와 비비추

백합과 여러해살이풀 *Hosta longipes* 30~40cm

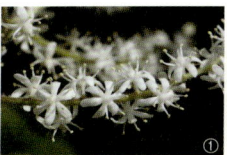 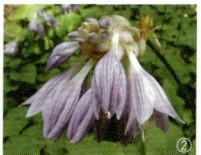 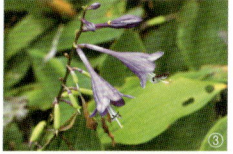

풀솜대는 도시 근교의 높은 산 음지에서 흔히 자란다. 꽃은 5~6월에 볼 수 있으므로 늦봄에서 초여름 사이에 볼 수 있다. 꽃의 식감은 둥굴레 꽃과 거의 비슷하지만 조금 더 맛있다. 비린 맛이 거의 없으므로 둥굴레 꽃보다 오히려 먹어 볼 만하다. 꽃의 맛은 싱싱하고 아삭하며 조금 고소한 향미도 있다. 날것으로 먹거나 샐러드, 비빔밥으로 먹는다.

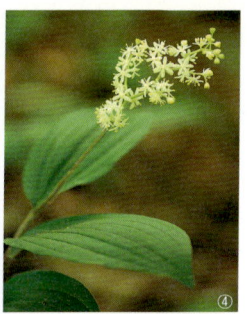

비비추는 도시공원의 화단이나 가정집 화단에서 흔히 키운다. 꽃은 8~9월에 핀다. 꽃잎에서 달달한 즙이 배어나오지만 비린 맛이 아주 강해 금방 부담이 된다. 꽃의 식감이 매우 두툼하므로 날것으로 먹기보다는 수프에 넣어 먹거나 조려해 먹는다. 꽃 안쪽에 개미 같은 해충이 보일 수 있으므로 반드시 세척한 뒤 식용한다.

'비비추'는 꽃이 일렬로 달리고, '일월비비추'는 꽃이 모여서 달리므로 쉽게 구별할 수 있다.

① 풀솜대 꽃
② 일월비비추
③ 비비추
④ 풀솜대

## 혈액 순환, 염좌에 효능이 있는
# 갈퀴나물 꽃

콩과 덩굴성여러해살이풀  Vicia amoena  80~180cm

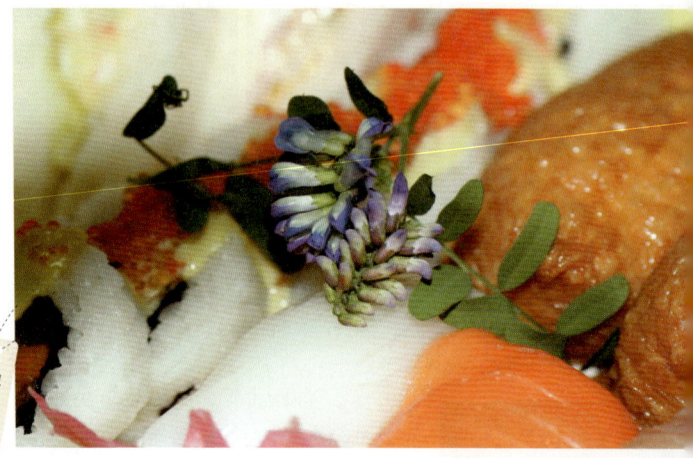

갈퀴나물

　산과 들판의 축축한 풀밭에서 흔하게 자란다. 어린 잎은 나물로 먹고 꽃은 소량에 한해 섭취할 수 있다.

　<u>줄기</u>는 180cm 내외로 자라고 덩굴처럼 누워 자라는 속성이 있다. 어긋난 잎은 10~16개의 작은 잎으로 구성된 짝수깃털 모양이고 짧은 잎자루가 있다. 잎줄기 끝에는 2~3개로 갈라진 덩굴손이 있다. 작은 잎의 길이는 1.5~3cm 정도이다.

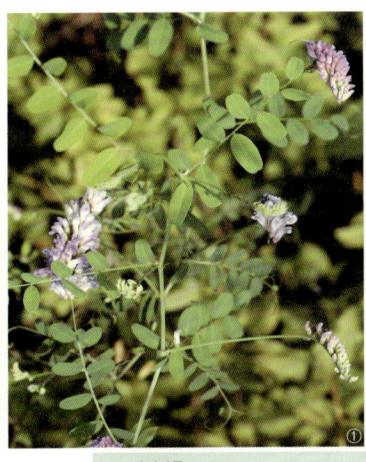
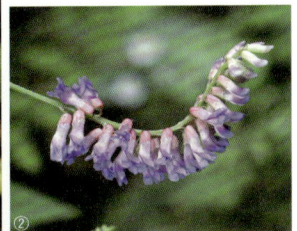
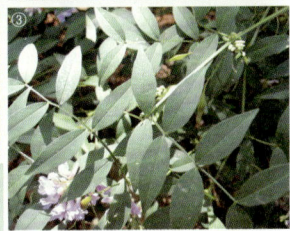

① 갈퀴나물
② 갈퀴나물 꽃
③ 연리갈퀴

6~9월에 피는 꽃은 잎겨드랑이에서 자잘한 꽃이 총상화서로 달린다. 화서의 길이는 4~8cm, 자잘한 꽃의 길이는 1.5cm 정도이고 나비 모양이다. 꽃받침은 끝부분이 5개로 불규칙하게 갈라진다.

열매는 8~9월에 익고 콩깍지 모양의 협과이며 길이 2~2.5cm 정도, 콩깍지 안에 2~4개의 검은색 씨앗이 들어 있다.

연리갈퀴(Vicia venosa)는 작은잎이 2~6쌍이 달리고 잎의 끝이 뾰족한 피침형이다. 높이 40cm 내외로 자라므로 갈퀴나물에 비해 왜소하다.

## 꽃의 맛

비린 맛이 덜하고 약간 달달하고 약간 쓰다.

### | 먹는 방법 |

6~9월에 꽃을 채취한다. 전통적으로 알려진 먹는 꽃이 아니지만 샐러드나 튀김으로 시도할 만하다.
꽃의 맛은 다른 콩과 식물에 비해 비린 맛이 덜하다. 여름 꽃은 대개 꽃봉오리 안에 해충이나 개미가 있을 수 있으므로 먹기 전에 깨끗이 세척한다. 소량섭취를 원칙으로 한다.

### | 약성 |

건조시킨 전초를 5~16g 단위로 달여 먹는다. 혈액순환을 원활히 하고 각종 통증, 관절통, 염좌, 음낭습진에 효능이 있다.

### | 번식 |

종자를 따뜻한 물에 24시간 담가두었다가 봄이나 가을에 파종한다.

### | 키우기 |

1 시골 야산에서 흔히 볼 수 있다. 9월에 종자를 채취한다.
2 양지보다는 반그늘에서 성장이 양호하다.
3 사질 토양에서 잘 자란다.
4 수분은 보통으로 공급하는데 약간 건조해도 무방하다.
5 겨울에 노지에서 월동한다.

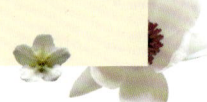

### 각종 염증, 혈우병 예방에 효능이 있는
# 땅콩 꽃
콩과 한해살이풀 Arachis hypogaea 50~60cm

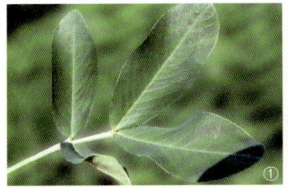
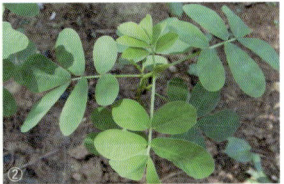

땅콩과 결명자는 거의 비슷한 식물이므로 잎의 모양을 보고 구별한다. 땅콩은 작은 잎이 2쌍씩 달리고, 결명자는 3쌍씩 달리므로 잎을 보면 구별할 수 있다.

북중미 원산의 열대식물인 땅콩은 국내의 충청이남 지방에서 재배한다.

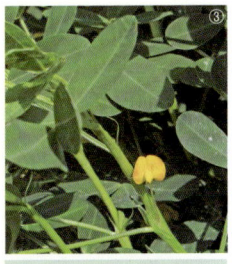

꽃은 7~9월에 잎 겨드랑이에서 1개씩 달리고 수술은 10개이나 2개는 퇴화되어 있다.

꽃은 줄기 아래쪽에서 위쪽으로 번갈아가며 피고 이 중 몇 개의 꽃만 열매를 맺는다. 꽃을 채집하면 땅콩 열매를 맺지 않으므로 필요한 경우에만 채집한다.

① 작은 잎이 2쌍인 땅콩 잎
② 작은 잎이 3쌍인 결명자 잎
③ 땅콩 꽃

## 꽃의 맛

약간 비린 맛이 나지만 은은하게 고소한 향미가 있다.

### | 먹는 방법 |
7~9월에 꽃을 채취한다. 흔히 씨앗을 땅콩이라고 하여 즐겨 먹지만 꽃과 어린 잎도 먹을 만하다. 나비 모양의 꽃은 색상이 아름다우므로 요리 데코레이션으로 아주 좋다. 소량 섭취를 원칙으로 한다. 꽃은 비린 맛이 나지만 은은하고 고소한 향미가 있다. 꽃은 날것으로 먹거나 샐러드, 샌드위치, 비빔밥으로 먹는다.
어린 잎은 조리해서 먹는다. 씨앗은 날것으로 먹거나 볶아서 먹고 땅콩오일이나 분말을 만들어 땅콩버터 등 다양한 제품을 만든다.

### | 약성 |
씨앗(땅콩)의 주성분은 단백질, 지방, 비타민 A이다. 각종 염증, 임질, 변통에 효능이 있고 혈우병 예방에 효과가 있다. 오랫동안 묵히거나 곰팡이가 있는 오염된 땅콩은 독성이 강하므로 식용을 피하거나 볶아서 먹는다.

### | 번식 |
9월 말에 종자를 수확한다. 12시간 동안 따뜻한 물에 담가두었다가 5월경에 파종한다. 기본적으로 비닐피복 재배를 해야 한다.

### | 키우기 |
1 충청이남 지방의 밭에서 흔히 재배한다.
2 전형적인 양지식물이다.
3 다소 부식질의 사질 토양을 좋아하고 산성 토양에서 아주 잘 자란다.
4 수분은 보통으로 관리한다.
5 겨울에 월동할 수 없다.

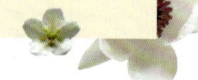

작고 귀여운 꽃
# 가는장구채 꽃
석죽과 한해살이풀 *Silene seoulensis* 50cm

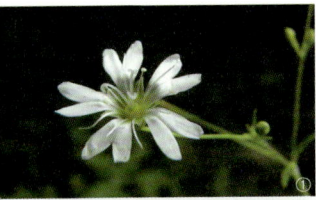

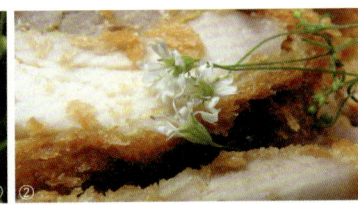

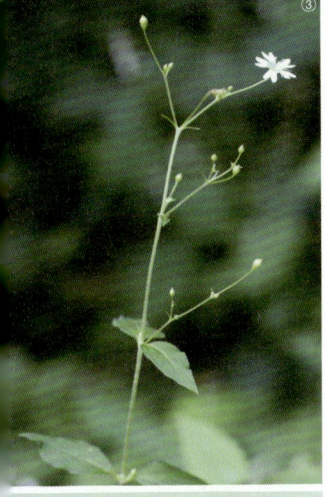

우리나라와 백두산 북부 중국 일대에서 자생한다. 우리나라에서는 특산 식물로 취급하므로 식용 목적이라면 키워서 먹는다.

우리나라 전국에서 자라지만 주로 남부지방에서 많이 볼 수 있다.

줄기는 높이 50cm 내외이고 줄기가 약해 누워자라는 경향이 있다. 잎은 마주나고 짧은 잎자루가 있다.

꽃은 7~8월에 취산화서로 달린다. 꽃의 지름은 1.2cm 정도이고 꽃잎은 5개, 수술은 10개, 암술대는 3개이다. 열매는 난상 구형이고 9~10월에 익는다.

① 꽃
② 가는장구채 돈가스
③ 전초

## 꽃의 맛

꽃은 싱싱한 식미가 있지만 꽃받침은 매우 쓰다.

### 먹는 방법
약용 및 독성 여부가 밝혀지지 않은 식물이다. 비슷한 식물인 장구채에서 독성이 아직 발견되지 않았으므로 그에 준하게 취급한다. 꽃은 싱싱한 식미가 있지만 거의 아무런 맛이 나지 않는다. 꽃받침과 함께 씹으면 매우 쓴 맛이 난다. 식용보다는 요리 장식용으로 사용한다.

### 약성
알려진 약성 정보가 없다.

### 번식
줄기의 마디 부분을 잘라 심는다.

### 키우기
1 숲 속 응달에서 7~8월에 꽃이 핀 것을 볼 수 있다.
2 전형적인 음지성 식물이다.
3 촉촉한 부식질 토양에서 잘 자란다.
4 수분은 보통으로 관수한다.
5 겨울에 노지에서 월동한다.

## 백일해, 관절염에 효능이 있는
# 달맞이꽃
바늘꽃과 두해살이풀  *Oenothera biennis*  50~200cm

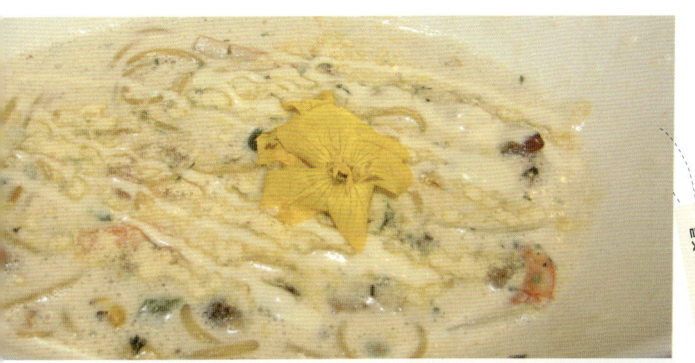

달맞이꽃 스파게티

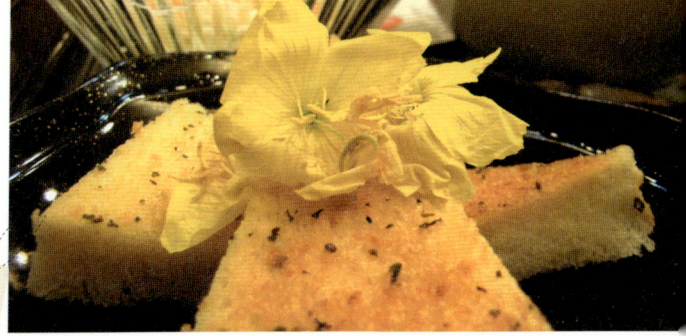

달맞이꽃 샌드위치

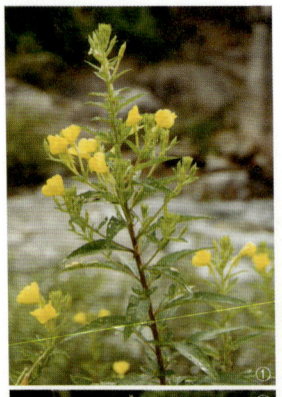
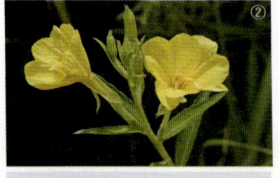

① 전초
② 꽃

국물 요리와 잘 어울리는 남미원산의 외래종 식물인 달맞이꽃은 번식력이 뛰어나 우리나라 전국에서 흔히 볼 수 있다. 주로 개울가, 강가, 바닷가, 황무지, 풀밭, 빈터에서 자란다.

낮에는 꽃잎을 닫고 밤에 꽃잎이 벌어지기 때문에 달맞이꽃이라는 이름이 붙었다.

줄기는 높이 2m 정도까지 자라고 줄기의 잎은 어긋난다.

잎은 넓은 선형이고 길이는 5~15cm 정도이며 잎자루가 없다.

꽃은 7~8월에 잎겨드랑이에서 1송이씩 달리고 꽃잎은 4개, 수술은 8개, 암술대는 4개로 갈라진다.

열매는 긴 곤봉 모양, 길이 2~3cm 정도이고, 가을에 4개로 갈라진다. 열매껍질을 벗기면 아주 작은 씨앗이 보인다. 씨앗이 아주 작기 때문에 씨앗 채취 작업이 굉장히 어려운 편이다.

달맞이꽃은 비록 외래종 식물이지만 식용 및 약용에서 안정성이 입증된 식물이라 할 수 있다.

## 꽃의 맛

전통적인 먹는 꽃으로 유명하다. 쓴 맛이 없고 조금 달달하지만 다소 맹한 맛에 가깝다. 꽃밥이 송글송글 씹히고 꽃잎이 매우 부드러운 것이 특징이다. 꽃잎과 꽃밥에서 약간의 지방산 풍미가 느껴진다. 수확한 꽃은 상온에서 1시간 정도면 시들어 버리므로 요리할 때마다 수확해 사용한다.

### 먹는 방법

7~8월에 꽃을 채취한다. 날것으로 먹거나 샐러드로 먹는다. 비빔밥으로 먹는다. 수프나 스파게티 같은 국물 요리에 넣어 먹는 것이 가장 맛있다. 어린 잎과 뿌리는 조리해 먹는다.
감마 리놀렌산이 풍부한 씨앗은 지방 보충제로 식용한다. 잘 건조시킨 뿌리를 차로 우려 마시면 비만 예방에 효능이 있다.

### 약성

꽃, 잎, 줄기껍질, 뿌리를 약용한다. 씨앗을 압착한 달맞이유는 약용하거나 외용한다. 백일해, 관절염, 술에 의한 간 손상, 피부습진, 여드름, 비만 예방에 복용한다.
꽃줄기를 분말로 만들어 붉은 얼굴이나 붉은 피부에 바르면 효능이 있으므로 피부 관련 화장품의 원료가 되기도 한다. 달맞이유의 성분은 불포화지방산이므로 식용에 문제점이 없다.

### 번식

늦봄부터 초여름 사이에 씨앗을 파종한다.

### 키우기

1 가을에 씨앗을 채취한다.
2 양지에서 잘 자란다.
3 물빠짐이 좋은 약간 건조한 사질 토양이나 점질 토양에서 자란다.
4 수분은 보통으로 공급한다.
5 겨울에 노지에서 월동한다.

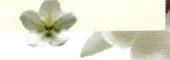

# 부인병, 진해, 알레르기에 효능이 있는
# 하늘말나리 & 땅나리 꽃

백합과 여러해살이풀  *Lilium tsingtauense*  1m

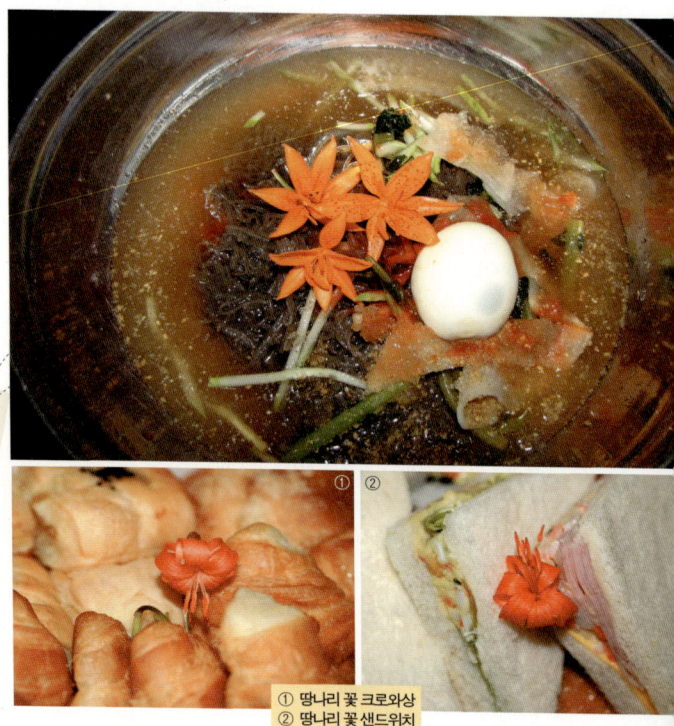

① 땅나리 꽃 크로와상
② 땅나리 꽃샌드위치

우리나라 토종 나리 꽃은 '참나리', '말나리', '중나리', '땅나리', '하늘말나리', '섬말나리' 등이 있다. 이들 나리 꽃들은 알려진 독성이 없으므로 꽃의 식용이 가능하다. 그러나 꽃의 맛과 식감이 별로 좋지 않으므로 요리의 장식 꽃으로 사용하는 것이 좋다. 꽃의 크기가 작은 '땅나리'와 '하늘말라리' 종류가 요리 장식 꽃으로 안성맞춤이다.

하늘말나리는 전국의 숲 속에서 흔히 볼 수 있다. 줄기 아래쪽 잎이 풍차처럼 둥글게 달리고, 꽃이 하늘을 보고 자라는 것이 특징이다.

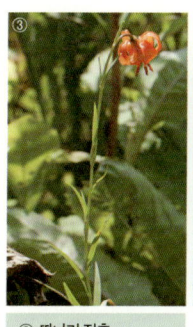
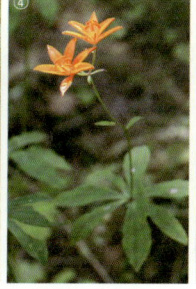
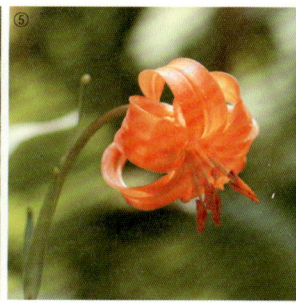

③ 땅나리 전초
④ 하늘말나리 전초
⑤ 땅나리 꽃

우리나라 남부지방에서 자생하는 땅나리는 높이 30~100cm로 자라고, 나리 꽃 중에 키가 가장 작다. 꽃의 지름은 5~10cm 정도. 우리나라 특산 식물이므로 키워서 이용한다.

## 꽃의 맛

나리 꽃의 꽃잎은 공통적으로 육질이 매우 두툼해 씹는 맛이 있다. 약간 달달한 맛, 조금 부석부석한 맛, 잘 익은 감껍질을 씹는 맛이 나기도 한다. 이런 맛들이 혼합되어 잡맛처럼 느껴진다. 큰 꽃이 피는 나리 꽃일수록 잡맛이 상대적으로 많다. 작은 꽃이 피는 나리 꽃은 달달한 맛이 조금 더 많다. 나리 꽃 중에서는 하늘말나리 꽃이 비교적 맛있지만 비위가 약한 사람들은 식용이 불가능하므로 요리 장식용으로 사용한다.

### 먹는 방법
7~8월에 꽃을 채취한다. 잎이 넓은 품종인 하늘말나리와 섬말나리 꽃이 그 중 괜찮은 맛을 보여주므로 이들 꽃들을 덖음하여 차로 음용한다. 차의 색상과 향은 좋으나 맛이 매우 독특할 수도 있다. 풍부한 전분의 알뿌리는 감자처럼 조리해 먹거나 쪄 먹는다.

### 약성
민간에서 뿌리를 약용한다. 부인병, 진해, 알레르기에 사용한다.

### 번식
9~10월에 종자를 채취하여 즉시 파종한다. 분구로는 번식이 잘 되지 않는다.

### 키우기
1 야생화 전문 꽃집에서 하늘말나리 모종을 구입한다.
2 대부분의 나리 꽃은 양지를 선호하지만 하늘말나리는 반음지에서 잘 자란다.
3 비옥한 사질 토양을 좋아한다.
4 수분은 보통으로 관수한다.
5 겨울에 노지에서 월동한다.

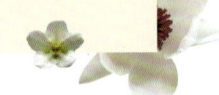

고혈압, 대하에 효능이 있는
# 참나물 & 미나리 꽃
산형과 여러해살이풀 Pimpinella brachycarpa 50~80m

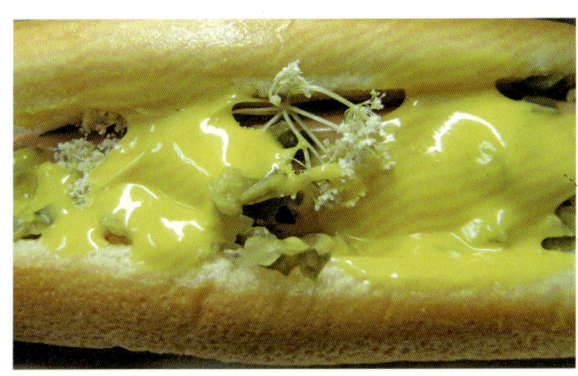

참나물 꽃 샌드위치

잎을 나물이나 생채, 쌈으로 먹는 유명한 야생화이다.

원줄기는 높이 80cm 내외로 자란다. 뿌리잎은 길며 줄기잎은 짧아지고 밑부분이 원줄기를 감싼다.

잎은 3개의 작은 잎이 3출엽으로 달린다. 각각의 작은 잎은 난형이고 가장자리에 톱니가 있다.

참나물은 꽃 모양이 비슷한 식물이 많고 그 중에는 독초도 많이 있다. 그러므로 깊은 산에서 야생 참나물을 찾고 싶다면 반드시 잎 모양이 3출엽인지 확인해야 한다.

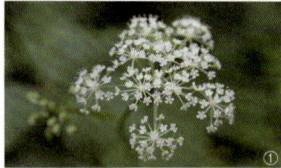
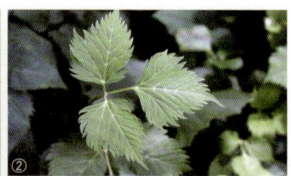
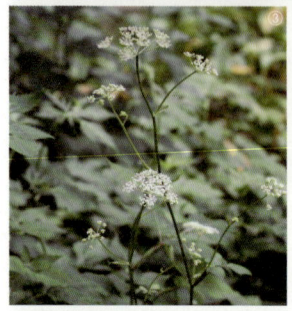

① 참나물 꽃
② 참나물의 3출엽 잎
③ 참나물 전초

꽃은 6~8월에 흰색으로 복산형화서로 달린다. 자잘한 꽃 13개 정도가 모여 하나의 산형화서를 이루고, 이 산형화서 10개가 모여 복산형화서를 이룬다.

자잘한 꽃은 꽃받침이 삼각형이고 꽃잎은 5개, 수술도 5개이다. 꽃을 식용할 경우 복산형화서를 통째로 식용한다.

열매는 9~10월에 성숙하고 편평한 타원형이며, 길이 2~3mm 정도이다.

야생 참나물은 깊은 산 해발 500~1000m 사이에서 독자생존하는 경우가 많다.

참고로, 산형과 식물 중에서 참나물처럼 꽃의 식용이 가능한 식물은 여러 가지가 있다. 어수리, 미나리, 바디나물 등은 식용이 가능하지만 지리강활은 독초이므로 식용할 수 없다.

어수리는 꽃잎과 잎을 보면 쉽게 알 수 있다. 꽃잎의 식감은 매우 부드럽고 맛은 쓰고 시큼하다. 요리의 장식 꽃으로 좋다.

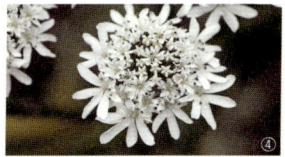
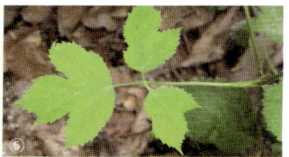
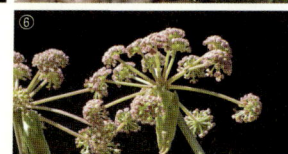

④ 어수리 꽃
⑤ 어수리 잎
⑥ 바디나물 꽃

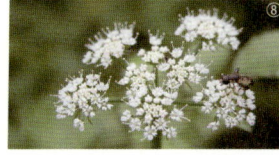

⑦ 바디나물 잎
⑧ 미나리 꽃
⑨ 미나리 어린 잎

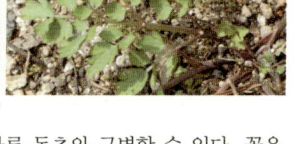

바디나물은 꽃과 잎을 보면 다른 독초와 구별할 수 있다. 꽃은 떫떠름하고 약간 매운 것이 특징이다. 가정에서 먹는 미나리나물의 꽃을 씹어 보면 상큼한 미나리 향이 잎 안에서 번진다.

모두 여름 꽃이므로 날벌레가 있는지 확인하고 깨끗이 세척한 꽃을 식용한다.

## 꽃의 맛

참나물의 꽃은 참나물 잎과 같은 맛이다. 싱싱하고 아삭하고 쌉싸래하고 시큼하다.

| 먹는 방법 |

6~8월에 꽃을 채취한다. 날것으로 먹거나 샐러드, 비빔밥, 샌드위치에 넣어 먹는다. 대표적인 여름 꽃이므로 날벌레가 있는지 확인하고 차가운 물에 세척한 뒤 식용한다.

| 약성 |

참나물의 전초를 약용한다. 신경통, 지혈, 고혈압, 대하에 효능이 있거나 예방할 수 있다.

| 번식 |

9~10월에 종자를 채취한 뒤 습기찬 서늘한 장소에 보관한 뒤 이듬해 4~5월에 파종한다. 포기나누기로도 번식할 수 있다.

| 키우기 |

1 9~10월에 성숙한 종자를 채취한다.
2 양지에서 잘 자란다.
3 축축한 비옥토를 선호한다.
4 수분은 보통으로 조금 촉촉하게 관수한다.
5 겨울에 노지에서 월동한다.

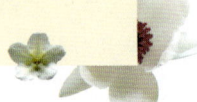

## 지혈, 결핵, 두통에 효능이 있는
# 짚신나물
장미과 여러해살이풀 *Agrimonia pilosa* 30~150cm

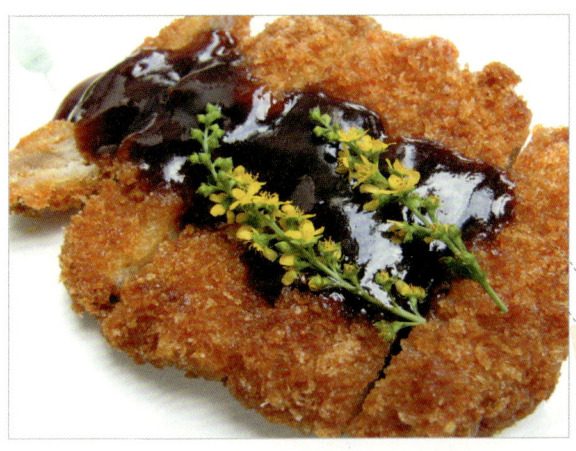

짚신나물 돈가스

  채소처럼 먹을 수 있는 짚신나물은 전국의 산야와 높은 산의 초원지대에서 흔히 자란다.

줄기는 높이 1.5m 정도로 자라고 잎은 홀수깃털겹잎이다. 작은 잎은 3~7개이고 작은 잎 사이에는 끼어 있는 잎이 있다. 잎의 길이는 3~6cm 정도이고 가장자리에 톱니가 있고 양면에 털이 보송보송하게 많다.

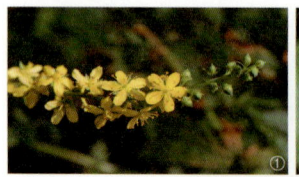 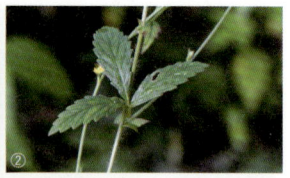

꽃은 6~8월 사이에 피며 오랫동안 유지되고, 수상화서로 자잘한 꽃이 많이 달린다. 수상화서의 길이는 10~20cm 정도이고 부드럽기 때문에 고개를 숙이고 있는 경우가 많다.

꽃의 지름은 1cm 정도이고 꽃잎은 5개, 수술은 12개, 꽃받침통 밑에는 갈고리 모양의 털이 있어 옷에 잘 달라붙는다.

열매는 8~9월에 성숙하며, 거꾸로 된 원추형이고 세로 능선이 있다. 열매에도 갈고리 모양의 가시가 있어 옷에 잘 달라붙는다.

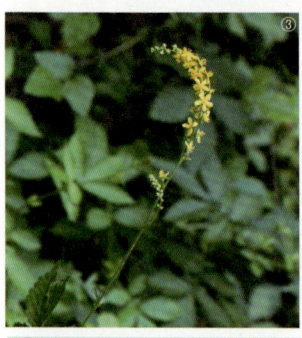

꽃자루와 줄기가 만나는 곳에 있는 턱잎 모양에 따라 '짚신나물'과 '산짚신나물'을 구별한다.

짚신나물의 턱잎은 반달형이고 한쪽으로 큰 톱니가 있다.

산짚신나물의 턱잎은 크기가 크고 가장자리에 불규칙한 톱니가 있다.

① 짚신나물 꽃
② 짚신나물 줄기잎
③ 짚신나물 전초

## 꽃의 맛

얇고 부드러운 식감이다. 때때로 꽃의 맛이 떫한 경우도 있지만 8월말의 잘 성숙한 꽃은 달달하고 먹을 만하다. 뒷맛은 조금 쓰지만 소스에 찍어 먹으면 쓴 맛이 느껴지지 않는다.

### 먹는 방법
7~8월에 꽃을 채취한다. 날것으로 먹거나 샐러드로 먹는다. 쓴 맛이 거의 없으므로 소스를 뿌린 뒤 화서(꽃줄기)를 통째로 생채 먹듯 섭취한다. 여름 꽃이므로 차가운 물에 세척한 뒤 식용한다.

### 약성
꽃이 핀 뒤의 전초를 수확하여 햇볕에 말린 다음 달여 먹는다. 지혈 효능이 탁월하다. 토혈, 객혈, 혈뇨, 혈변, 결핵, 설사, 복통, 인후염, 두통, 이뇨, 기침, 감기, 무월경 등에 효능이 있다.

### 번식
종자

### 키우기
1 산과 들판에서 흔히 자라므로 8~9월에 씨앗을 채취한다.
2 양지에서 잘 자란다.
3 토양을 가리지 않는다.
4 수분은 보통으로 관수한다.
5 겨울에 노지에서 월동한다.

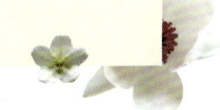

## 복통, 해독에 효능이 있는
# 모싯대 꽃
초롱꽃과 여러해살이풀 Adenophora remotiflora 40~100cm

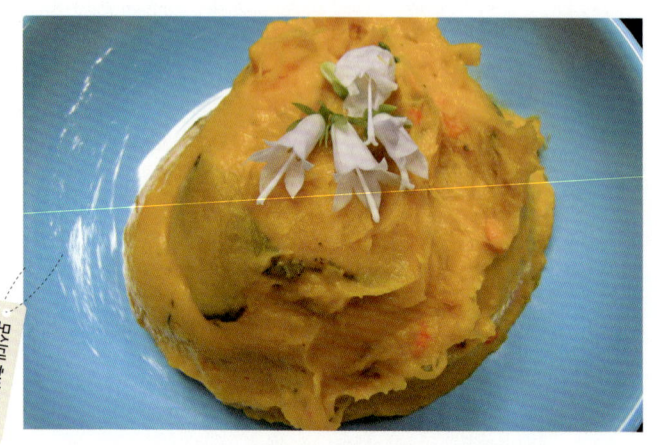

모싯대호박죽

 순한 맛의 꽃이 피는 모싯대는 높은 산의 숲 속 음지에서 독자생존하거나 2~3그루가 같이 자란다. 저지대 풀밭에서도 자생했던 것으로 추정되지만 요즘은 높은 산으로 올라가야만 볼 수 있다.
 줄기는 높이 1m 내외로 자라고 줄기 잎은 어긋나게 달린다. 아래쪽 잎은 잎자루가 길고 위로 올라갈수록 짧아진다. 잎의 모양은 심장형이거나 난형이고 길이 5~20cm, 잎 가장자리에 날카로운 톱니가 있다.

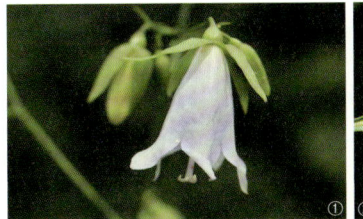 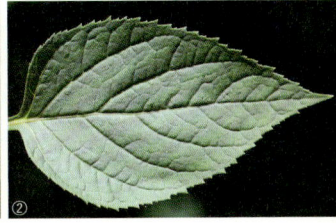

꽃은 8~9월에 엉성한 원추화서로 달리고 자주색이지만 응달에서 자랄 경우 연한 자주색일 경우도 있다.

꽃받침은 5개로 갈라지고 꽃의 길이는 2~3cm, 끝부분이 5개로 갈라진 뒤 꽃잎처럼 벌어진다.

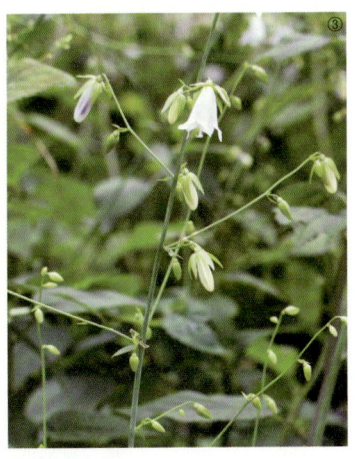

수술은 5개, 암술은 1개이고, 암술머리는 3개로 갈라진다.

열매는 타원형이고 9월에 성숙한다.

비슷한 식물로는 꽃이 총상화서로 달리는 '도라지모싯대', 울릉도에서 자생하는 '선모싯대'가 있다.

① 모싯대 꽃
② 모싯대 잎
③ 모싯대 전초

### 꽃의 맛

모싯대의 꽃잎은 말랑말랑한 식미가 있고 대체적으로 맹맹한 맛이 난다. 도라지모싯대의 꽃잎은 쓰고 시큼한 경우가 많다. 때때로 희미하게 도라지 향미가 나는 경우도 있다.

#### | 먹는 방법 |
8~9월에 꽃을 채취한다. 날것으로 먹거나 샐러드, 비빔밥으로 먹는다. 수프에 넣어 먹는다. 2~3cm 길이의 꽃은 크기가 적당하기 때문에 각종 요리의 장식용으로도 안성맞춤이다. 여름 꽃이므로 깨끗하게 세척한 뒤 사용한다.

#### | 약성 |
뿌리를 3~8g 달여 먹는다. 복통, 해독, 벌레물린 상처 등에 효능이 있다.

#### | 번식 |
9월에 종자를 채취한 뒤 바로 파종한다. 포기나누기로도 번식할 수 있다.

#### | 키우기 |
1 깊은 산의 응달에서 흔히 자란다. 9월에 종자를 채취한다.
2 반그늘을 좋아한다.
3 비옥한 토양에서 잘 자란다.
4 수분은 보통으로 관수한다.
5 겨울에 노지에서 월동한다.

## 기침, 해독 작용에 효능이 있는
# 잔대 꽃

초롱꽃과 여러해살이풀 Adenophora triphylla 40~120m

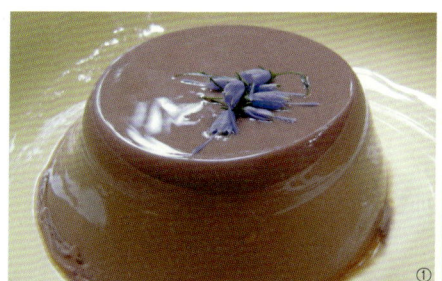
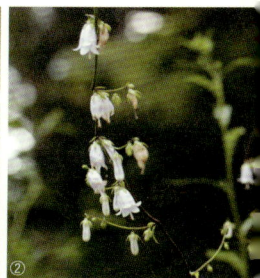

꽃 맛이 강하지 않고 연한 잔대는 모싯대와 비슷하지만 꽃의 크기가 모싯대의 절반 정도이다. 또한 모싯대 잎은 긴 잎자루가 있지만 잔대 잎은 잎자루가 없거나 잎자루가 짧다. 이런 점을 염두에 둔다면 모싯대와 쉽게 구별할 수 있다.

'잔대'의 꽃은 모싯대와 마찬가지로 엉성한 원추화서로 달린다. 꽃의 길이는 1.2~2cm 정도이고 연한 꿀샘과 희미한 쓴 맛이 난다. '층층잔대'는 꽃줄기가 돌려서 나고 길이 1~2cm 정도의 작은 꽃이 달린다.

잔대류의 꽃은 7~9월에 피고 대개 맛이 강하지 않고 순하디 순하다. 그나마 층층잔대 꽃이 조금 더 강하다. 꽃은 샐러드로 먹는다.

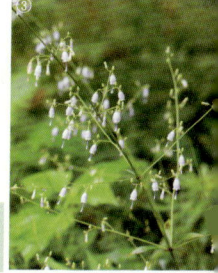

① 층층잔대 꽃 푸딩
② 잔대
③ 층층잔대

## 거담, 진해에 약용하는
# 초롱꽃 & 섬초롱꽃

초롱꽃과 여러해살이풀 *Campanula punctata* 40~100m

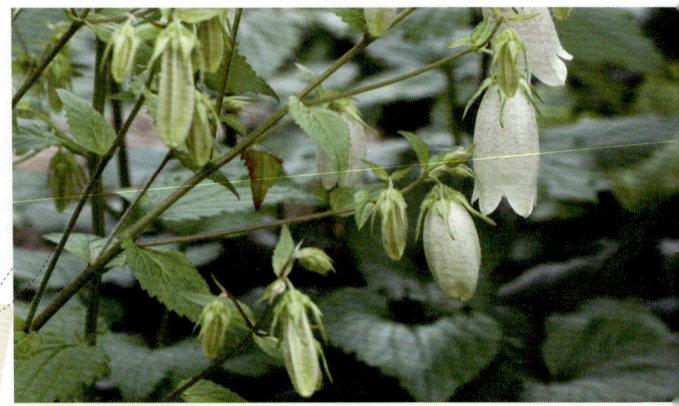

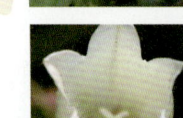
초롱꽃의 안쪽

익혀서 먹는 대표적인 먹는 꽃인 초롱꽃은 6~8월에 꽃이 피는데 산의 저지대에서 흔히 자란다. 원예종이 많이 보급되어 가정집 화단에서도 흔히 볼 수 있다.

'초롱꽃'은 줄기와 꽃받침 뒤에 털이 많다. 울릉도에서 자생하는 '섬초롱꽃'은 줄기와 꽃받침 뒤에 털이 거의 없으므로 털의 유무를 보고 두 식물을 구별할 수 있다.

꽃의 크기는 길이 4~8cm 정도이므로 비교적 큰 꽃이 달린다.

## 꽃의 맛

오래 전부터 식용해 온 식용 꽃 중 하나이다. 꽃잎의 식감은 말랑말랑하거나 아삭아삭하며 쫀득쫀득하기도 하고 희미한 쓴 맛이 있다. 날것보다는 익혀서 먹는 꽃으로 유명하다.

### 먹는 방법
6~8월에 꽃을 채취한다. 날것으로 먹으면 양념이 안 되어 있기 때문에 특이한 식감만 느껴질 뿐 맛이 별로 없다. 날것으로 먹을 때는 샐러드용 소스에 찍어 먹는다. 꽃이 크기 때문에 수프에 넣어 먹으면 건더기를 씹는 식감이 있다.
다른 채소류와 볶아서 먹기도 하는데 간을 세게 해도 나름대로 괜찮다. 대표적인 여름 꽃이므로 꽃 안에 날벌레가 있는지 확인한다. 차가운 물에 깨끗하게 세척한 뒤 식용한다. 어린 잎은 나물이나 샐러드로 섭취한다.

### 약성
거담, 진해에 약용하기도 한다.

### 번식
종자 또는 포기나누기

### 키우기
1 꽃집에서 토종 초롱꽃 모종을 구입한다.
2 양지에서 잘 자란다.
3 촉촉하고 비옥한 점질 토양, 중성, 알칼리성 토양에서 잘 자란다.
4 수분은 보통으로 관수한다.
5 겨울에 노지에서 월동한다.

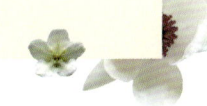

### 거담, 고혈압, 당뇨에 효능이 있는
# 도라지 꽃

초롱꽃과 여러해살이풀  Platycodon grandiflorus  1m

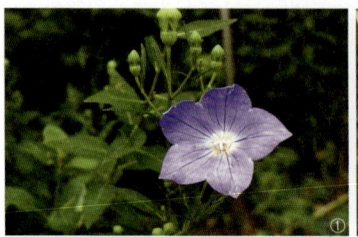
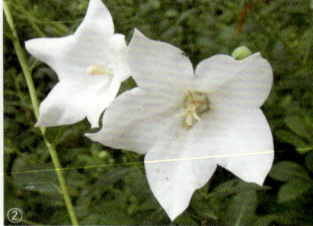
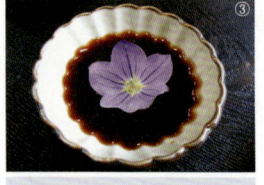

① 도라지 꽃
② 백도라지 꽃
③ 소스에 찍어 먹는 도라지 꽃

우리나라 전국의 산에서 자란다. 가정집이나 시골 농가에서 꽃을 보기 위해 흔히 키운다.

줄기는 높이 1m 내외로 자라고 쓰러지는 경향이 있으므로 지주대가 필요하다. 줄기 아랫잎은 마주나고 상단잎은 어긋나거나 3개의 잎이 돌려난다. 잎에는 잎자루가 없고, 길이 4~7cm, 가장자리에 날카로운 톱니가 있다.

꽃은 7~8월에 하늘색이나 흰색으로 핀다. 꽃은 종 모양이고 지름 5cm 정도이고 끝부분이 5개로 갈라진다. 수술은 5개, 암술은 1개이고 암술대의 끝이 5개로 갈라진다.

## 꽃의 맛

잎이 두텁기 때문에 씹는 맛이 있다. 조금 달달하고 도라지 향이 난다. 가운데 암수 아래의 흰 즙은 쓰고 쌉싸래하다. 날것으로 먹어도 맛있다.

### | 먹는 방법 |

7~8월에 꽃을 채취한다. 개미가 좋아하므로 꽃 안쪽에 날벌레가 있는지 반드시 확인한다. 깨끗이 세척한 후 식용한다. 날것으로 먹거나 샐러드, 비빔밥으로 먹는다. 수프에 넣어 먹거나 조리해서 먹는다.
우리가 즐겨 먹는 도라지 뿌리에는 약간의 독성이 있을 수 있다고 보고된 바 있다. 그러므로 꽃을 날것으로 먹을 경우 소량 섭취를 원칙으로 한다.

### | 약성 |

봄과 가을에 도라지 뿌리를 채취해 잘 건조시킨 뒤 3g을 달여서 복용한다. 거담, 인후통, 가래, 감기, 늑막염, 폐농양, 고혈압, 당뇨, 해수, 이질복통, 수종, 강장, 배농에 효능이 있다.

### | 번식 |

종자(3~4월) 또는 포기나누기

### | 키우기 |

1 꽃집에서 도라지 모종을 구입한다.
2 양지에서 잘 자란다.
3 토양을 가리지 않으나 사질 토양에서 잘 자란다.
4 수분은 보통으로 관수한다.
5 겨울에 노지에서 월동한다.

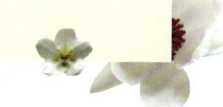

## 자양강장, 토혈에 효능이 있는
# 맥문동 꽃
백합과 여러해살이풀  Liriope muscari  30~50cm

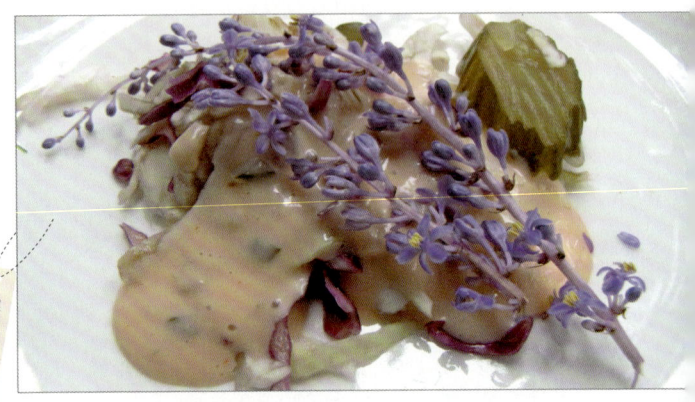

가다랑어구이

꽃대를 통째로 즐길 수 있는 맥문동은 산지의 나무 그늘에서 자생한다. 경사진 사면지나 나무 밑에 즐겨 심기 때문에 동네 공원에서도 흔하게 볼 수 있다.

줄기는 없고 뿌리에서 줄 모양의 잎이 무리지어 올라온다. 잎은 길이 30~50cm, 너비 8~12mm 정도이고 끝이 뾰족하거나 뭉툭하다. 잎의 표면에는 11~15개의 맥이 있다. 언뜻 보면 잎 모양이 길고 넓은 잔디 잎처럼 보인다.

여름이 되면 높이 30~50cm의 긴 꽃대가 올라온다. 꽃은 보라

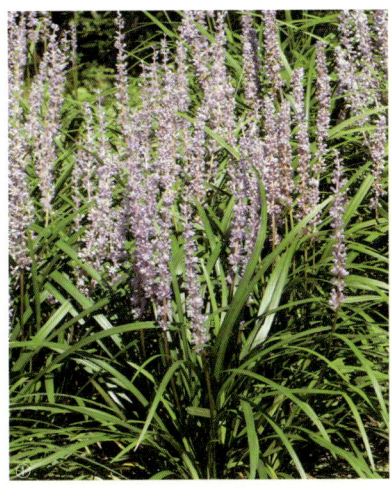
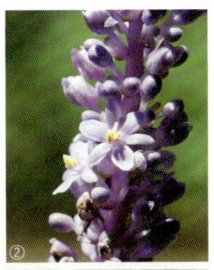
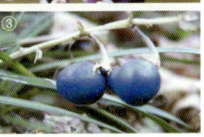

① 맥문동 전초
② 맥문동 꽃
③ 맥문동 열매

색이고 7~8월에 꽃대 주위로 3~5개씩 마디마다 달린다. 꽃이 달려 있는 화서의 길이는 약 8~12cm 정도이다.

꽃의 크기는 지름 1cm 정도이고, 꽃잎처럼 보이는 화피열편은 6개, 수술도 6개, 암술대는 1개이다.

비슷한 품종으로는 잎이 작고 7~11개의 맥이 있는 '개맥문동', 큰 흰색 꽃이 피는 '맥문아재비'가 있다. 개맥문동 꽃은 맥문동 꽃과 비슷하지만 흰색이거나 보라색 꽃이 피고, 맥문아재비는 전혀 다른 모양의 꽃이 핀다.

열매는 9~10월에 흑자색으로 익고 지름 7mm 정도의 구슬 모양이다.

### 꽃의 맛

싱싱하고 아삭하고 담백하다. 조금 달달하고 조금 비린 맛도 난다. 소스에 찍어 먹으면 비린 맛이 감쇄된다.

| 먹는 방법 |

7~8월에 꽃을 채취한다. 지면에 붙어 자라는 식물이므로 식용하기 전 깨끗이 세척한다. 꽃줄기를 통째로 식용하거나 샐러드로 먹는다. 싱싱한 꽃을 훑어 차로 마시는데 차의 맛이 담백하다. 뿌리는 조리해 먹는다.

| 약성 |

건조시킨 뿌리를 약용한다. 자양강장, 객혈, 토혈, 폐에 생긴 농양, 가슴이 답답한 증세 등에 효능이 있다.

| 번식 |

종자 또는 포기나누기

| 키우기 |

1 공원 화단에서 흔히 볼 수 있으므로 10월에 열매를 채취한다. 또는 조경업체나 꽃집에서 모종을 구입한다.
2 양지, 반그늘에서 잘 자라고 밝은 음지에서도 성장이 가능하다.
3 비옥한 토양이나 사질 토양에서 잘 자란다.
4 수분은 보통으로 관리하는데 건조함에도 잘 견딘다.
5 겨울에 노지에서 월동한다.

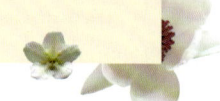

## 항암 효능이 있는
# 옥잠화 꽃
백합과 여러해살이풀  *Hosta plantaginea*  40~100cm

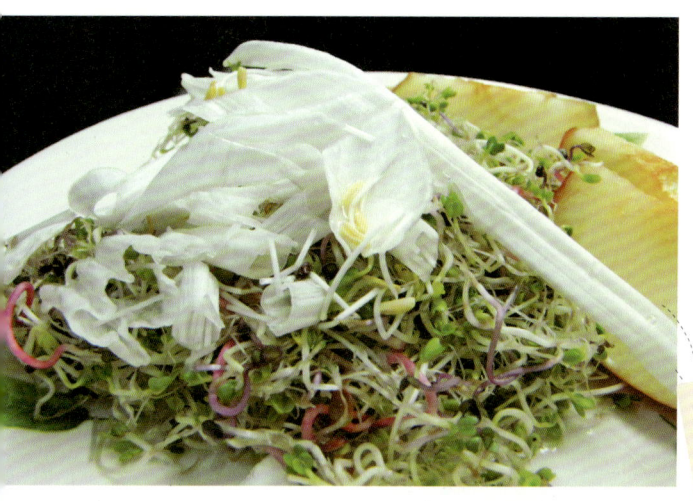

옥잠화 꽃 샐러드

중국원산이며 우리나라에서는 꽃을 보기 위해 심어 기른다. 달맞이꽃처럼 낮에는 꽃잎을 닫고 밤에 꽃이 활짝 피는 속성이 있다.
**줄기**는 없고 긴 잎자루가 있는 뿌리잎이 모여서 올라온다.
**잎의 길이**는 15~22cm 정도이고 가장자리에 파도상 톱니가 있고, 잎의 표면에 8~9쌍의 깊은 맥이 있다.

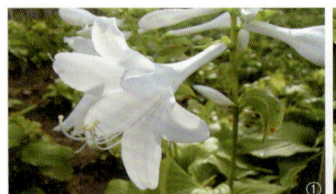
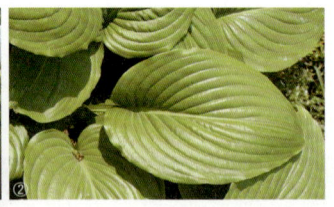

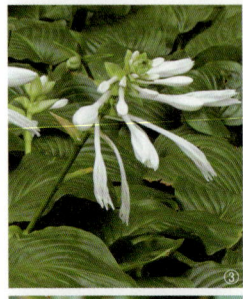

꽃대는 높이 1m 정도로 자라는 경우도 있지만 보통 60cm 정도로 자란다.

흰색의 꽃은 총상화서로 달리고 꽃의 길이는 10cm 정도이다. 수술은 6개, 암술은 1개이다. 열매는 10월에 익고 삼각꼴 형태의 원주형이다. 열매의 길이는 7cm 정도이고 종자에 날개가 있다.

옥잠화는 중국의 해발 2,200m 고산에서도 자생지가 있지만 바닷가에서도 흔히 자란다.

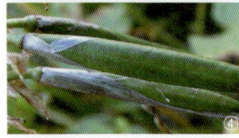

① 옥잠화 꽃
② 옥잠화 잎
③ 꽃대
④ 열매

일본에도 자생지가 있지만 우리나라에는 자생지가 없는 것으로 알려져 있다.

옥잠화란 꽃의 생김새가, 선녀가 흘린 옥비녀 같다고 해서 이름 붙었다.

### 꽃의 맛

꽃잎이 얇고 조금 달달하고 조금 아삭하다. 꽃향기가 매우 강하다. 이 종류의 식물인 비비추와 달리 비린 맛이 거의 없다. 예로부터 먹어온 유명한 식용 꽃이다.

| 먹는 방법 |

7~8월에 꽃을 채취한다. 꽃이 크기 때문에 잘게 썰어 샐러드로 먹거나 비빔밥으로 먹는다. 그늘에서 건조시킨 꽃잎은 차로 마시는데 향이 매우 진하다. Host(백합류) 품종 중 몇몇은 뿌리가 유독한 품종도 있으므로 이 꽃을 날것으로 먹을 때는 소량 섭취를 원칙으로 한다. 날것으로 식용할 경우 보통 꽃 1송이를 썰어 샐러드에 넣는데 꽃 향기가 향수처럼 잎 안에서 환하게 번진다.

| 약성 |

꽃, 잎, 뿌리를 약용한다. 인후통, 해독, 지혈에 효능이 있다. 꽃에는 항암 성분이 있는 것으로 최근 연구되었다.

| 번식 |

종자는 봄철에 밝은 그늘에 파종한다. 포기나누기로도 번식할 수 있다.

| 키우기 |

1 꽃집에서 옥잠화 모종을 구입한다.
2 양지, 반그늘, 음지에서 자란다.
3 부식질의 비옥한 점질 토양에서 잘 자란다.
4 수분은 보통으로 공급한다.
5 겨울에 노지에서 월동한다.

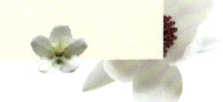

## 고대인들의 신장결석, 카타르성 염증 치료약
# 미역취 꽃
*국화과 여러해살이풀* Solidago virgaurea 40~80cm

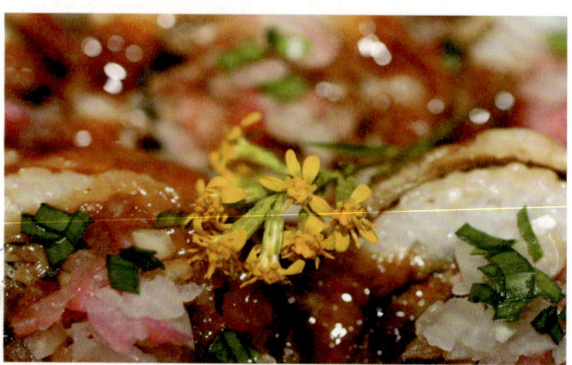

미역취 요리

국화과 식물들은 날것으로 먹을 수 없을 정도로 꽃잎이 쓴 경우가 많다. 쓴 맛 꽃인 국화과 꽃 중에서 아무래도 날것으로 먹을 수 있는 꽃은 미역취를 손꼽을 수 있을 것이다. 아마도 이 식물의 꽃이 다른 국화과 식물에 비해 작고 앙증맞기 때문이 아닐까?

꽃의 크기가 작은 만큼 꽃에서도 쓴 맛이 상대적으로 덜하다. 그러므로 여러 요리에 곁들어 먹어 보는 것도 생각해 볼 만하다.

미역취는 높이 80cm 정도로 자란다. 국내의 높은 산 풀밭에서 늦여름부터 초가을 사이에 흔히 보인다. 뿌리에서 뭉쳐 올라온 잎은 일찍 쓰러지고 줄기잎은 길이 7~9cm, 가장자리에 뾰족한 톱니가 있다. 줄기 잎은 위로 올라갈수록 긴 피침형이 되고 하단 줄기잎의 잎자루에는 날개가 있다.

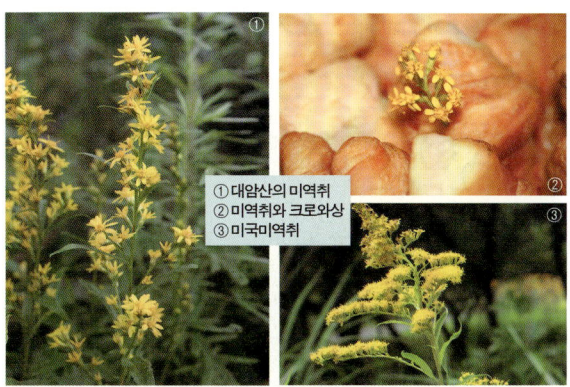

① 대암산의 미역취
② 미역취와 크로와상
③ 미국미역취

꽃은 7~10월에 피고 지름 1.5cm 정도이다. 꽃잎은 여러 개이고 꽃의 중앙에는 대롱 모양의 관상화가 있다.

국화 차처럼 우려낸 티는 서양의 허브연구가들이 신장결석, 카타르성 염증 치료 목적으로 지금도 먹는다. 별로 반갑지 않은 외래종 식물인 미국미역취 꽃도 이와 같은 방식으로 약용 혹은 음용할 수 있다. 미국미역취도 꽃의 맛이 비교적 쓰지만 조금 단맛이 가미되어 있다.

미역취는 무당벌레와 꽃등에에게 인기가 많다. 이들 날벌레들은 정원의 작은 해충을 잡아먹고 살기 때문에 모조건 쫓아낼 일은 아니다.

## 꽃의 맛

꽃을 통째로 씹으면 쓰고 텁텁한 맛이 느껴진다. 국화과의 꽃 중에서 비교적 쓴 맛이 적은 편이다.

### | 먹는 방법 |
7~10월에 꽃을 채취한다. 꽃의 쓴 맛은 잎 안을 살균하는 듯한 느낌을 준다. 샐러드로 먹을 때 소스에 찍어 먹는 것이 좋다.
잘 건조시킨 꽃은 차로 마신다. 육류나 어류 요리에 조금씩 곁들여 장식 꽃이나 식용 꽃으로 사용할 만하다. 한 송이만 먹어도 톡 쏘는 쓴 맛이 난다. 잎과 꽃은 예로부터 노란색 염료를 추출할 수 있는 재료로 사용되었다.

### | 약성 |
전초에 Phenol, Tannin, Saponin, Flavonoid 성분이 함유되어 있다. 과거에 유럽, 아랍, 우리나라에서 신장결석, 방광염, 비뇨기, 간염, 항염증, 피부질환, 백일해에 약용한 기록이 있다.
동쪽 먼 나라인 고대 아랍국들은 미역취의 약용 효능을 이용하기 위해 허브식물로 키운 기록이 있다. 약용할 경우 신선한 전초를 달여 먹는다.
잎은 살균, 염증, 아로마, 이뇨, 장염, 발한에 효능이 있고 꽃은 구강 세척이나 목욕제로 활용할 수 있다.

### | 번식 |
종자(4월, 10월) 또는 포기나누기

### | 키우기 |
1 가을에 높은 산에서 흔히 볼 수 있으므로 10월에 씨앗을 받는다.
2 양지, 반그늘이 좋은 성장 조건이다.
3 비옥한 점질 토양에서 잘 자란다.
4 수분은 보통으로 관수한다.
5 겨울에 노지에서 월동한다.

## 두통, 염증, 해열에 효능이 있는
# 감국 & 산국 꽃

국화과 여러해살이풀  *Dendranthema indicum*  30~80cm

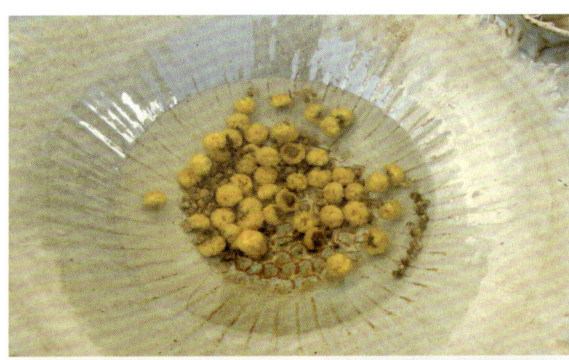

국화차

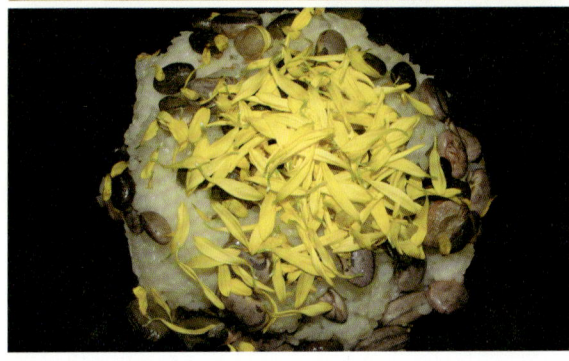

국화 꽃송판(봉사 사랑음식나눔회 전시작)

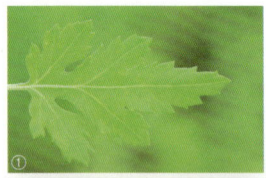
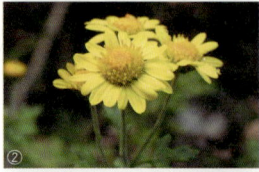
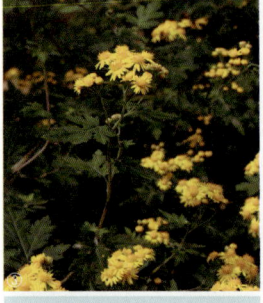

① 산국잎  ② 감국꽃  ③ 산국

사찰에서 즐기는 진품 국화차는 보통 감국의 꽃을 우려낸 것을 말한다. 감국은 구하기가 어려우므로 산국으로 대신하기도 한다. 요즘은 산에서 자라는 국화과의 모든 꽃을 국화 차로 사용하고, 원예종 국화 꽃도 국화 차로 사용한다.

감국은 양지바른 산기슭에서 자란다. 꽃은 10~11월에 황색으로 피고 꽃의 지름은 2.5cm 정도. 산국에 비해 꽃의 크기가 2배 정도 크지만 꽃이 달리는 수량이 적고, 줄기에 비해 꽃이 조금 크다는 느낌이 든다.

산국(Dendranthema boreale)은 농촌의 산야에서 흔히 볼 수 있다. 높이 1~2m 정도로 자라므로 감국에 비해 두 배 정도 크다.

꽃은 9~10월에 피고, 꽃의 지름은 1.5cm 정도이므로 감국 꽃의 절반 크기이다. 또한 감국에 비해 꽃이 많이 달리므로 이런 점으로 감국과 산국을 구별할 수 있다. 열매는 10~11월에 성숙한다. 산국은 약용으로 즐겨 사용한다.

## 꽃의 맛

감국과 산국을 포함해 국화과의 꽃들은 꽃잎을 날것으로 먹으면 매우 쓰다. 보통 국화차로 즐기는 것이 좋다.

### 먹는 방법

9~11월에 꽃을 채취한다. 감국 꽃과 산국 꽃은 생으로 말리면 향이 매우 진하다. 가볍게 김으로 찐 후 말려서 국화차로 음용한다. 꽃을 식초로 절여서 먹는다. 꽃을 덖음하여 차로 마신다. 꽃을 설탕으로 버무려 발효시킨 뒤 차로 사용한다.
꽃잎만 떼어내 식용할 수도 있다. 어린 잎을 차로 마시거나 잎을 덖음하여 차로 마실 수도 있다. 술을 담글 때 향을 내는 용도로 사용할 수도 있다.

### 약성

감국 또는 산국의 전초를 약용한다. 두통, 염증, 해열, 건위, 종기, 변비, 습진 등에 효능이 있고 노화방지, 파킨슨병 예방에 효능이 있다.

### 번식

가을에 채취한 종자를 건조한 장소에 보관했다가 이듬해 봄에 파종한다. 꺾꽂이와 포기나누기도 가능하다.

### 키우기

1 10~11월에 산에서 감국이나 산국의 씨앗을 받아온다.
2 양지에서 잘 자란다.
3 배수가 잘 되는 비옥한 토양을 좋아한다.
4 수분은 보통으로 관수한다. 약간 건조해도 잘 자란다.
5 겨울에 노지에서 월동한다.

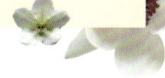

온중(溫中), 소화 촉진에 효능이 있는
# 구절초 & 벌개미취 꽃
국화과 여러해살이풀 *Dendranthema zawadskii* 50cm

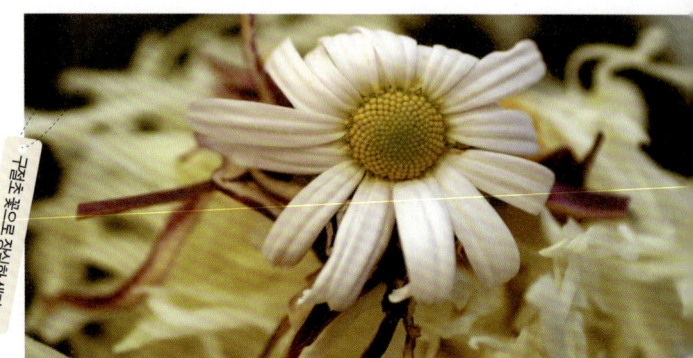

구절초 꽃으로 장식한 샐러드

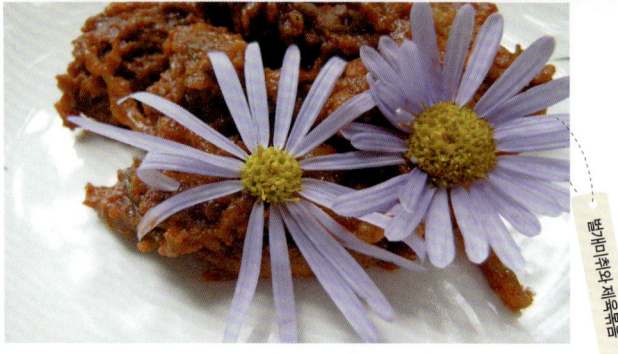

벌개미취와 채두부침

구절초, 벌개미취, 개미취는 국화차로 먹을 수 있지만 국화차는 가급적 노란색과 흰색 계통의 꽃이 피는 국화과 식물을 사용하는 것이 좋다. 요리의 장식 꽃으로도 안성맞춤이므로 꽃에 날벌레가 있는지 확인하고 사용한다.

구절초는 전국의 산과 들판에서 가을이면 흔히 만날 수 있다. 꽃은 9~10월에 피고 열매는 11월에 익는다.

우리나라 특산식물인 벌개미취(Aster koraiensis)는 야생화 전문 꽃집에서 모종을 판매하므로 직접 키울 수 있다.

높이 60cm 내외로 자라고 꽃은 6~10월에, 열매는 10~11월에 결실을 맺는다. 번식은 종자와 포기나누기로 할 수 있고, 양지에서는 별다른 관리 없이도 매우 잘 자란다.

벌개미취와 개미취는 산국, 감국, 구절초 꽃에 비해 쓴 맛이 적으므로 꽃잎을 샐러드나 비빔밥으로 식용할 수가 있다.

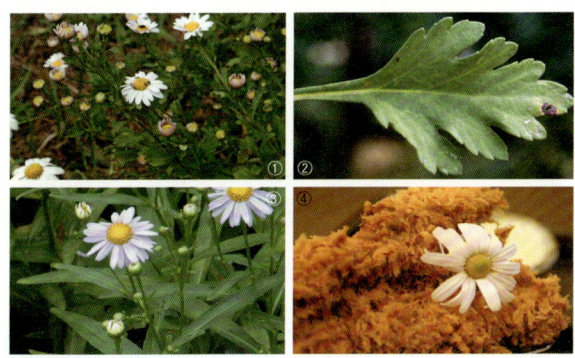

① 구절초
② 구절초 잎
③ 벌개미취
④ 구절초와 새우가스

# Part 4

## 6~11월
## 여름 · 가을
## 나무 꽃 먹기

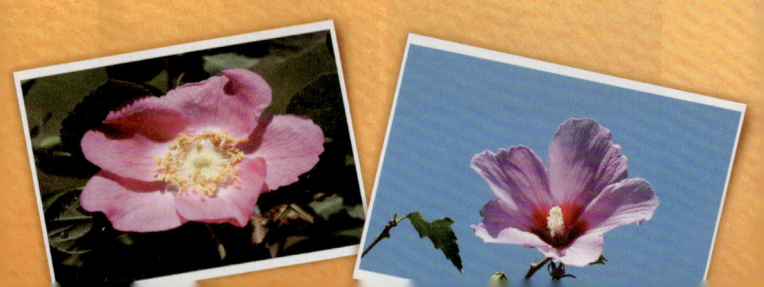

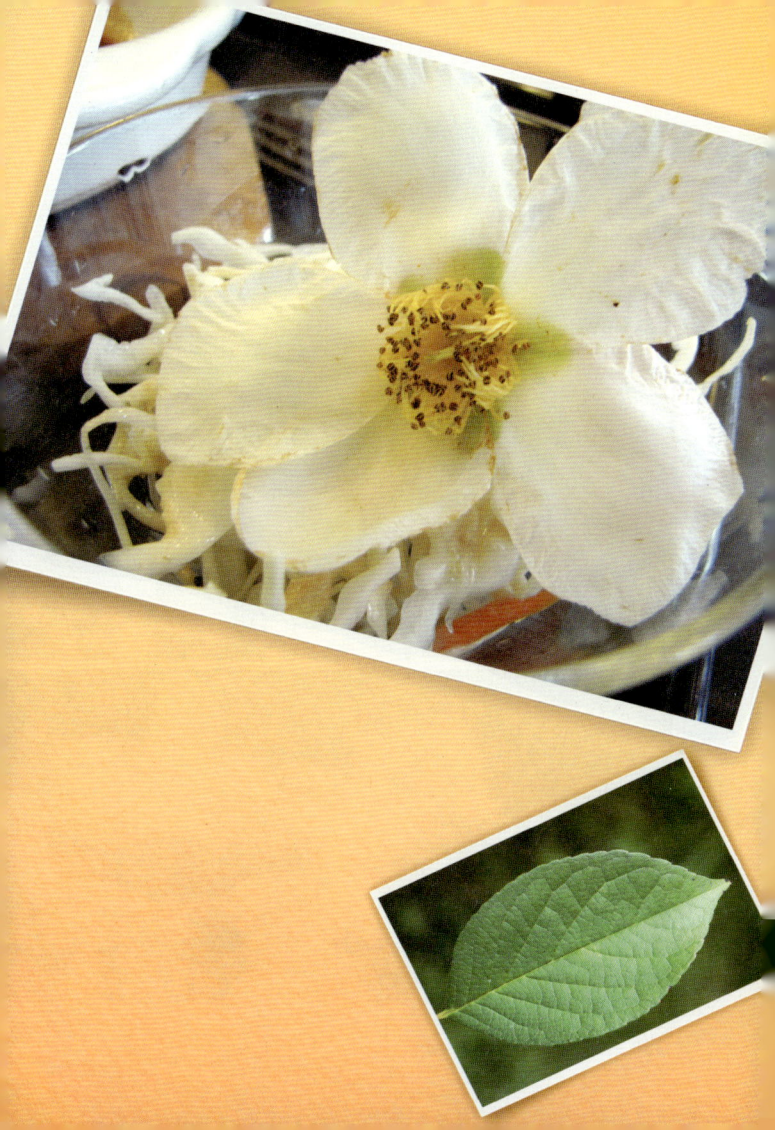

# 객혈, 이뇨와 시력에 효능이 있는
# 아까시나무 &
# 민둥꽃아까시나무 꽃

콩과 낙엽활엽교목 *Hosta plantaginea* 25m

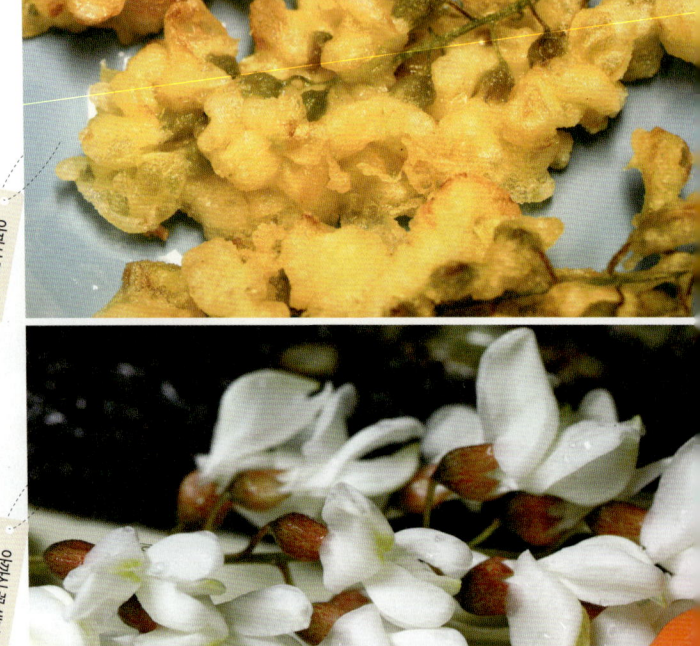

아까시 꽃 튀김

아까시 꽃 꽃차례

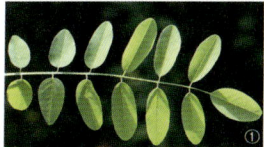
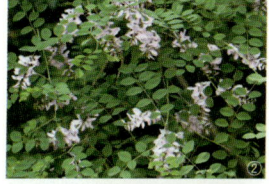
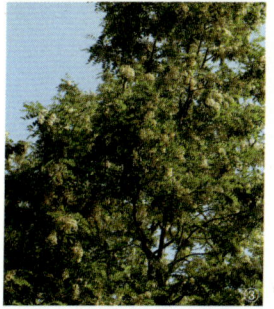

① 아까시나무 잎
② 아까시나무 꽃
③ 아까시나무 수형

북미원산의 아까시나무는 번식력이 매우 왕성해 우리나라 전국에서 흔히 자란다. 베어내도 줄기차게 자라기 때문에 처치곤란 상태이지만 꽃의 식용가치가 높기 때문에 꽃이 필 때는 별미삼아 꽃을 따 먹는 것도 좋은 생각이 된다.

꽃은 5월 말에서 6월에 총상화서로 달리고 각각의 꽃은 지름 2cm 정도이다. 꽃은 튀김으로 먹는 것이 좋은데 꽃줄기를 통째로 튀겨 먹는다.

분홍색의 꽃이 피는 품종은 꽃아까시나무(Robinia fertilis)라고 한다.

꽃은 5~6월에 피고, 꽃받침 뒤와 꽃대에 억센 털이 있다.

분홍색의 꽃이 피지만 꽃받침 뒤와 꽃대에 억센 털이 없는 것은 '민둥꽃아까시나무(분홍아까시)'라는 별명이 있지만 정식 명칭은 아니다. 아마 꽃아까시나무의 변종이 아닐까 추정된다. 아까시나무는 전 세계적으로 약 500여 종이 분포한다.

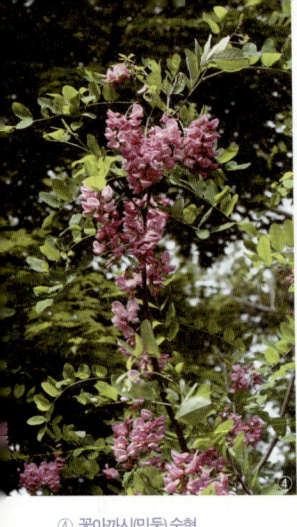
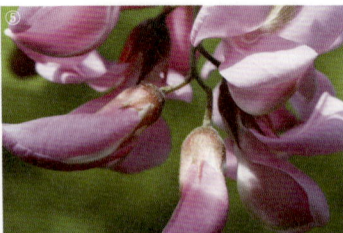
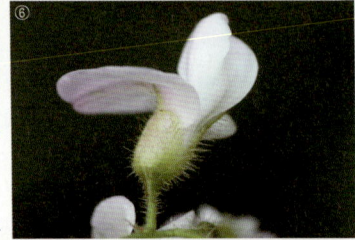

④ 꽃아까시(민둥) 수형
⑤ 꽃아까시(민둥) 꽃받침
⑥ 꽃아까시 꽃받침
⑦ 꽃아까시나무(민둥) 꽃과 치킨 샐러드

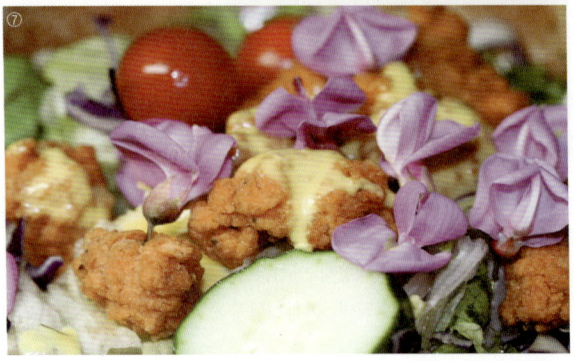

아까시나무와 꽃 맛이 비슷한 자생종 나무로는 제주 한라산의 우리나라 특산나무인 솔비나무(Maackia fauriei), 깊은 산에서 자라는 다릅나무(Maackia amurensis), 해발 600m 이하 산지에서 자라는 회화나무(Sophora japonica)가 있다.

이들 나무 중에서 꽃의 맛은 제주도에서 자생하는 솔비나무 꽃이 가장 싱싱하다. 솔비나무 수피에 함유된 렉틴 성분은 항암 연구에 사용하는 중요한 성분이지만 꽃의 식용 여부 및 독성여부는 연구된 내용이 없다.

고삼(Sophora)속 식물인 회화나무는 식물체에 독성 가능성 물질이 있다. 하지만 꽃을 예전부터 차로 음용하였고 꽃대를 통채로 튀김으로 먹었기 때문에 식용해도 무방해 보인다.

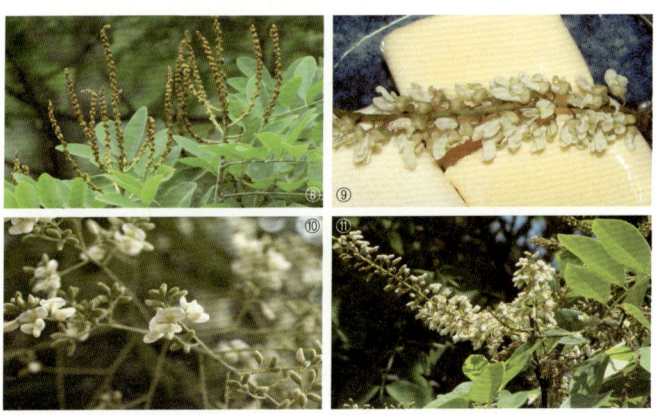

⑧ 솔비나무의 꽃망울   ⑨ 솔비나무 꽃   ⑩ 회화나무 꽃   ⑪ 다릅나무 꽃

## 꽃의 맛

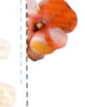

아까시나무 꽃은 꽃샘이 풍부하다. 약간 달달하고 다소 시큼하며, 조금 비린 맛이 난다. 튀김으로 먹으면 매운맛이 없는 고추전을 연상시킬 뿐 아니라 살짝 쫀득하고 은은해서 매우 맛나다. 꽃아까시나무(민둥) 꽃은 아까시나무 꽃에 비해 비린 맛이 적고 더 달달하기 때문에 샐러드감으로 좋다.

| 먹는 방법 |

아까시나무 꽃과 민둥꽃아까시나무 꽃을 5~6월에 채취한다. 채취한 꽃은 날것으로 먹거나 샐러드로 먹는다. 튀김으로 먹으면 아주 맛나다. 찬물에 꽃줄기를 통째로 세척한 뒤 튀김옷을 얇게 바르고 바짝 튀겨낸다. 또한 아까시 꽃은 잼을 만들거나 여름 음료의 향미를 낼 때도 사용한다.
아까시나무는 수피와 잎에 약간의 독성이 있지만 열을 가하면 해체된다. 꽃에는 독성이 없다고 연구되었으므로 열을 가하지 않고 날것으로 먹어도 무방하다.

| 약성 |

꽃을 5~15g 달여 먹는다. 객혈, 대장하혈, 부인자궁출혈 등의 출혈증세와 이뇨, 시력에 효능이 있다.

| 번식 |

9월에 채취한 종자를 건조한 장소에 보관한다. 늦겨울에 48시간 동안 따뜻한 물에 담가두었다가 파종한다. 꺾꽂이 번식은 3~4월에 한다. 번식력이 매우 왕성하다.

| 키우기 |

1 9월에 종자를 채취하거나 꺾꽂이로 키운다.
2 양지에서 잘 자란다.
3 토양을 가리지 않지만 태풍에 약하므로 급사면에서는 키우지 않는다.
4 수분은 보통으로 공급한다.
5 겨울에 노지에서 월동한다.

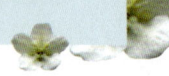

### 해수, 통증, 유선염에 효능이 있는
# 귤나무 & 비파나무 꽃

운향과 상록활엽소교목  *Citrus unshiu*  5m

귤나무는 일본 원산이며 우리가 먹는 귤은 여러 가지 귤나무를 교배한 뒤 육성한 식물이다. 주로 제주도에서 재배한다.

귤나무는 높이 5m 내외로 자라고 줄기에는 가시가 있거나 없다. 최근의 재배종은 줄기에 가시가 없다. 잎은 어긋나고 잎의 길이는 5~7cm, 잎자루에 날개가 있거나 없다.

꽃은 흰색이고 꽃의 길이는 2cm 정도이다. 꽃잎은 5개이지만 4개인 경우도 있고, 수술은 많고 암술은 1개이다.

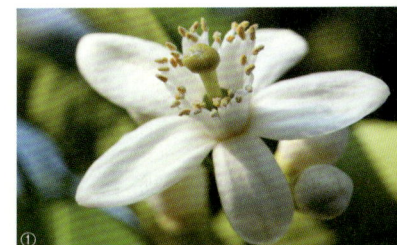
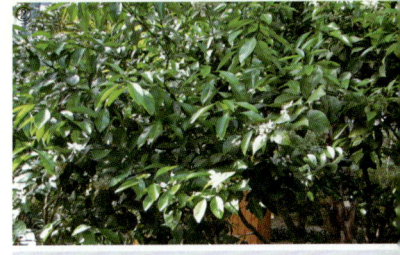

① 귤나무 꽃
② 귤나무 수형

자연에서 재배하는 귤나무는 6월에 꽃이 피지만 온실에서 키우는 귤나무는 3~4월에 꽃이 핀다. 꽃잎은 매우 두텁고 식미는 귤껍질 씹는 맛과 비슷하다. 꽃밥 아래쪽으로 설탕 같은 꿀이 듬뿍

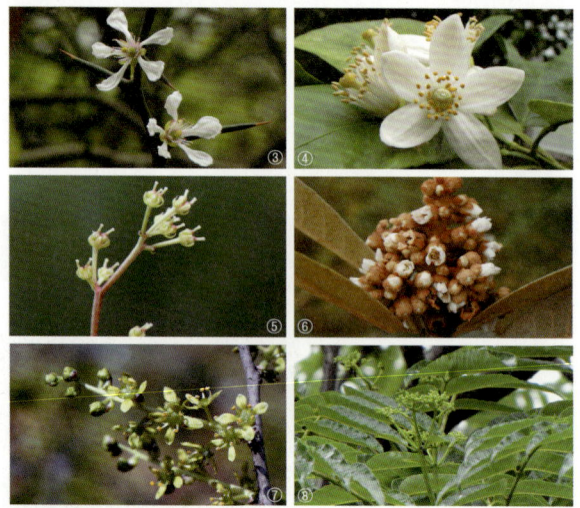

③ 탱자나무 꽃   ④ 유자나무 꽃
⑤ 민초피나무 꽃  ⑥ 비파나무 꽃
⑦ 상산 꽃      ⑧ 머귀나무 꽃

숨어 있다.

 귤나무와 비슷한 나무로는 운향과의 나무들이 있다. 운향과 나무 꽃의 공통점은 꽃에서 귤껍질 향미가 있고, 쓰거나 매운맛이 난다. 또한 꽃밥 아래로 꿀샘이 듬뿍 숨어 있어 달달하지만 송진맛이 나는 경우도 많다.

 운향과 꽃인 귤 꽃, 유자 꽃, 오렌지 꽃, 레몬 꽃 등은 오래 전부터 식용해 온 꽃이지만 쓴 맛이 강하기 때문에 날것으로는 섭취할 수 없어 대개 차로 즐기거나 조리해서 먹는다. 비파나무 꽃은 장미과 식물이지만 꽃에서 운향과 식물의 향미가 있어 차로 즐긴다.

## 꽃의 맛

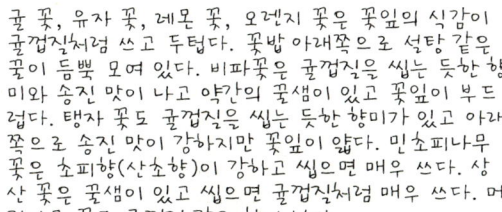

귤 꽃, 유자 꽃, 레몬 꽃, 오렌지 꽃은 꽃잎의 식감이 귤껍질처럼 쓰고 두텁다. 꽃밥 아래쪽으로 설탕 같은 꿀이 듬뿍 모여 있다. 비파꽃은 귤껍질을 씹는 듯한 향미와 송진 맛이 나고 약간의 꽃샘이 있고 꽃잎이 부드럽다. 탱자 꽃도 귤껍질을 씹는 듯한 향미가 있고 아래쪽으로 송진 맛이 강하지만 꽃잎이 얇다. 민초피나무 꽃은 초피향(산쇼향)이 강하고 씹으면 매우 쓰다. 상산 꽃은 꿀샘이 있고 씹으면 귤껍질처럼 매우 쓰다. 머귀나무 꽃도 귤껍질 같은 향이 난다.

### 먹는 방법

노지에서 자라는 운향과 식물들은 보통 5~8월 사이에 꽃이 핀다.
귤 꽃, 유자 꽃, 레몬 꽃, 오렌지 꽃을 잘 건조시킨 뒤 차로 마신다. 채소처럼 조리해서 먹는다. 튀김으로 먹거나 젤리로 먹는다.
비파 꽃은 9~11월에 피지만 온난화 현상 때문에 최근엔 3~4월에 피기도 한다. 비파 꽃은 차로 마신다. 4~5월에 피는 탱자 꽃은 꽃잎을 잘게 썰어 샐러드에 추가하거나 차로 즐긴다. 머귀나무 씨앗은 가루를 내어 후추 대용의 향신료로 사용한다. 초피 꽃은 초피향료(산초향료) 대용으로 국물 요리에 넣어 먹는다.

### 약성

귤나무 전체를 약용한다. 해수, 통증, 식중독, 유선염 등에 효능이 있다.

### 번식

종자, 꺾꽂이, 대목

### 키우기

1 꽃집에서 귤나무, 탱자나무, 오렌지나무 묘목 등을 구입한다.
2 양지에서 잘 자란다.
3 물빠짐이 좋은 부식질의 토양을 좋아한다.
4 수분은 보통으로 관수한다.
5 귤 · 유자 · 비파나무는 남부지방, 탱자 · 초피 · 상산 · 머귀나무는 중부지방에서도 월동이 된다. 오렌지 · 레몬나무 종류는 실내에서 키운다.

## 이질, 장염에 효능이 있는(차나무)
# 노각나무 & 차나무 꽃

차나무과 상록활엽교목  *Stewartia pseudocamellia*  7~15m

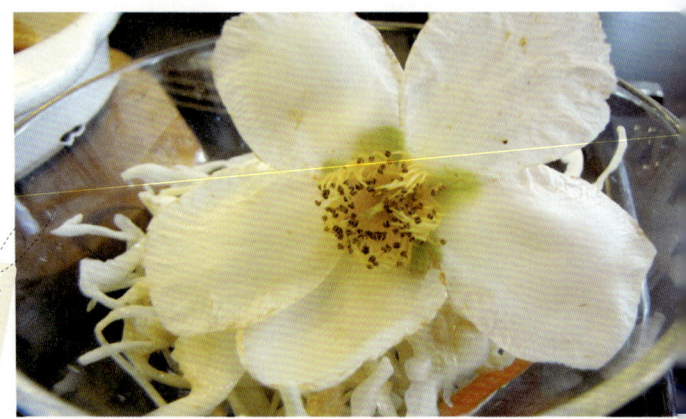

샐러드로 먹으면 좋다

　우리나라 특산식물인 노각나무는 충청이남의 깊은 산에서 자생한다. 6~7월에 크고 아름다운 꽃이 달리므로 관상용은 물론 요리 장식용으로 이용 가치가 크다. 특산식물이므로 직접 키워서 사용하는 것이 좋은 생각이 된다.

　노각나무는 높이 7~15m 정도로 자라고 수피는 모과나무와 비슷하다. 잎은 길이 4~10cm 정도이고 가장자리에 톱니가 있다. 꽃은 6~7월에 잎겨드랑이에서 달리고 꽃의 지름은 6~10cm 정도이고 부드러운 향기가 있다.

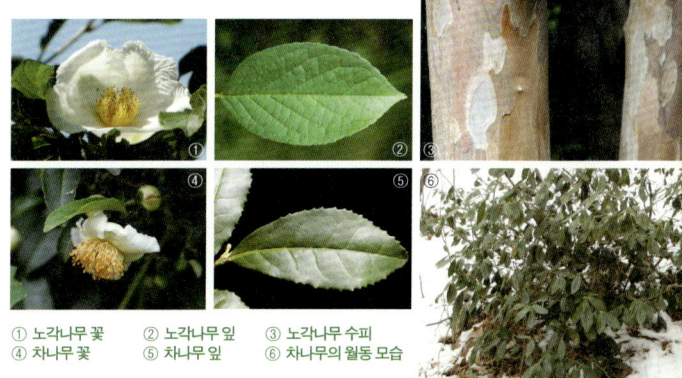

① 노각나무 꽃　② 노각나무 잎　③ 노각나무 수피
④ 차나무 꽃　⑤ 차나무 잎　⑥ 차나무의 월동 모습

열매는 5각형의 원주 모양이고 10월에 결실을 맺는다. 중부지방에서도 겨울 월동이 가능해 최근 관상수로 인기를 끌고 있다.

중국 원산의 차나무는 전라도 보성과 지리산 일대에서 대규모로 재배하는 작물이다. 어린 잎을 덖음 처리하여 우리가 즐기는 찻잎을 만든다.

원줄기는 높이 4~8m 정도로 자라지만 차밭에서 재배하는 차나무는 보통 허리춤까지 자랐을 때 가지치기를 하여 찻잎 수확을 용이하게 한다. 마주난 잎은 길이 2~15cm 정도이고 가장자리에 둔한 톱니가 있고 표면의 맥이 패여 있다.

꽃은 10~11월에 피지만 중부지방의 경우 12월에 피기도 하고, 온실에서 키울 경우 한겨울에 필 수도 있다. 꽃의 지름은 3~5cm 정도이고 연한 향기가 있다. 꽃은 1~3개씩 달리고 꽃잎은 6~8개, 수술은 많고 3개의 암술대가 있다.

열매는 이듬해 11월에 결실을 맺는다. 꽃과 함께 볼 수 있는 열매는 전년도에 자란 꽃의 열매이다.

## 꽃의 맛

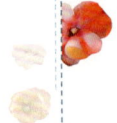

차나무 꽃은 첫 맛이 거의 맹맛다. 노란색 꽃밥은 털처럼 부드럽다. 꽃밥 안쪽에 진한 꿀샘이 있다. 꽃잎은 얇지만 씹으면 굴 향미가 있고 뒤끝이 떨떠름하다. 노각나무는 신맛이 많고 꽃잎이 매우 두텁다.

### 먹는 방법

차나무 꽃은 10~11월에 채취한다. 꽃을 튀김으로 먹는다. 건조시킨 꽃은 차로 즐긴다. 꽃잎만 떼어내 수프 같은 국물 요리에 넣어 먹는다. 소량섭취를 원칙으로 한다.
노각나무 꽃은 6~7월에 채취한다. 노각나무 어린 잎은 나물로 먹을 수 있으므로 꽃의 식용도 차나무처럼 비슷할 것으로 추정되지만 날것으로 먹기에는 부담되는 식감이므로 요리 장식용으로 사용한다.

### 약성

노각나무는 약용 기록이 없다. 차나무는 이질, 장염, 이뇨, 해독, 심장병 등에 잎, 열매, 뿌리를 약용한다.

### 번식

노각나무는 10월에 종자를 채취한 뒤 바로 파종하거나 꺾꽂이로 번식한다. 차나무 열매는 이듬해 10월에 결실을 맺는다. 수확 즉시 파종하거나 꺾꽂이로 번식한다.

### 키우기

1 차나무 묘목은 꽃집에서 흔히 판매한다. 노각나무 묘목은 전문 조경업체를 통해 구한다.
2 양지 또는 반그늘에서 잘 자란다.
3 비옥하고 습기 찬 토양을 좋아한다.
4 수분은 보통으로 공급한다.
5 차나무, 노각나무는 강원도 일부를 제외한 전국에서 월동이 가능하다.

이질, 해독, 종기에 효능이 있는

# 무궁화 & 접시꽃 & 마쉬멜로우 꽃

아욱과 낙엽활엽소교목 *Hibiscus syriacus* 2~4m

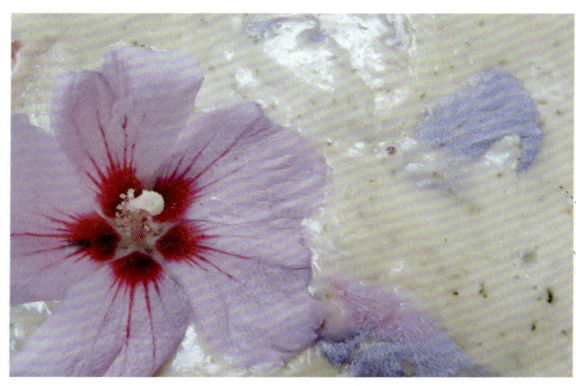

무궁화 꽃의 보드콜라 수프

중국, 인도가 원산인 무궁화는 꽃의 식용 여부가 꾸준히 연구되었다. 유럽에서는 이미 아욱과의 마쉬멜로우 꽃을 중세 이전부터 식용한 기록이 있으므로 그와 같은 맥락에서 접근한 것인데 의외로 굉장히 먹을 만한 꽃이 무궁화이다.

무궁화는 높이 2~4m 정도로 자라고 꽃은 8~9월에 핀다. 꽃의 지름은 6~10cm 정도이고 원종은 분홍색이지만 개량종은 흰색, 겹꽃 품종 등 다양한 품종이 있다.

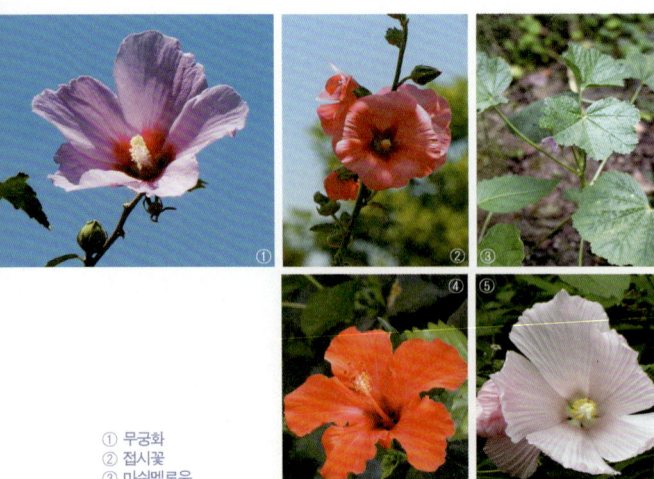

① 무궁화
② 접시꽃
③ 마쉬멜로우
④ 하와이무궁화
⑤ 부용

꽃잎은 5개, 수술은 많고, 암술머리는 5개이다. 꽃은 식용이 가능한데 보통 꽃잎을 떼어내 식용한다.

무궁화처럼 식용할 수 있는 꽃은 마쉬멜로우(Althaea officinalis)가 가장 유명한데 우리나라에서는 '말로우'라는 이름으로 알려져 있다. 식물원 온실에서 흔히 볼 수 있는 하와이무궁화(Hibiscus rosa-sinensis), 시골 농가에서 즐겨 키우는 접시꽃(Alcea rosea)도 꽃의 식용이 가능한 유명한 식물이다.

이들 꽃들은 보통 조리해서 먹는다. 도시공원에서 즐겨 심는 부용의 꽃은 일반적으로 식용하지 않는다.

## 꽃의 맛

무궁화 꽃을 날것으로 먹으면 질긴 섬유질 같은 식감이 있고 질이 떨어지기 때문에 좋지 않은 인상을 받는다. 뜨거운 수프에 넣어 먹으면 뜨거운 온도에 의해 꽃잎이 연해지면서 쫀득하고 아삭한 식감을 보여주면서 매력적인 맛이 탄생한다. 채소 대용으로 먹을 만한 꽃이다.

### | 먹는 방법 |

무궁화 꽃은 각종 채소 대용으로 아주 좋다. 단, 푹 익히기보다는 가열된 열에 스스로 익혀지도록 뜨거운 요리에 넣어 먹는 것이 가장 좋다. 또한 무궁화 꽃은, 마쉬멜로우 꽃, 접시꽃, 하비스커스 꽃을 아예 양념을 가미해 살짝 볶거나 조리해 먹기도 한다. 이들 꽃들은 맵고 강한 양념에도 섬유질 식미가 살아 있으므로 채소 대용으로 즐길 수 있다. 하비스커스(Hibiscus)속에 속하는 식물들의 80%는 꽃을 식용할 수 있고, 이 중 무궁화와 하와이무궁화를 가장 높이 쳐준다. 날것으로 먹을 수 있는 꽃으로는 접시꽃이 가장 좋은데 꽃잎을 잘게 썰어 샐러드로 먹는다.

### | 약성 |

무궁화의 꽃, 잎, 뿌리, 뿌리껍질을 약용한다. 이질, 해독, 항문탈출, 해열, 종기, 두통 등에 효능이 있다.

### | 번식 |

무궁화는 10월에 종자를 채취한 뒤 땅에 묻어두었다가 이듬해 봄에 파종한다. 봄에 싹이 틀 때 꺾꽂이로 번식시킨다.

### | 키우기 |

1 꽃집에서 무궁화 묘목이나 접시꽃 묘목을 구입한다.
2 양지에서 잘 자란다.
3 비옥한 토양을 좋아한다.
4 수분은 보통으로 공급한다.
5 겨울에 노지에서 월동한다.

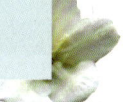

## 시력, 노화방지, 암에 효능이 있는
# 블루베리나무 & 정금나무 꽃

진달래과 낙엽활엽관목 *Vaccinium corymbosum* 1~4m

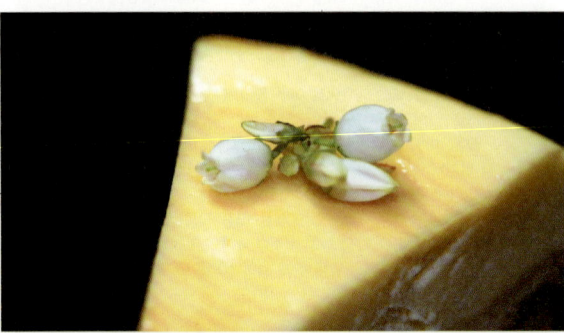

블루베리 꽃 개화

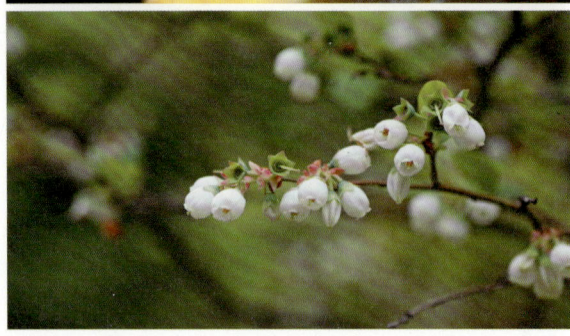

블루베리나무 꽃

미국과 캐나다의 동북부 추운지방이 원산지이다. 안토시아닌 색소가 함유된 블루베리 열매 때문에 국내에서도 큰 인기를 얻고 있다. 국내 기후 조건이라면 전국에서 키울 수 있다.

원줄기는 높이 1~3m 내외로 자란다. 잎은 광택이 있고 길이 1~8cm, 가을에 빨갛게 단풍이 든다. 꽃은 5~6월에 피고 길이 1cm 정도의 종 모양이다. 열매는 6월부터 볼 수 있는데 처음에는 백록색이었다가 9월경 짙은 보라색으로 성숙한다. 열매의 지름은 0.5~1.6cm 정도이다.

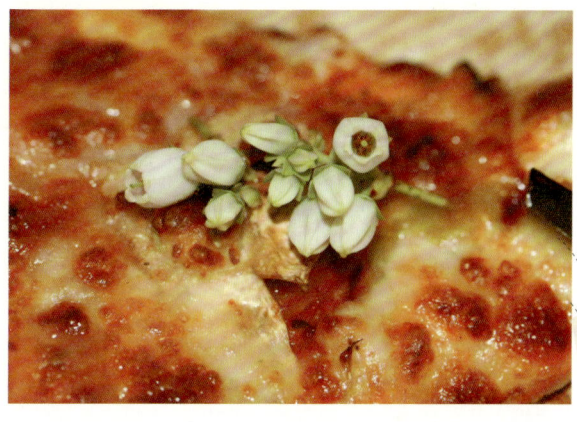

블루베리 꽃 피자

블루베리나무의 기본 종은 Vaccinium corymbosum이지만 현재는 따뜻한 지방에서 자랄 수 있도록 다양한 품종이 육성되어 있다. 유럽에는 1930년대에, 뉴질랜드는 1970년대에 도입되었고, 국내에는 최근에야 도입되었다. 전세계적으로 단기간에 돌풍을

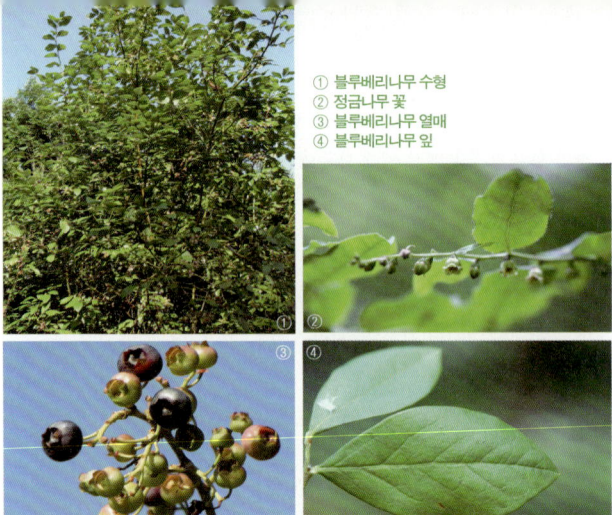

① 블루베리나무 수형
② 정금나무 꽃
③ 블루베리나무 열매
④ 블루베리나무 잎

일으킨 블루베리는 점점 대형 재배농장이 늘어나면서 농약의 과다 사용이 문제가 되고 있다.

정금나무(Vaccinium oldhamii)는 우리나라 남부지방과 해안도서 지역에서 자란다. 열매가 블루베리 열매와 비슷하기 때문에 흔히들 자생종 블루베리나무라고 말한다.

꽃은 6~7월에 총상화서로 달리고 길이 4~7mm 정도의 콩알만 한 크기이다. 보통 잔가지에서 아래쪽을 향해 꽃이 달리므로 잘 찾아봐야 꽃을 볼 수 있다. 꽃은 종 모양이고 붉은빛이 도는 연록색이다. 수술은 10개, 자방은 10실이다.

열매 맛은 블루베리 열매보다 조금 못하지만 먹을 만하고, 번식은 가을에 씨앗을 채취해 바로 뿌리거나 여름에 녹지꽂이로 할 수 있다.

## 꽃의 맛

블루베리 꽃은 아삭하고 시큼하고 떫떠름하다. 다른 잡맛이 없으므로 시큼한 맛으로 먹을 수 있다. 정금나무 꽃의 크기는 블루베리 꽃의 절반이기 때문에 먹을거리가 별로 없지만 풋사과 맛과 비슷한 향미가 있다. 달고 쓰고 시큼해서 먹을 만하다.

### | 먹는 방법 |
블루베리 꽃은 5~6월에 채취한다. 싱싱한 꽃은 날것으로 먹거나 샐러드로 먹는다. 시리얼과 함께 먹거나 요거트에 넣어 먹는다. 잎은 건조시킨 뒤 차로 우려 먹는데 예로부터 정평이 난 차이다.
열매는 날것으로 섭취한다. 잼, 파이, 젤리, 머핀, 펙틴, 와인, 식초, 농축액을 만들어 먹기도 한다. 열매를 건조시킨 뒤 건포도처럼 즐기거나 차로 마실 수도 있다.

### | 약성 |
블루베리 열매는 이 세상의 모든 식물 중에서 안토시아닌 색소가 가장 많이 함유된 것으로 유명하고 Phytochemicals와 각종 비타민이 풍부하다. 짙은 보라색으로 성숙된 열매를 섭취하면 시력, 노화방지, 호흡기질환, 각종 염증에 효능이 있고 암과 뇌졸증 예방에도 도움이 된다.

### | 번식 |
종자, 꺾꽂이(봄에는 녹지꽂이, 가을에는 휴면지꽂이), 휘묻이(봄), 국내 환경에서는 보통 꺾꽂이로 번식시킨다.

### | 키우기 |
1 꽃집에서 블루베리 묘목을 구입한다.
2 양지 또는 반그늘에서 잘 자란다.
3 가벼운 점토질, 비옥하고 습도가 많은 산성 토양을 선호한다.
4 수분은 보통으로 관수한다.
5 추운 지방 식물이므로 겨울에 노지에서 월동한다.

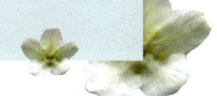

소변이 저절로 흐를 때 쓰는
# 빈도리 & 만첩빈도리 꽃
수국과 낙엽활엽관목  *Deutzia crenata*  2~4m

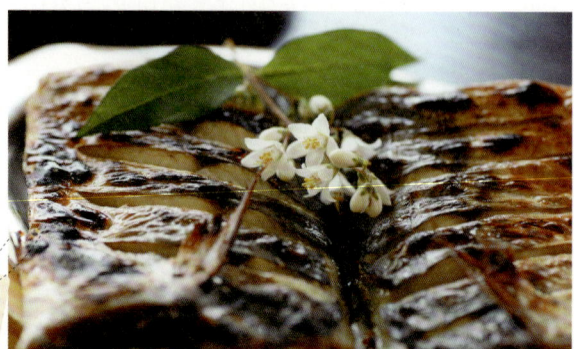

빈도리 꽃과 삼치구이

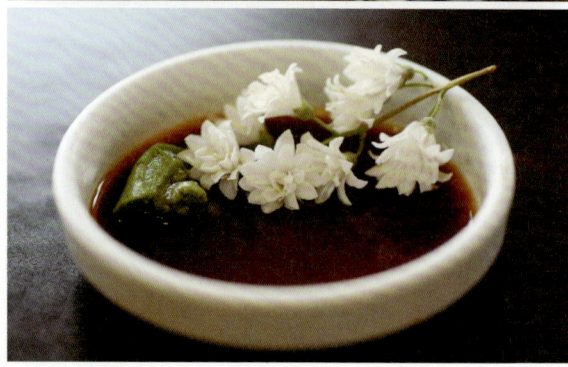

만첩빈도리 꽃과 소스

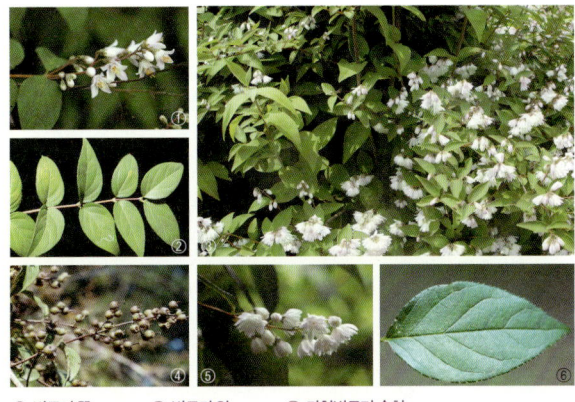

① 빈도리 꽃　② 빈도리 잎　③ 만첩빈도리 수형
④ 빈도리 열매　⑤ 만첩빈도리 꽃　⑥ 만첩빈도리 잎

일본 원산의 빈도리나무는 도시공원에서 울타리 용도로 흔히 심는다. 우리나라 자생종인 매화말발도리와 비슷하지만 줄기 속이 비어 있으므로 구별할 수 있다.

원줄기는 높이 1~4m 정도로 자라고 뿌리에서 줄기가 많이 올라온다. 잎의 길이는 3~6cm, 난형이거나 넓은 피침형이고, 가장자리에 잔톱니가 있으며, 잎 양면에 털이 있다.

종 모양의 꽃은 6월에 총상화서로 달리고 꽃잎은 5개, 수술 10개, 꽃의 길이는 1.5~2cm 정도이다. 열매는 9~10월에 결실을 맺는다.

빈도리와 거의 비슷하지만 꽃잎이 겹으로 피는 품종은 만첩빈도리(Deutzia scabra)라고 한다. '빈도리' 라는 이름은 줄기 속이 비어 있는 말발도리나무라는 뜻에서 붙었다.

### 꽃의 맛

빈도리 꽃에는 꿀샘이 있고 꽃잎의 맛은 쓰다. 범의귀과 특유의 향이 난다. 만첩빈도리 꽃에도 꿀샘이 있고 식감은 조금 아삭하다.

### | 먹는 방법 |

6월에 꽃을 채취한다. 요리의 장식 꽃으로 사용한다. 빈도리나 만첩빈도리는 꽃을 식용한 기록이 없지만 알려진 독성 성분이 없으므로 꽃잎을 잘 건조시킨 뒤 차로 시도할 만하다. 만첩빈도리의 어린 잎은 식용할 수 있다.

### | 약성 |

열매와 잎을 달여서 복용한다. 소변이 저절로 흐르는 병증이나 흥분을 가라앉히는 데 효능이 있다. 달인 물로 목욕을 하면 신체의 열을 내리는 효과가 있다.

### | 번식 |

종자

### | 키우기 |

1 조경 전문업체나 묘목 전문업체에서 모종을 구입한다.
2 양지 또는 반그늘에서 잘 자란다.
3 비옥한 부식질 토양에서 잘 자란다.
4 수분은 보통으로 관수한다.
5 겨울에 노지에서 월동한다.

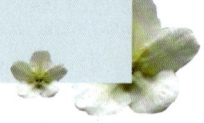

### 관절염, 통증, 산후어혈에 효능이 있는
# 박쥐나무 꽃

박쥐나무과 낙엽활엽관목 *Alangium platanifolium* 3~4m

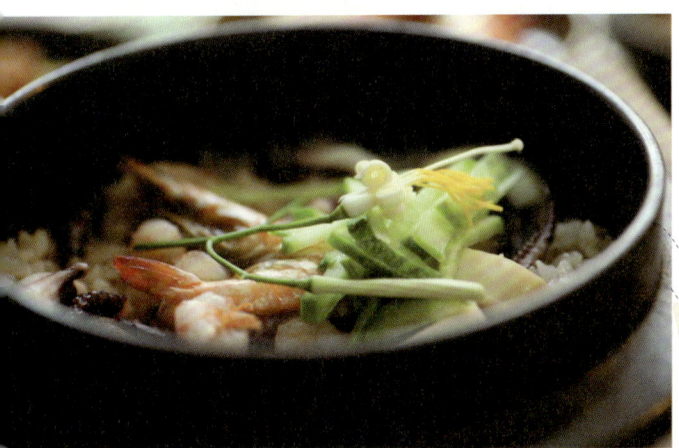

박쥐나무 꽃 솥밥

중부이북과 만주지역, 일본의 산지 그늘에서 자란다.

원줄기는 높이 2~4m 정도로 자란다. 어긋난 잎은 박쥐 날개 모양이고 잎의 길이는 7~20cm 정도이다. 가장자리는 3~5개로 얕게 갈라지고 잎 뒷면은 잔털이 있다.

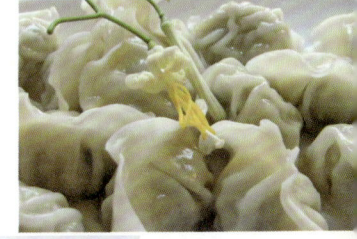

**박쥐나무 꽃과 만두**

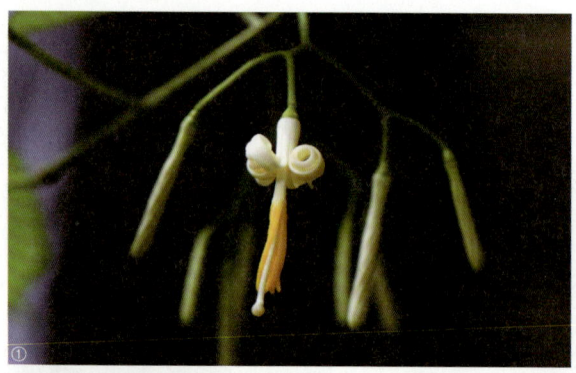

꽃은 5~7월에 취산화서로 1~4개씩 달리고 꽃받침은 뒤로 둥글게 말린다. 꽃잎은 8개이고 노란색의 선 모양이다. 본문 사진에서 노란색 부분이 꽃잎이다. 수술은 12개이고 암술은 1개이다.

열매는 9월에 결실을 하고, 짙은 파란색의 난형이다.

5~7월에 피는 꽃은 생김새가 아름답고, 잎은 가을에 노랗게 단풍이 잘 들기 때문에 공원의 관상수로 인기가 많다. '박쥐나무'의 이름은 잎의 생김새가 박쥐 날개처럼 보인다고 해서 붙었다.

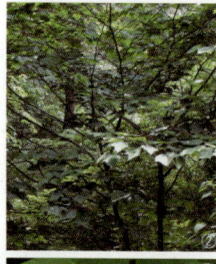
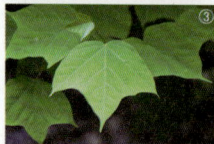

① 박쥐나무 꽃
② 박쥐나무 수형
③ 박쥐나무 잎

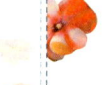

### 꽃의 맛

약간 쓴 맛, 약간 단맛, 약간 비린 맛이 섞여 있어 조금 잡스러운 맛이 난다. 박쥐나무 특유의 향기가 있어 꽃의 섭취가 어려운 편이다. 싱싱하고 아삭한 맛으로 먹을 수는 있다.

| 먹는 방법 |

5~7월에 꽃을 채취한 뒤 요리 장식용으로 사용한다. 어린 잎은 조리해서 먹는다. 뿌리는 독성이 조금 있다.

| 약성 |

잎, 뿌리, 뿌리껍질을 약용한다. 관절염, 통증, 산후어혈, 사지마비 등에 효능이 있다

| 번식 |

9월에 종자를 채취한 뒤 땅에 묻었다가 이듬해 3~4월에 파종한다. 꺾꽂이는 2~6월에 그 해 자란 가지로 한다.

| 키우기 |

1 조경 전문업체나 묘목 전문업체에서 모종을 구입한다.
2 반음지성 식물로서 음지에서도 성장이 양호하다.
3 토양을 가리지 않으나 사질 토양에서 잘 자란다.
4 수분은 보통으로 관수하되 건조하지 않도록 관리한다.
5 겨울에 노지에서 월동한다.

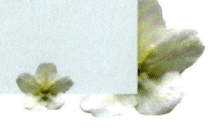

# 급성유선염, 이질에 효능이 있는
# 해당화 & 생열귀나무 꽃

장미과 나엽활엽관목 *Rosa rugosa* 1.5m

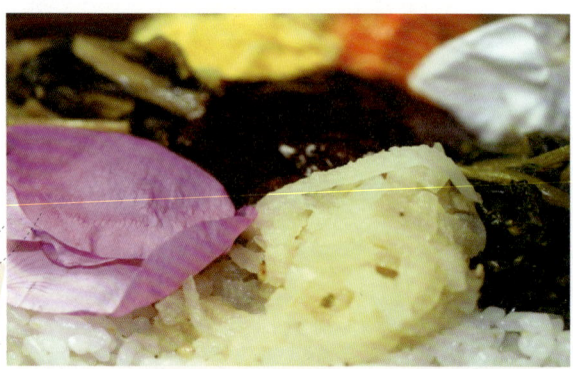

해당화 꽃으로 비빔밥

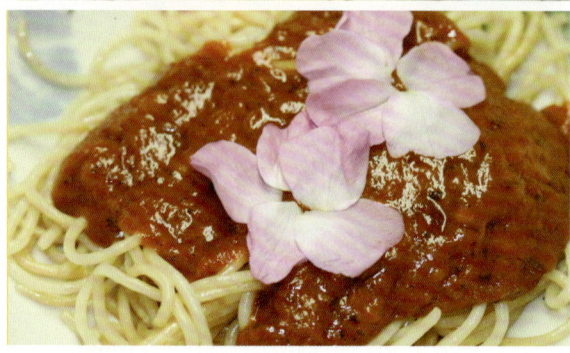

생열귀 꽃으로 스파게티

274 꽃을먹을수있는약초 **먹는 꽃 도감**

국내 자생종 꽃 중에서 가장 부담없이 즐길 수 있는 꽃이 해당화 꽃이다. 안심하고 섭취할 수 있는 장미과 특유의 달달한 맛이 해당화 꽃에 살아 있다. 산기슭에서도 자생하지만 바닷가 모래사장에서 흔히 볼 수 있으므로 씨앗을 구하는 것도 어렵지 않다.

줄기는 높이 1.5m 정도로 자라고 꽃은 5~7월에 핀다. 꽃의 지

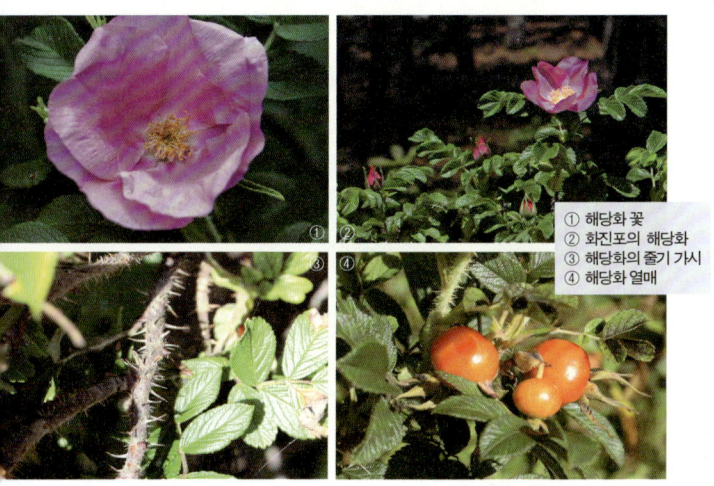

① 해당화 꽃
② 화진포의 해당화
③ 해당화의 줄기 가시
④ 해당화 열매

름은 6~9cm, 홍자색이고 장미향을 닮은 부드러운 향이 난다.

열매는 지름 2.5cm 정도이고 8~9월에 결실을 맺는다. 열매 끝에는 꽃받침이 붙어 있다. 줄기에 거친 가시가 촘촘히 있으므로 비슷한 식물과 쉽게 구별할 수 있다.

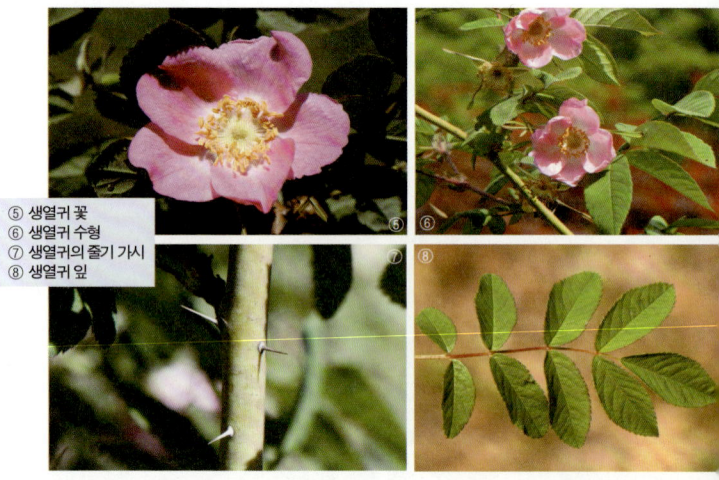

⑤ 생열귀 꽃
⑥ 생열귀 수형
⑦ 생열귀의 줄기 가시
⑧ 생열귀 잎

해당화와 거의 비슷한 생열귀나무(Rosa davurica)는 줄기의 가시가 해당화와 달리 드문드문 달리므로 쉽게 구별할 수 있다. 생열귀나무는 강원도 이북의 높은 산 계곡가에서 자생한다.

줄기는 높이 1.5m 정도로 자라고, 어긋난 잎은 5~9개의 작은 잎으로 되어 있다.

분홍색 꽃은 5월에 피고, 꽃의 지름은 4~5cm 정도이다. 흰색 꽃이 피는 품종은 '흰생열귀나무'라고 한다. 꽃잎은 5개이고 수술은 많고 암술은 여러 개이다. 번식은 해당화와 같은 방식으로 할 수 있다.

## 꽃의 맛

해당화와 생열귀나무는 꽃잎이 달달할 뿐만 아니라 육질이 부드럽고 약간의 시큼한 맛이 가미되어 있다. 노란색 꽃밥은 조금 맵다. 날것으로 먹기보다는 비빔밥이나 각종 요리와 함께 섭취하는 좋다. 꽃받침에 가시 같은 털이 있으므로 꽃잎만 식용한다.

### | 먹는 방법 |
5~7월에 꽃을 채취한다. 꽃에 날벌레가 있는지 확인하고 깨끗이 세척한 뒤 식용한다. 샐러드, 비빔밥, 각종 국물 요리에 넣거나 야채 요리와 함께 볶는다. 건조시킨 꽃잎은 차로 마시거나 술로 담글 수 있다.
열매는 날것으로 먹거나 꿀에 재어 먹는다. 효소를 담가 먹는다. 열매를 섭취할 때 열매의 안쪽 털은 떼어내고 섭취하는 것이 좋다.

### | 약성 |
5월 초에 꽃봉오리를 수확하여 그늘에서 건조시킨 뒤 약용한다. 급성유선염, 객혈, 이질, 종기, 월경불순, 적대하, 백대하, 관절염 등에 효능이 있다.

### | 번식 |
8~9월에 성숙한 열매를 수확한 뒤 껍질을 벗기고 종자를 바로 파종한다. 봄에 싹이 틀 무렵 모래땅에 꺾꽂이로 번식한다. 뿌리 근처의 곁가지를 뿌리와 함께 잘라내어 심는다.

### | 키우기 |
1 바닷가 모래사장의 풀밭에서 8~9월에 열매를 받아온다.
2 양지에서 잘 자란다.
3 사질 토양에서 잘 자란다.
4 수분은 다소 건조하게 관수한다.
5 겨울에 노지에서 월동한다.

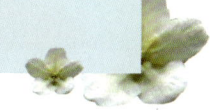

# 이뇨, 활혈, 해독에 효능이 있는
# 장미 & 찔레나무 꽃

장미과 화목식물 Rosa spp. 7m

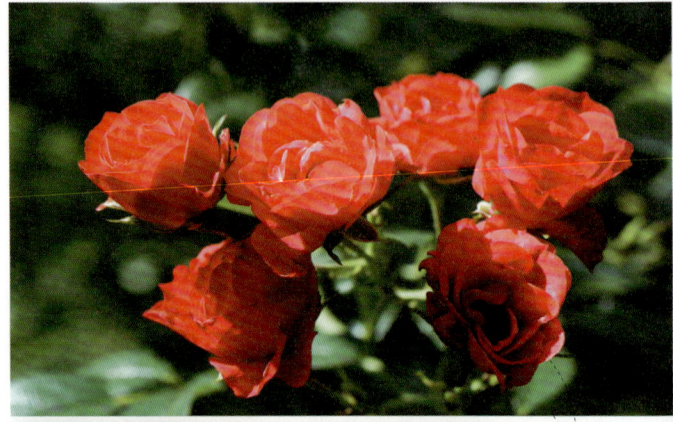

장미 꽃

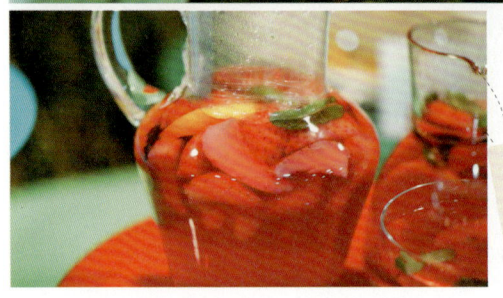

장미펀치(2년도 꽃박람회 전시작품)

우리가 흔히 보는 장미는 들장미를 교배 육성한 원예종들이다. 대부분의 장미 품종은 아시아 원산의 들장미가 기원이며, 이들 품종들이 그리스 로마시대에 유럽으로 전래되어 장미 품종이 탄생한 것이다.

그 후 2천 500년 동안 장미는 2만 5천 종의 품종이 탄생하였고 이 중 100여 종이 세계적으로 인기를 얻고 있다. 지금도 매년 평균 200여 종의 신품종이 육성되고 있다.

장미는 꽃 피는 시기와 기간이 천차만별이다. 우리나라에서는 보통 5~9월 사이에 꽃을 볼 수 있지만 사계절장미는 온도만 맞으면 연중 개화를 한다.

장미의 색상은 품종에 따라 빨간색, 분홍색, 보라색, 노란색, 흰색이 있고 꽃의 크기도 품종에 따라 매우 다양하다. 예를 들어 미

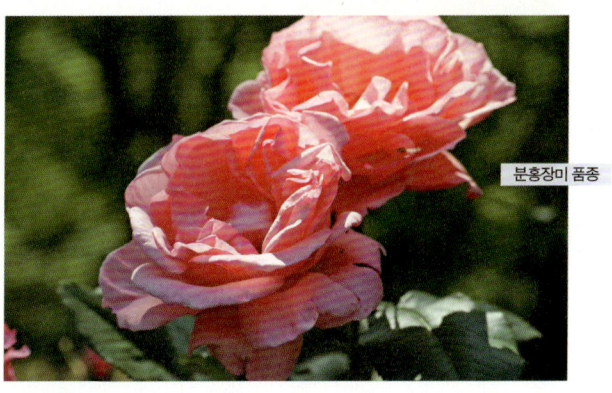

분홍장미 품종

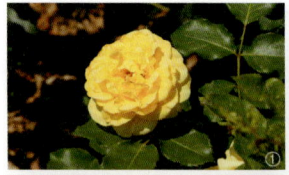
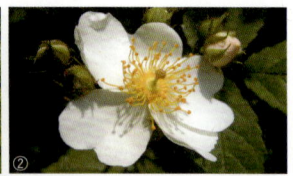
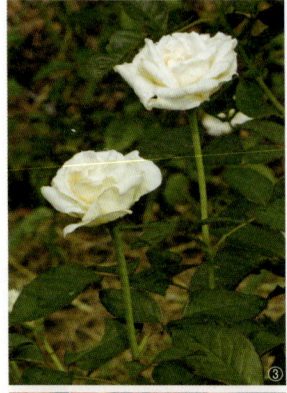
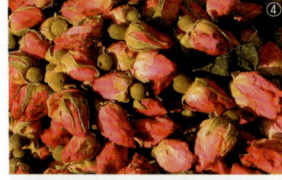

니장미는 실내에서 키울 수 있도록 육성된 조그만 장미를 말하는데, 미니장미도 꽃의 색상이 여러 가지가 있다.

장미는 대부분 꽃의 식용이 가능하다.

열매 또한 식용이 가능할 뿐만 아니라 화장품이나 향수의 주요 재료로 사용한다.

국내에서는 이미 중국산 장미가 조선시대 이전부터 보급된 것으로 추정되며, 서양장미는 광복 이후에 보급되었다. 우리나라의 들장미로는 찔레꽃, 해당화, 생열귀나무, 인가목, 돌가시나무 등이 있다.

① 노랑장미 품종
② 들장미의 하나인 찔레 꽃
③ 백장미 품종
④ 건조시킨 장미 꽃봉오리

## 꽃의 맛

장미 꽃은 꽃잎이 두툼하게 씹히지만 부드럽고 단맛, 쓴맛, 떫떠름한 맛이 가미되어 있으며 장미향이 진하게 풍긴다. 일반적으로 백장미의 맛이 가장 좋고 노랑장미의 맛이 가장 떨어진다. 백장미는 때때로 꽃잎이 설탕처럼 달콤한 경우도 있지만 노랑장미는 쓴맛이 더 강할 때도 있다. 따라서 식용 목적이라면 백장미 품종을 키우는 것이 좋다. 찔레꽃은 꽃잎이 달달하고 꽃밥은 조금 쓰다. 해당화 꽃에 비해 많이 못하다.

### 먹는 방법
5~9월 사이에 꽃을 채취한다. 꽃잎을 하나하나 떼어내어 섭취한다. 각종 요리의 샐러드로 가미한다. 백장미는 술을 담글 때 사용한다. 꽃잎으로 시럽을 만든다. 잘 건조시킨 꽃봉오리로 장미펀치를 담그거나 차로 마신다. 장미 열매와 들장미 열매는 잼, 젤리, 마멀레이드를 만들 뿐만 아니라 술을 담그거나 차로 마신다.

### 약성
장미는 정체를 알 수 없는 교배종이 많으므로 약용을 피하는 것이 좋다. 찔레나무는 위염, 소변불리, 각기, 신장염, 월경통, 변비, 부종의 치료에 효능이 있다.

### 번식
가을에 금년도에 자란 가지를 잘라 심는다.

### 키우기
1 꽃집에서 모종을 구입한다.
2 양지에서 잘 자란다.
3 비옥한 사질 토양을 좋아한다.
4 수분은 보통으로 관수한다.
5 겨울에 노지에서 월동한다.

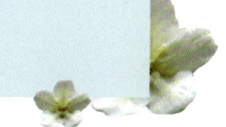

## 산후어혈, 구충, 복통에 효능이 있는
# 화살나무 & 회잎나무 꽃
노박덩굴과 낙엽활엽관목  *Euonymus alatus*  3m

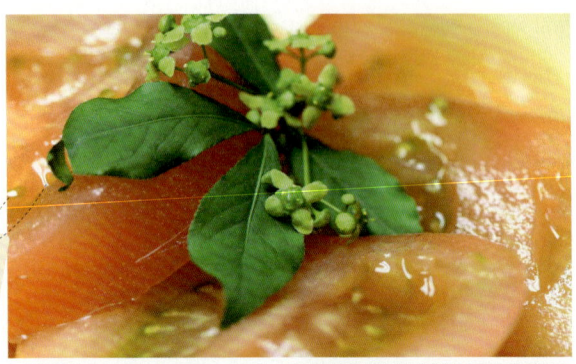

화살나무 꽃과 요리

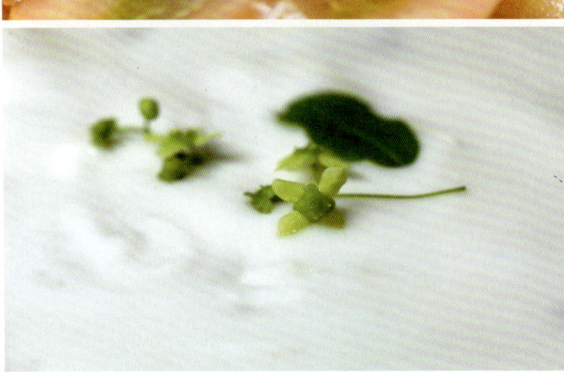

회잎나무 꽃과 요거트

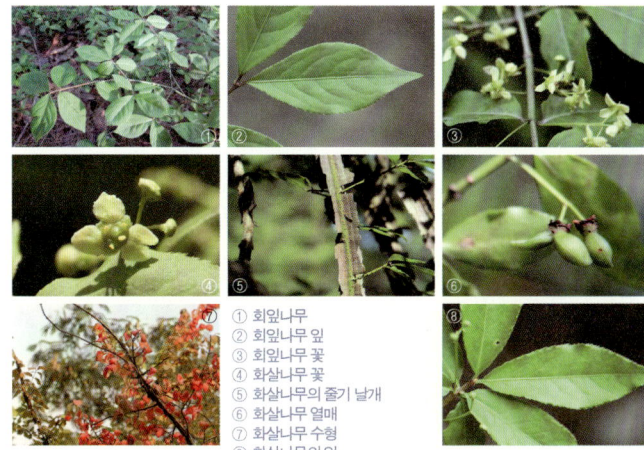

① 회잎나무
② 회잎나무 잎
③ 회잎나무 꽃
④ 화살나무 꽃
⑤ 화살나무의 줄기 날개
⑥ 화살나무 열매
⑦ 화살나무 수형
⑧ 화살나무의 잎

노박덩굴과에는 독성식물이 많기 때문에 노박덩굴과 식물을 식용할 때는 여러 가지로 주의할 점이 많다.

회잎나무와 화살나무는 노박덩굴과 식물이지만 오래 전부터 어린 잎을 나물로 섭취해 온 검증된 식물이므로 꽃의 식용이 가능할 것으로 추정된다. 또한 이 유사종들의 꽃을 차로 섭취하는 것이 검증되었으므로 꽃의 식용도 문제가 없을 것으로 보인다.

전국의 높은 산에서 자생하는 화살나무는 높이 3m 정도로 자라고 꽃은 5~6월에 핀다. 꽃의 지름은 1cm 정도이고 잎 겨드랑이에서 대개 3개씩 달린다.

회잎나무는 꽃과 잎이 화살나무와 거의 비슷하기 때문에 혼동되는 경우가 많은데, 회잎나무 줄기에는 날개가 없으므로 쉽게 구별할 수 있다.

## 꽃의 맛

화살나무 꽃은 꿀샘이 얇게 도포되어 있다. 전체적으로 단맛과 고소한 맛이 있지만 조금 쓴 맛이 날 때도 있다. 회잎나무 꽃도 꿀샘이 얇게 도포되어 있다. 맛은 약간 달고 약간 쓰며 약간 텁텁하다.

| 먹는 방법 |

5~6월에 꽃을 채취한다. 꽃을 요리의 장식 꽃으로 사용한다. 잘 건조시킨 꽃을 차로 음용한다.
어린 잎은 조리해 먹거나 차로 음용한다.

| 약성 |

화살나무의 날개가 있는 줄기를 약용한다. 산후어혈, 구충, 복통, 몸 안의 뭉친 피를 풀어주는 효능이 있다.

| 번식 |

종자, 꺾꽂이

| 키우기 |

1 묘목상가에서 화살나무나 회잎나무 모종을 구입한다.
2 양지에서 잘 자란다.
3 둘 다 비옥한 토양을 좋아한다.
4 수분은 보통으로 관수한다.
5 겨울에 노지에서 월동한다.

## 항암 성분이 있는
# 동백나무 꽃
차나무과 상록활엽소교목 *Camellia japonica* 15m

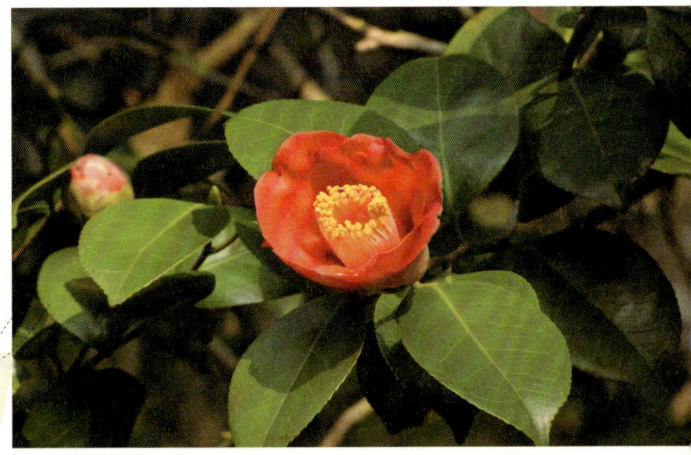

동백나무 꽃

전라도와 남부 해안지방, 제주도에서 자생하는 동백나무는 높이 15m 정도로 자라고, 어긋난 잎은 타원형이거나 긴 타원형이다. 잎의 길이는 5~12cm 정도이고, 가장자리에 파도 모양 톱니가 있다. 꽃은 12월부터 개화를 하지만 보통 4월에 많이 개화한다. 꽃은 잎 겨드랑이나 줄기 끝에서 1개씩 달리고 꽃의 길이는 3~5cm 정도이다.

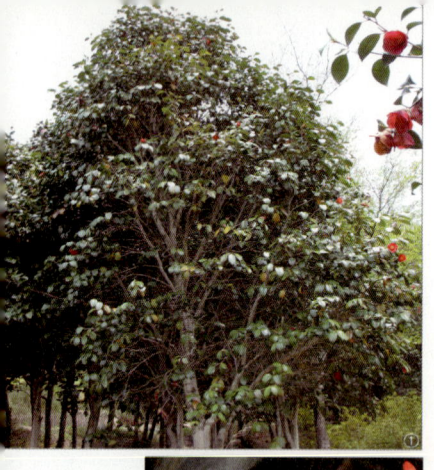

꽃받침잎은 5개이고, 꽃잎은 5~7개이다. 노란색 수술은 100여 개이고, 암술대는 3개로 갈라진다.

열매는 지름 3~5cm의 둥근 모양이고 9~10월에 결실을 맺는다.

성숙한 열매는 붉은색 껍데기가 저절로 벌어지면서 2cm 크기의 씨앗이 보이는데 보통 3~9개씩 들어 있다.

씨앗에는 동백유가 함유되어 있는데 이 기름은 머릿기름으로 사용할 뿐만 아니라 사람이 식용할 수도 있다.

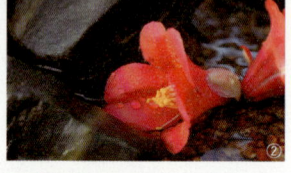

① 유달산의 동백나무
② 물가에 떨어져 있는 동백나무 꽃
③ 동백나무 열매
④ 동백나무 잎

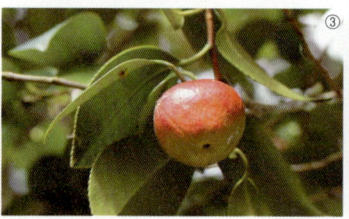
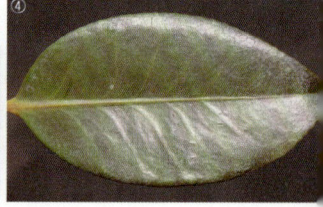

### 꽃의 맛

꽃잎은 두툼한 식감이 있다. 노란색 꽃밥은 매우 맵다. 날것으로 먹기에는 어려운 점이 많다. 흰동백나무 꽃은 꽃잎이 조금 달달하다.

| 먹는 방법 |

12~4월 사이에 꽃을 채취한다. 날것으로 먹기에는 맵기 때문에 요리 장식용으로 사용한다. 잘 건조시킨 꽃은 차로 음용한다. 건조시킨 꽃을 야채처럼 조려 먹거나 떡 요리에 사용한다. 어린 잎은 차나무 잎처럼 차로 음용한다.

| 약성 |

꽃을 잘 건조시킨 뒤 약용한다. 타박상, 종기, 비출혈, 지혈, 장풍 하리 등에 효능이 있고 항암 성분이 있는 것으로 알려져 있다.

| 번식 |

9~10월에 종자를 채취해 바로 파종한다. 3~4월, 6~8월에 꺾꽂이로 번식시킨다.

| 키우기 |

1 꽃집에서 묘목을 구입한다.
2 반음지성 식물이다. 양지에서 키울 경우 꽃의 유지 기간이 단축될 수도 있다.
3 사질 토양에서 잘 자란다.
4 수분은 보통으로 관수한다.
5 중부 내륙지방의 경우 보온 처리를 하면 월동할 수도 있다.

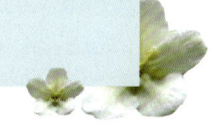

신경쇠약, 저혈압, 당뇨병을 치료하는
# 두릅나무 & 음나무 꽃
두릅나무과 낙엽활엽관목  *Aralia elata*  3~4m

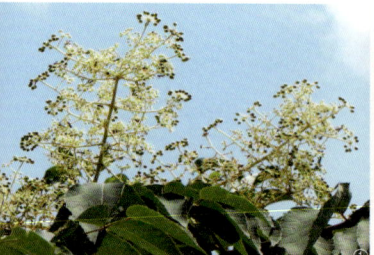
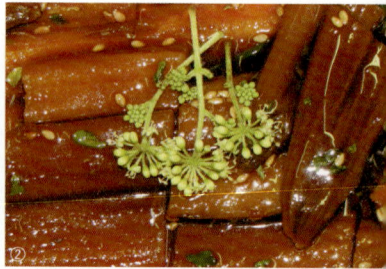
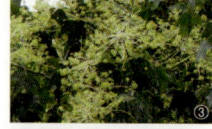
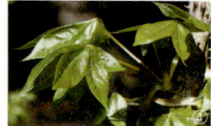

① 두릅나무
② 장어 요리와 두릅나무 꽃 장식
③ 음나무 꽃
④ 음나무 어린 잎

두릅나무과에 속하는 '두릅나무', '음나무', '가시오갈피나무' 꽃은 산형화서에서 자잘한 꽃들이 모여 달린다. 꽃이 예쁘지는 않지만 유명한 약용 식물이므로 한 번쯤 먹어 볼 만하다.

이들 나무의 꽃들은 공통적으로 아삭한 식미가 있지만 약간 비린 맛이 나기 때문에 과다섭취하면 속이 울렁거릴 수도 있다. 달달한 소스나 고추장에 찍어 먹는 것이 좋다.

참고로, 이들 나무들은 전부 벌 같은 날벌레들이 좋아하는 여름 꽃이므로 식용하기 전에 반드시 세척하는 것이 좋다.

## 빈혈, 자양강장에 효능이 있는
# 연꽃
연꽃과 여러해살이풀  *Nelumbo nucifera*  1~3m

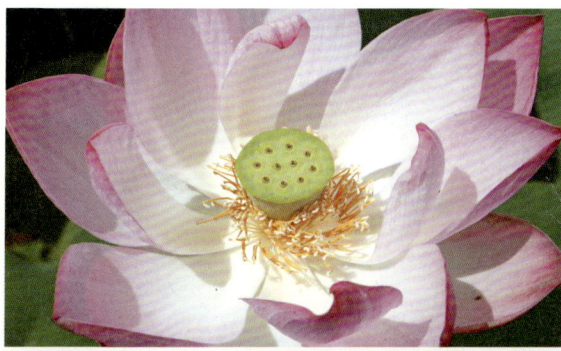

홍련과 연밥

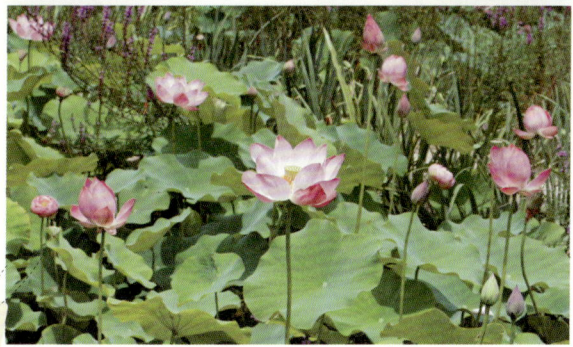

연꽃 단지

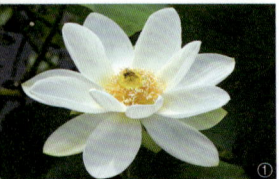
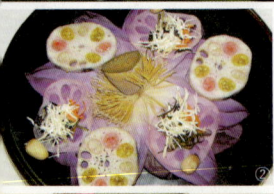
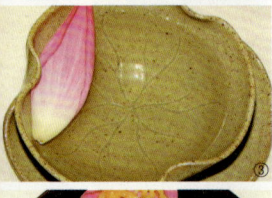
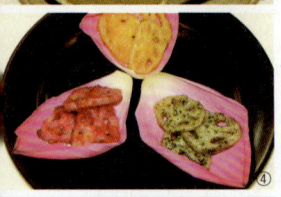

① 백련
② 연자 조림(봉선사 사찰음식박람회)
③ 연꽃 차
④ 연꽃 잎 데코레이션

열대아시아와 호주가 원산지이다. 꽃은 7~8월경에 1송이씩 피고 흰색 꽃은 백련, 붉은색 꽃은 홍련이라고 부른다.

꽃의 지름은 10~20cm 정도이고 꽃받침은 녹색, 꽃봉오리 안에는 녹색의 화탁(연방)이 있다. 화탁의 지름은 10cm 정도이고 구멍에는 씨앗인 연자가 들어 있다. 열매는 10월에 성숙한다.

줄기는 물 속 뿌리 줄기에서 올라온 뒤 수면 위로 1m 정도 자란다. 연꽃은 잎이 수면 위로 올라온 뒤 허공에 떠 있고, 수련은 수면에 잎이 붙어서 자라므로 이 점으로 연꽃과 수련을 구별할 수 있다. 잎은 둥근 형태이고 지름 40cm 정도이다.

연꽃은 뿌리, 잎자루, 열매, 꽃 등 전체를 식용할 수 있다. 아스파라긴, 비타민 C, 레시틴, 칼륨 성분이 함유되어 있는 연근(뿌리)는 조려먹거나 튀겨먹을 수 있다.

열매는 볶아 먹거나 삶아먹고, 잎은 연밥 같은 여러 가지 음식을 만들 때 음식물을 포장하거나 연잎 차로 마신다. 꽃은 음식물을 장식하거나 차로 마시는데 음식 장식에는 홍련 꽃잎, 차는 백련 꽃잎을 사용한다. 어린 줄기는 샐러드로 먹거나 야채처럼 볶아먹는다.

## 꽃의 맛

꽃을 통째로 차를 만들어 마시거나 모양내기로 사용한다.

### | 먹는 방법 |
연꽃차는 8월 말에 수확한 꽃을 통째로 찜통에 쪄서 며칠 정도 건조시킨 뒤 습기가 차지 않는 장소에 보관하거나 냉동시킨 뒤 차로 우려 마신다. 꽃 1송이당 20~30인분의 연꽃차를 만들 수 있다. 때때로 잘 건조시킨 어린 잎을 연꽃차로 음용하기도 한다.

### | 약성 |
연꽃, 열매, 잎, 뿌리를 약용한다. 해열, 설사, 월경불순, 빈혈, 자양강장 등 여러 가지 약용 효과가 있다.

### | 번식 |
종자, 뿌리줄기

### | 키우기 |
1 수생식물 전문 도매상에서 모종을 구입한 뒤 수조(연못)에 화분을 담근다.
2 양지성 식물이므로 햇볕이 잘 드는 곳에서 키운다.
3 뿌리번식의 경우 연근으로 자라지 않은 땅 속 뿌리줄기를 2마디 정도 잘라 점토질 토양이나 황토 흙의 화분에 심는다.
4 종자 번식의 경우 종자를 물에서 발아시킨 뒤 뿌리가 나오면 황토 75%, 물 25%를 채운 곳으로 옮긴다.
5 겨울에 노지에서 월동할 수 있지만 강원도의 추운 지방에서는 비닐하우스로 월동 처리한다.

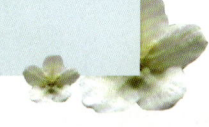

*Part* 5

# 1년 365일 허브 꽃 먹기

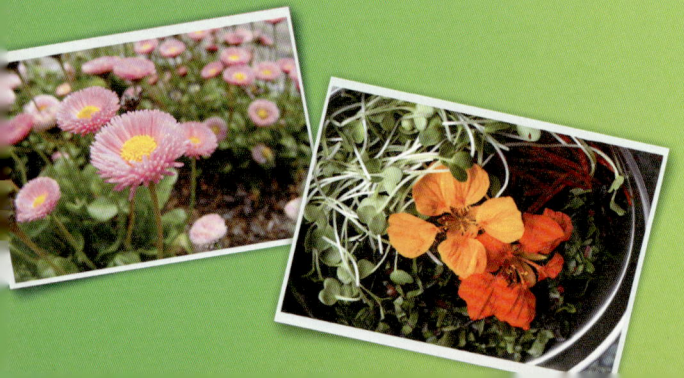

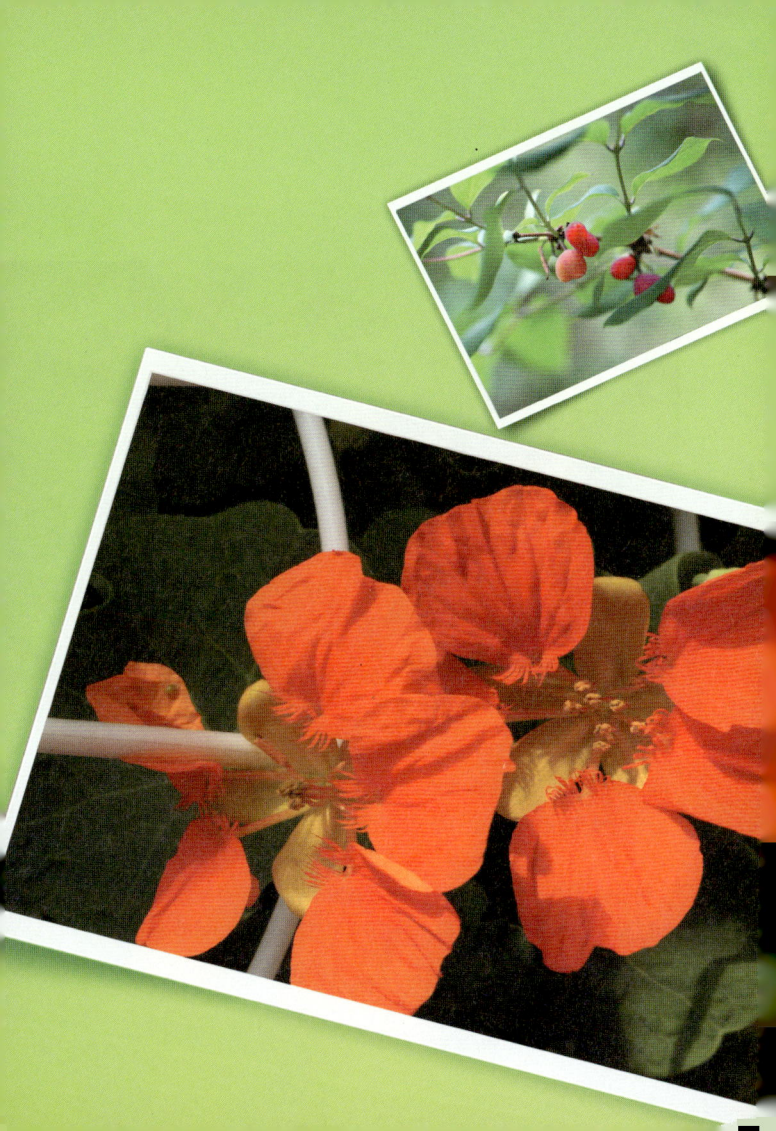

### 몸 속의 독성을 없애주는
# 한련화
한련과 덩굴성 한해살이풀 Tropaeolum majus 1.5~3m

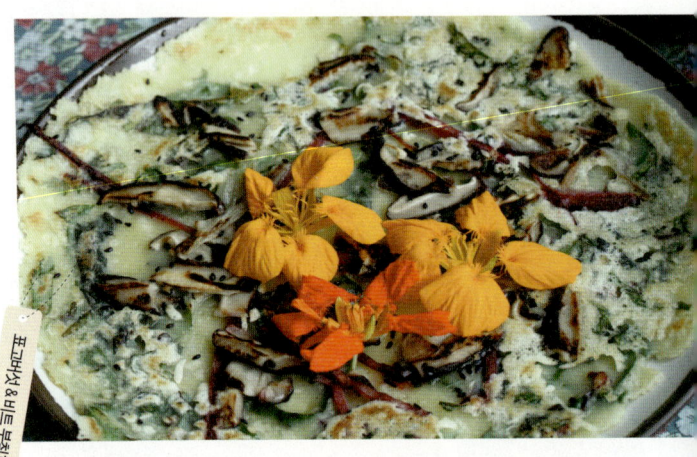

표고버섯&비트 부침과 한련화

가장 인기 있는 먹는 꽃인 한련화는 중남미 안데스산맥의 볼리비아, 콜롬비아의 해발 3000m 이하에서 해변가까지 자생한다. 원산지에서는 여러해살이풀이지만 국내에서는 한해살이풀로 취급한다.

어긋난 잎은 작은 연잎처럼 생겼고 9개의 맥이 부채살로 퍼지며, 잎맥이 조금 패여 있다. 꽃은 6월에 잎 겨드랑이에서 꽃대가 올라온 뒤 1개씩 달린다. 꽃의 지름은 2.5~5cm 정도이고 꽃받침조각과 꽃잎은 5개, 꽃받침조각의 하단부는 하나로 합쳐진다.

번식력이 매우 왕성할 뿐만 아니라 꽃이 무리지어 피기 때문에 실내에서 온도를 적절히 맞춰주면 1년 내내 꽃을 수확하여 식용할

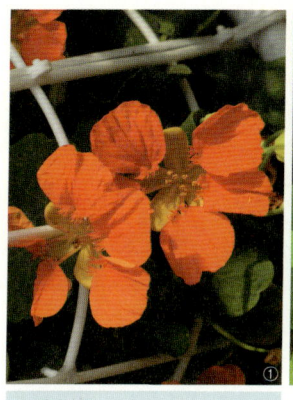
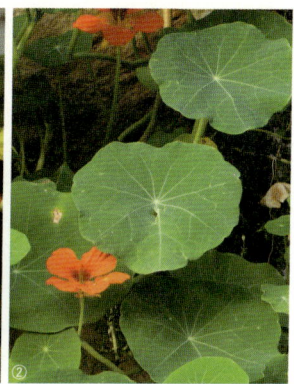

① 한련화 꽃
② 한련화 잎

수 있다.

꽃의 색상은 붉은색, 노란색, 크림색, 오렌지색 등이 있다.

길이 2cm 정도의 열매는 안쪽이 3개로 갈라져 있고 각각 1~1.5cm 길이의 씨앗이 들어 있다.

유럽에서 '승전화(勝戰花)'라고 불리는 이 식물은 우리나라의 땅에서 자라는 연꽃이란 뜻에서 한련(旱蓮)이라는 이름이 붙었다. 영어로는 나스터티움(Nasturtium)이라고 부른다.

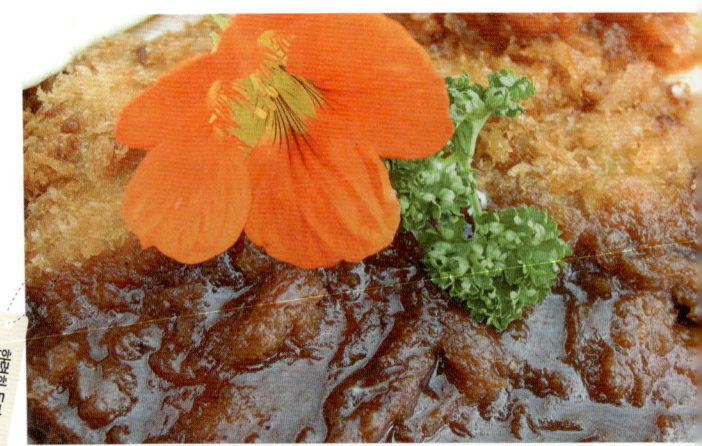

한련화

한련화는 꽃, 잎, 오일, 씨앗 등 식물체 전체를 먹을 수 있는 정평이 난 식물이다. 꽃은 샐러드로 즐길 수 있을 뿐만 아니라 비빔밥 같은 한식과 스테이크, 돈가스 같은 각종 양식을 먹을 때 데코레이션을 겸해 먹을 수 있다.

약간의 후추(겨자) 풍미가 있는 꽃은 온실과 실내에서 키울 경우 1년 내내 수확할 수 있으므로 동서양의 식용 꽃 전문 음식점에서 매우 중요한 먹는 꽃으로 활용한다.

노지에서 키우는 한련화는 보통 6월경에 피지만 온실이나 실내에서 키울 경우 연중 꽃을 수확할 수 있다. 연잎을 닮은 어린 잎은 이른 여름부터 서리가 내리기 전까지 식용할 수 있다.

## 꽃의 맛

연한 겨자 맛이 난다. 세계적으로 가장 안전하고
인기 있는 먹는 꽃이다.

### | 먹는 방법 |

꽃의 맛은 톡 쏘는 겨자 맛이 연상된다. 씹으면 두툼한 육질과 약간의 물컹한 즙이 스며 나온다. 꽃을 식용할 때는 날것으로 먹거나 비빔밥, 각종 샐러드로 먹는다.

잎은 전체적으로 물냉이 혹은 후추 맛과 비슷하다. 어린 씨앗은 날것 또는 구워서 식용하거나 분말화하여 후추 대용으로 사용한다. 꽃은 때때로 진딧물이 발생할 수 있으므로 세척해서 식용한다.

### | 약성 |

꽃 100g당 130mg 정도의 비타민 C가 함유되어 있다. 전초는 항균, 항진, 이뇨, 설사, 월경 촉진, 거담, 변비에 효능이 있고 몸 속 독성을 없애는 효능이 있다.

### | 번식 |

종자(4월) 또는 꺾꽂이(봄, 가을)

### | 키우기 |

1 화원에서 건강한 모종을 구입한다.
2 양지 또는 밝은 그늘에서 키우고 여름에는 약간 차양막을 설치한다.
3 토양은 가리지 않지만 물빠짐이 좋은 토양을 권장한다.
4 비료는 1개월 간격으로, 수분은 보통으로 공급한다.
5 정원에서 키울 경우 화단이나 무밭, 배추밭 둘레에서 키우면 한련화에서 기생하는 진딧물이 각종 곤충을 유인하는 효과가 있다. 실내에서는 베란다에 암석 정원을 꾸미거나 걸이분으로 키운다.
6 노지에서 키운 한련화는 겨울에 실내로 옮긴다.

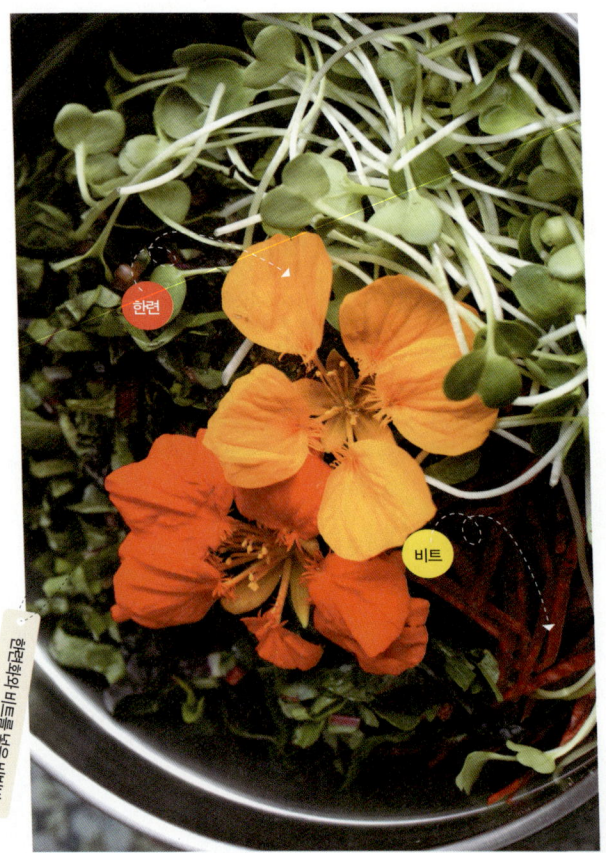

## 간질, 천식, 이뇨에 효능이 있는
# 팬지(비올라) 꽃
*제비꽃과 한해살이풀 Viola tricolor 10~25cm*

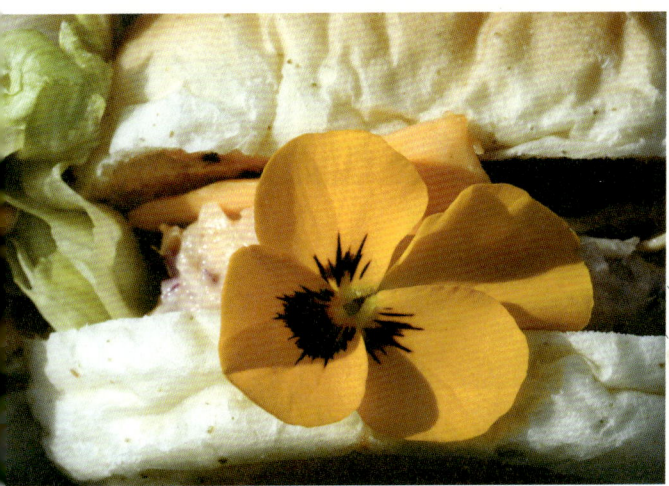

참치샌드위치와 팬지

사랑의 묘약이라고 하는 유럽 원산의 팬지는 원산지에서는 여러해살이풀이지만 국내에서는 한해살이 또는 두해살이풀로 취급한다. 꽃은 흰색, 노란색, 자주색 꽃이 피거나 여러 색상이 혼합된 꽃이 있고, 교배종이 많아 최근엔 다양한 색상의 꽃을 볼 수 있다. 흔히 도로변 화단에 즐겨 심는다.

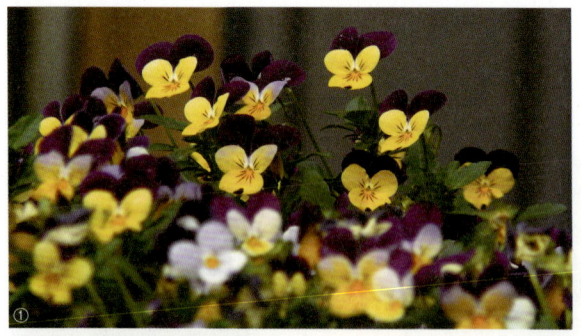

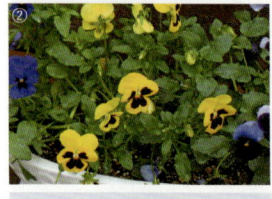

① 팬지
② 꽃

꽃의 지름은 5cm 정도이고 흡사 사람의 얼굴을 연상시킨다. 꽃잎은 5개인데 상단 2개의 잎은 크며 무늬가 없고, 하단 3개의 잎은 무늬가 있고 크기가 서로 다르다. 꽃의 중앙에는 뾰족한 털이 있다.

팬지는 추위에 강건해 남부지방에서 월동이 가능하지만 중부지방에서는 겨울에 실내에서 키운다.

번식은 가을과 봄에 씨앗으로 할 수 있는데, 꽃이 개화하려면 낮은 온도가 필요하므로 일반적으로 가을에 씨앗을 뿌리고 봄에 꽃을 본다.

봄에 뿌린 씨앗은 여름에 적은 수의 꽃이 피지만 최근 나오는 원예종들은 여름에도 개화량이 많다.

역사적으로 볼 때 팬지는 영국의 Charles Bennet의 딸인 메리 엘리자베스 베넷(1785~1861년)이 아버지의 정원에서 키우면서 유럽 전지역에 알려졌다. 당시 그녀와 그녀의 정원사는 삼색제비꽃이라고 불리는 Viola Tricolor와 그 외의 팬지류를 교잡종하여 신품종을 만들었고, 이것을 1813년 원예세계(horticultural world)에서 소개하면서 팬지는 유럽 전역에서 선풍적인 인기를 얻는다. 이후 러시아, 미국 등에서도 큰 인기를 얻으면서 지금은 장미 다음으로 대중적인 꽃으로 알려지게 된다.

이름 '팬지'는 프랑스어 단어인 Pensee(사색)에서 유래된 말로 꽃의 생김새가 인간이 사색하는 모습을 연상시킨다고 해서 붙었다. 로맨틱과 사색을 상징하는 꽃 팬지는 근대 자유사상가들의 기호로 흔히 사용되었고 각종 문학이나 시인, 예술가들의 예술 소재로 흔히 인용되었다.

대표적으로 앙리 루소는 팬지 그림이 그려진 편지를 어느 연인에게 보내면서 "당신에게 나의 모든 팬지를 받칩니다."라고 하였다.

1887년 반 고호는 'Mand met viooltjes'라는 그림에서 팬지 꽃을 그렸다.

세익스피어의 '한여름밤의 꿈'을 읽으면 사랑의 묘약이 등장하는데 이 묘약은 팬지로 만든 즙(주스)이라고 한다. 고대 유럽에서는 팬지를 허트이즈(Heartease)라고 불렀는데 팬지로 만든 약은 이별의 상처를 아물게 하는 효능이 있었기 때문이라고 한다.

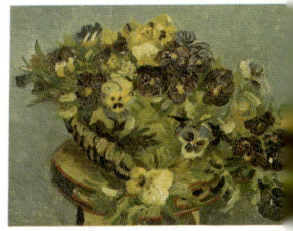
반 고호의 Mand met viooltjes

## 꽃의 맛

텁텁하거나 매운맛, 조금 미세한 단맛이 난다.

### | 먹는 방법 |

꽃의 색상에 따라 조금씩 맛이 다르다. 노란색 팬지는 약간 달달한 맛이 나고 그 외의 팬지는 텁텁하거나 맵다. 꽃은 날것, 샐러드, 수프로 먹거나 음식의 고명으로 먹는다. 수프로 조리할 때는 아욱과 식물인 무궁화 꽃이나 마쉬멜로우 꽃처럼 조금 많이 넣어 진하게 조리한다.

### | 약성 |

전초를 약용할 경우 간질, 천식, 염증, 발한, 기관지염, 백일해, 가슴 통증, 류마티스, 방광염, 이뇨 등에 효능이 있고 피부 트러블, 습진 등에 외용한 기록이 있다. 꽃은 노란색, 녹색 등의 염료식물로 사용하고 잎은 리트머스 용도로 사용할 수 있다.

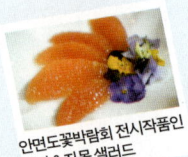

안면도꽃박람회 전시작품인 팬지 & 자몽 샐러드

### | 번식 |

종자(9월), 포기나누기
(가을 또는 꽃이 개화한 직 후)

### | 키우기 |

1 화원에서 건강한 모종을 구입한다.
2 밝은 반양지가 좋다. 그늘에서도 성장이 양호하지만 꽃이 적게 핀다.
3 토양은 가리지 않지만 부식질의 물빠짐이 좋은 토양에서 잘 자란다.
4 수분은 흙이 건조할 때 촉촉하게 공급한다.
5 9월에 씨앗을 뿌리면 이듬해 4~5월에 꽃이 핀다.
6 중부지방에서는 월동이 불가능하므로 겨울에 실내로 옮긴다.

| 참고 |
## 팬지(비올라)의 맛 비교
같은 시기에 심은 뒤 같은 날 3종류의 꽃을 먹어 보고 비교하였다.

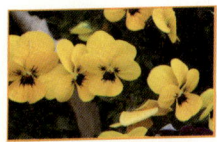

### 1. 노란색 팬지 꽃
약간 텁텁하지만 단맛이 있다. 날것으로 무난하게 식용할 수 있지만 식감이 좋지 않으므로 샌드위치 등에 넣어 먹는다. 한 번에 다량 섭취할 경우 설사를 유발할 수도 있다.

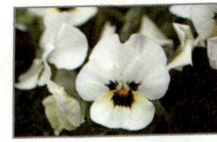

### 2. 흰색 팬지 꽃
조금 텁텁하고 조금 맵다. 날것보다는 조리해서 먹는 것이 좋다.

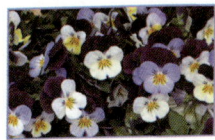

### 3. 보라색 팬지 꽃
전체적으로 매운맛이 있다. 조리해서 먹거나 먹는 것을 회피한다.

바흐 꽃 처방으로 유명한
# 임파첸스
봉선화과 한해살이풀 *Impatiens walleriana* 15~60cm

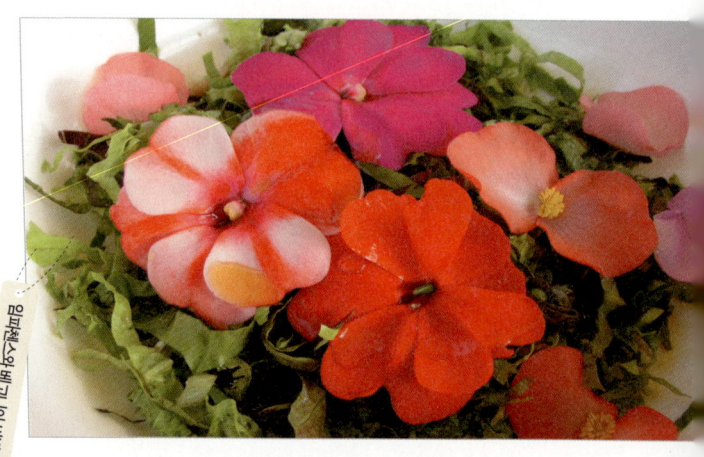

임파첸스아이스백

바흐 꽃 처방으로 유명한 임파첸스는 국내에서는 흔히 '아프리카 봉선화'라고도 불린다. 케냐와 모잠비크 사이의 동부 아프리카에서 자생하며 원산지에서는 여러해살이풀이지만 국내에서는 한해살이풀로 취급한다. 공해는 물론 어두운 곳에서도 잘 자라기 때문에 도로변 화단이나 가정집에서 흔히 키운다.

4~5월에 씨앗을 뿌리면 6~9월 사이에 개화한다. 실내에서 키울 경우 한겨울에도 꽃을 볼 수 있다.

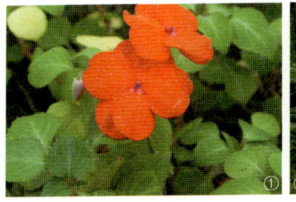 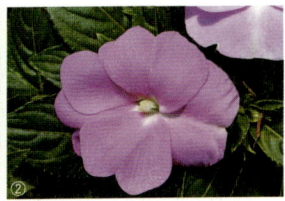

① 붉은색 꽃이 피는 임파첸스
② 뉴기니 봉선화

 어긋난 잎은 길이 3~12cm 정도이고 줄기 상단부 잎은 돌려나는 것처럼 보인다. 꽃의 크기는 2~5cm 정도이고, 최근 나오는 원예종들은 겹꽃 품종이 있다.

 꽃은 잎 겨드랑이에서 1~3개씩 달리고, 꽃의 색상은 흰색, 붉은색, 분홍색 등이 있다. 이 종류의 식물들은 열매가 성숙하면 부풀어오른 뒤 손으로 건드리면 툭 터진다고 하여 'Touch Me Not'이라는 이름으로도 불린다.

 임파첸스의 유사종은 뉴기니 원산의 '뉴기니 봉선화'가 있고, 국내 자생종에는 '봉선화'와 '물봉선'이 있다. '봉선화'는 예로부터 식용 불가능한 식물로 알려져 있는데 이 종류의 식물들은 미네랄 함량이 많아 정기적으로 대량 섭취하면 몸에 좋지 않은 영향을 주기 때문이다. 그러나 잎을 데쳐서 식용하거나 소량 섭취하면 몸에 영향을 주지 않는 것으로 보고 있지만 류마티스, 관절염, 통풍, 신장결석 등의 증세가 있는 사람들은 섭취에 주의해야 한다.

 만일 봉선화류의 꽃을 식용하고 싶다면 임파첸스 정도만 먹는 것이 좋으며 가급적 소량 섭취를 원칙으로 한다.

# 꽃의 맛

예로부터 먹는 꽃으로 인기가 많지만
아무런 식미가 없다.

| 먹는 방법 |

꽃잎의 육질이 매우 풍부하고 부드럽다. 식미면에서는 거의 아무 맛도 나지 않는 맹한 맛이므로 비빔밥 등에 넣어 먹는다. 이때 꽃잎에 참기름을 조금 뿌린 뒤 비벼 먹는다. 아무래도 부드러운 육질 때문에 식용 꽃으로 인기를 얻은 것으로 추정된다.

| 약성 |

알려진 약성 정보가 없다. 봉선화과 식물인 물봉선이 신경과민, 정신긴장을 풀어주는 바흐 플라워 처방 꽃으로 유명하므로 그와 같은 방식으로 임파첸스를 응용할 수 있다. 바흐 플라워란, 성숙한 꽃을 해가 뜨기 전 채집하여 샘물에 하룻 동안 우려낸 뒤 우려낸 물을 끓여서 만든 꽃의 엑센스를 신경과민 등에 처방하는 기법을 말한다.

| 번식 |

종자 또는 꺾꽂이

| 키우기 |

1 화원에서 건강한 모종을 구입한다.
2 양지 또는 반그늘에서 키우되 약간 그늘진 곳을 권장한다.
3 토양은 가리지 않지만 물빠짐이 좋은 토양을 권장한다.
4 수분을 주기적으로 공급하는데 습하지 않도록 한다.
5 15℃ 이하로 내려가면 실내로 옮긴다.

| 참고 |
### 임파첸스와 꽃의 생김새가 비슷한 일일초(매일초)
일일초는 협죽도과 식물이므로 꽃의 식용을 피하는 것이 좋다. 일일초는 꽃잎이 5개로 갈라져 5개의 꽃잎이 달려 있는 것처럼 보이므로 임파첸스와 구별할 수 있다.

### 노화방지에 효능이 있는
# 토레니아
현삼과 한해살이풀 *Torenia fournieri* 20~30cm

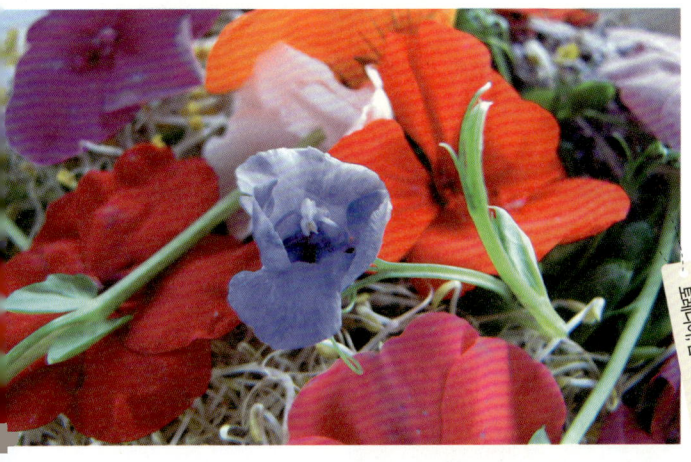

토레니아, 임파첸스 한련화 비빔밥

관공서 화단이나 공원 화단에서 흔히 볼 수 있는 인도차이나 원산의 한해살이풀이다.

최근 토레니아의 꽃을 쥐에게 먹인 결과 노화방지에 효능이 있는 것으로 확인되었다. 사실 모든 꽃들은 항산화 성분이 있으므로 꽃을 식용하면 노화방지에 효능이 있다고 식용 꽃 연구가들은 말한다. 토레니아의 경우에는 특히 쥐의 뇌 활동에 많은 도움을 주는 것으로 연구되었다.

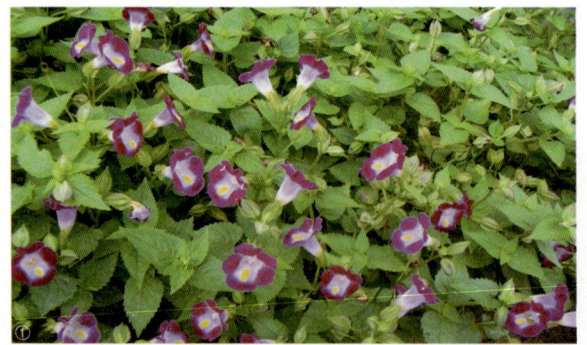

줄기는 4개의 능선이 있고 줄기 단면이 사각형처럼 보인다. 꽃은 8~10월 사이에 총상화서로 달리는데 햇빛을 자주 받을수록 꽃이 많이 핀다. 꽃의 생김새는 입술 모양이고 색상은 흰색, 붉은색, 분홍색, 파란색 등이 있다.

줄기가 밑에서 갈라지면서 올라오므로 번식력이 강하고 텁수룩하게 자라는 경향이 있다.

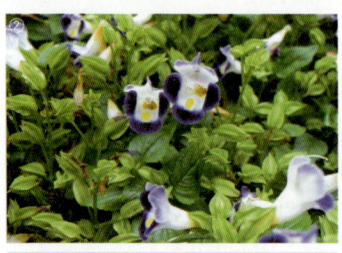

가정집에서 키울 경우 화단에서 키우고, 실내에서는 걸이분에서 키운다. 화원에서 모종을 쉽게 구입할 수 있는 흔한 꽃이다.

① 붉은색 꽃
② 파란색 꽃

# 꽃의 맛

## 식용 가능한 꽃이다.

### | 먹는 방법 |
꽃에서 약간의 향이 있다. 샐러드로 먹거나 비빔밥으로 먹는다. 도로변 화단에서 채취한 토레니아의 꽃은 깨끗이 세척한 뒤 식용한다

### | 약성 |
전초에 대해서는 알려진 약성 정보가 없다. 꽃은 노화방지에 효능이 있는 것으로 연구되었다.

### | 번식 |
종자 또는 꺾꽂이(초여름)

### | 키우기 |
1 화원에서 건강한 모종을 구입한다.
2 양지 또는 반그늘에서 키운다. 양지에서 키울 경우 꽃이 많아진다.
3 물빠짐이 좋고 비료질이 풍부한 토양에서 잘 자란다.
4 꽃 개화 시기를 피해 1개월에 한 번 액체비료를 공급한다.
5 비교적 습한 곳을 좋아하므로 여름철에는 수분을 주 2~3회 충분히 공급한다.
6 화단의 고사리, 비비추류의 꽃과 잘 어울린다.
7 15~30℃의 온도에서 잘 자라며 겨울에는 실내로 옮긴다.

# 신경성 정신불안에 좋은 식용 꽃
# 보리지

지치과 한해살이풀  *Borago officinalis*  15~100cm

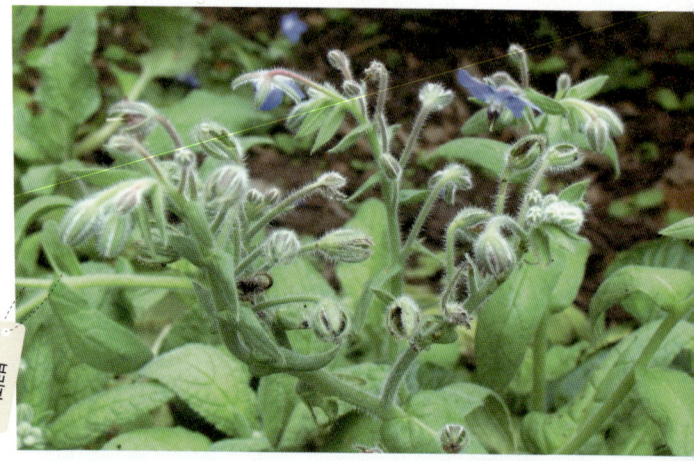

보리지

보리지는 예로부터 많이 알려진 식용 꽃이지만 씨앗에서 추출한 오일 성분 중에서 간에 나쁜 성분이 있는 것으로 최근 연구되었다. 따라서 간 관련 질환이나 간암이 있는 사람들은 식용을 피하는 것이 좋다.

식물체 전체에 강한 털이 많아 속명 Borago라는 이름이 붙었다. Borago는 라틴어 Borra(강모)에서 유래된 말이다.

유럽 지중해가 원산지인 보리지는 예로부터 의약 및 식용 꽃으로 널리 알려진 식물이다. 특히 항우울증에 효능이 있는 것으로 알려져 고대인들은 술에 보리지를 넣어 마시기도 하였다.

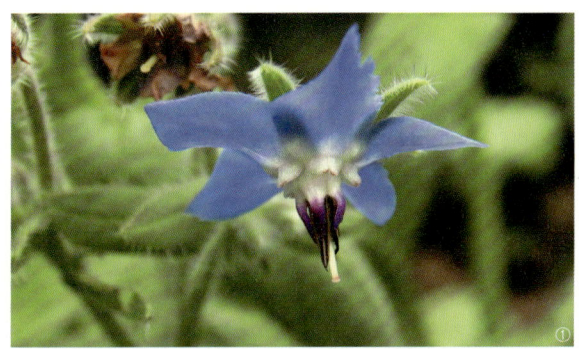

어긋난 잎은 길이 5~20cm 정도이고 줄기에 잔털이 많이 있다. 잎에서는 약간 오이 냄새가 난다. 꽃은 7~8월에 보라색으로 피고 한두 송이씩 순서대로 달린다.

꽃잎은 5장, 별 모양으로 갈라지고, 수술은 검정색이다. 꽃받침과 꽃대의 잔가시는 손으로 만지면 통증이 느껴질 정도로 아프다

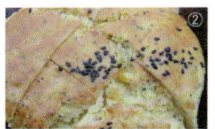

### TIP 보리지 샐러드 만들기

10송이의 보리지 꽃, 시큼한 사워(Sour) 크림, 설탕, 후추, 식초, 소금, 잘게 간 적양파, 오이, 토마토를 섞는다.

① 보리지의 꽃
② 보리지 가루를 넣은 빵 (봉평 허브나라)

## 꽃의 맛

전통적으로 먹는 꽃으로 유명하다.

### | 먹는 방법 |

꽃에서 연한 오이 향이 나고 약간의 단맛이 가미되어 있다. 꽃은 샐러드로 먹거나 비빔밥으로 먹을 수 있고 과일 안주의 데코레이션으로 사용한다. 잎은 약간의 소금 맛과 오이 맛이 난다. 잎을 식용할 경우 조리해 먹거나 와인주에 넣어 먹는다. 잎을 날것으로 먹으면 감촉이 매우 좋지 않으므로 잘게 썰어 샐러드로 먹는다.

꽃과 잎을 차로 우려 마시기도 한다. 말린 잎과 줄기는 가루를 내어 각종 제과·제빵의 맛내기용 허브로 사용한다.

### | 약성 |

잎은 포타슘, 칼륨 함량이 매우 높다. 전초는 우울증, 불안증, 이뇨, 신장, 진정제, 피부염에 효능이 있다.

신선한 잎은 각종 염증의 찜질팩으로 사용한다. 약용할 경우 간 관련 질병이 있는 환자에게는 투여하지 않는다.

### | 번식 |

종자(봄)

### | 키우기 |

1 화원에서 건강한 모종을 구입한다.
2 양지 또는 반그늘에서 키운다.
3 보습력이 좋은 토양을 좋아하고, 석회질 토양에서 특히 잘 자란다.
4 꽃대가 올라올 무렵 액체비료를 공급한다.
5 겉흙이 마르면 충분히 수분을 공급한다.
6 겨울에는 실내로 옮긴다.

## 살균, 진통, 강장에 효능이 있는
# 페퍼민트

꿀풀과 여러해살이풀  Mentha x piperita  30~100cm

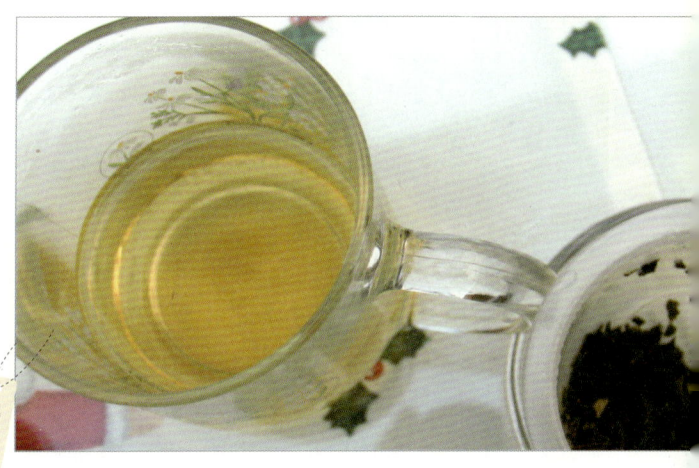

페퍼민트 차

  차로 마시기 좋은 페퍼민트는 흔히 '민트'라고 불리는 박하 향이 나는 식물이다.

  원래 영국이 원산지이지만 수많은 교잡종이 탄생하면서 원산지를 구분하는 것이 무의미해졌다. 박하 향이 필요한 각종 향수, 치약, 아로마 제품, 가공식품에서 사용하고 국내에서는 페퍼민트 차로 인기가 많다.

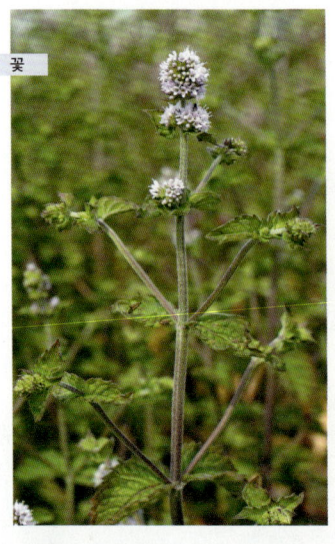
꽃

높이 30~100cm 정도로 자란다. 줄기는 직립으로 서고 잎은 마주난다. 잎에는 잎자루가 있고 가장자리에 톱니가 있으며 5~8쌍의 잎맥이 있다.

꽃은 6~7월에 보라색으로 달린다. 잎겨드랑이마다 입술 모양의 꽃이 수상꽃차례로 피는데 꽃받침은 5개로 갈라지고 꽃부리는 4개로 갈라진다.

꽃은 심심풀이로 따먹을 만하지만 날벌레가 많은 여름 꽃이므로 식용시 세척한 후 먹는다.

잎은 가정에서 흔히 페퍼민트 차로 마시는데 보통 6~7월에 수확한 뒤 건조시키거나 싱싱한 잎을 차로 마신다. 잎은 살균 목적의 목욕 첨가제로 사용할 수 있다. 페퍼민트의 이름은 향기가 후추(Pepper)처럼 톡 쏜다고 하여 이름 붙었다.

> **TIP 페퍼민트 차 만들기**
>
> 페퍼민트의 잎 2-3장을 흐르는 물에 세척한 뒤 뜨거운 물에 우려 마신다. 건조시킨 잎보다는 생잎을 우려 마시는 것이 더 맛있다.

# 꽃의 맛

쓰디쓴 박하 풍미가 있다.

## |먹는 방법|

꽃은 톡 쏘는 박하 맛과 약간의 매운맛이 난다. 비빔밥으로 먹거나 샐러드로 먹는다. 어린 잎은 차로 마시거나 맛내기용 허브 조미료로 사용할 수 있을 뿐만 아니라 톡 쏘는 맛의 샐러드나 비빔밥으로 잘게 썰어 먹는다. 이 종류의 식물들은 대부분 식용 가능하지만 엑센셜 오일 형태로 과다 섭취할 경우 임산부의 낙태를 유발할 수도 있다.

## |약성|

전초는 살균, 진통, 건위, 강장, 감기, 폐결핵, 빠른 심장박동, 신경피로, 복부 가스에 효능이 있다. 잎을 우려 마시는 페퍼민트 차는 두통, 소화장애, 구강살균에 효능이 있다. 때때로 불임 치료 목적으로 사용하기도 하지만 임산부는 특히 오일 형태로 사용하는 것을 금하는 것이 좋다. 오일은 보통 살균 목적으로 사용한다.

## |번식|

물꽂이, 잔가지를 물에 담가두면 1~4주일 뒤 뿌리를 내리는데 이때 흙으로 옮겨 심는다.

## |키우기|

1 잎 뒷면을 확인해 상태가 좋은 건강한 모종을 구입한다.
2 양지 또는 반그늘에서 키운다.
3 토양은 가리지 않지만 물빠짐이 좋은 토양을 권장한다.
4 수분은 보통으로 공급한다.
5 정원에서 키울 경우 스스로 교배 및 번식이 매우 잘 되는 식물이므로 다른 민트류와 구분해서 심는다.
6 노지에서 월동이 가능하다.

## 살균, 우울증, 불임에 효능이 있는
# 세이지
꿀풀과 두해/여러해살이풀 Salvia officinalis 30~90cm

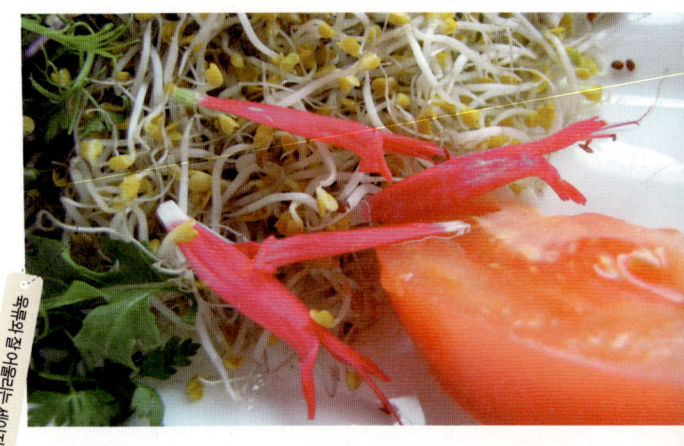

콩나물과 잘 어울리는 세이지 꽃

기름진 음식과 궁합이 잘 맞는 세이지는 외래종 허브 중에서 가장 부담없이 먹을 수 있는 식물이다. 꽃의 색상과 잎 모양에 따라 다양한 품종이 있는데 인기 품종은 붉은색 계통의 꽃이 피는 체리세이지, 파인애플세이지, 핫립세이지 등이 있다.

파인애플세이지(Salvia elegans)는 멕시코 원산이며 붉은색 꽃이 핀다. 꽃에서 파인애플 향기가 난다고 하여 파인애플세이지라는 이름이 붙었다. 꽃은 날것으로 먹고 잎과 줄기는 약용한다.

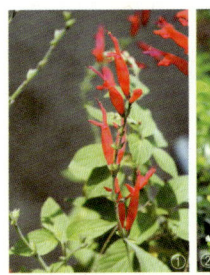
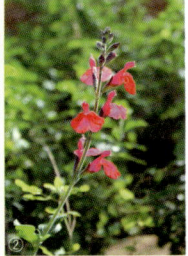

① 파인애플세이지
② 체리세이지

체리세이지(Salvia greggii)는 꽃에서 체리 향기가 난다고 하여 이름이 붙었다. 꽃은 먹을 수 있고 약간의 쓴 맛과 꿀샘이 있다.

핫립세이지(Salvia Microphylla)는 체리세이지의 변종으로 꽃이 비교적 맛있고 꿀샘이 풍부하다. 식용 및 약용하거나 세안제로 사용한다.

흰색 계통의 꽃이 피는 클라리세이지(Salvia sclarea)는 꿀샘이 있고 약간 쓰다. 꽃과 잎에서 진한 바닐라 향기가 나는 것이 특징이다.

블루세이지(Salvia far inac Benth)는 지중해 북안이 원산지이며 파란색 꽃이 핀다. 꽃을 날것으로 먹으면 쓴 맛이 강하므로 보통 돼지고기 같은 육류를 조리할 때 사용한다.

멕시칸세이지(Salvia leucantha)는 멕시코가 원산지이며 멕시칸부쉬세이지라고도 불린다. 다른 세이지와 달리 잎과 꽃에서 벨벳 같은 질감이 있다.

온두라스가 원산지인 후루츠세이지(Salvia dorisiana)는 분홍색 꽃이 피며 꽃에서 여러 가지 과일 향이 난다. 꽃에는 꿀샘이 있지만 약한 편이고 꽃잎의 식감은 아삭하다.

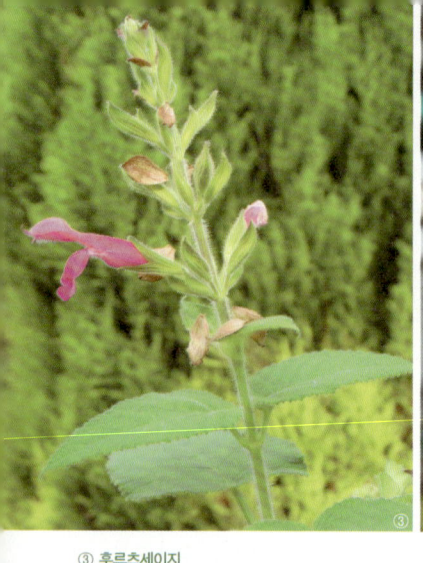
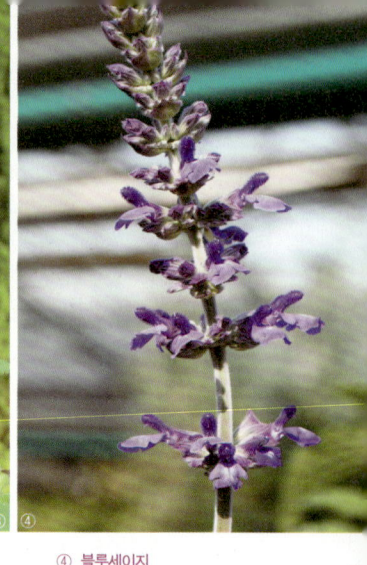

③ 후르츠세이지
⑤ 핫립세이지

④ 블루세이지
⑥ 멕시칸세이지

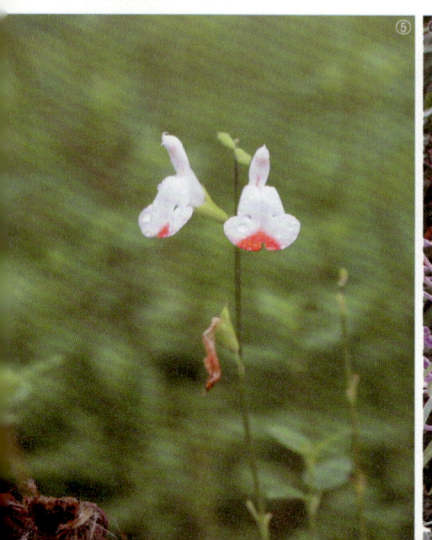
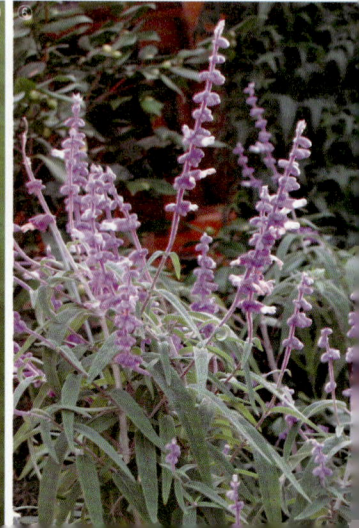

# 꽃의 맛

세계적으로 식용 및 약용 꽃으로 유명하다.

## 먹는 방법

붉은색 계통의 세이지 꽃은 꿀샘이 발달해 있고 상큼할 뿐만 아니라 향이 좋다. 붉은색 계통은 꽃을 날것으로 식용하고 푸른색 계통의 세이지 꽃은 조리해서 먹는다. 붉은색 세이지 꽃은 소세지와 육류 같은 기름진 음식, 각종 음료나 칵테일과 매우 궁합이 잘 맞고 소화에 도움을 준다. 그 외 비빔밥, 샌드위치, 샐러드로 먹기도 한다.
잎은 절임, 조림, 샌드위치로 먹고, 카레 같은 각종 음식의 맛내기로 사용한다. 건조시킨 잎은 가루를 내어 조미료 대용으로 사용하는데 최소한 6개월 안에 식용해야 한다. 전초에서 얻은 정유는 아이스크림, 과자 제조에 사용한다.

## 약성

약용 역사가 매우 길다. 전초는 살균, 불안, 우울증, 불임, 자양강장, 관절통 등에 효능이 있다. 과다 복용할 경우와 유효기간이 지난 잎은 독성이 있으므로 임산부에 처방하지 않는다. 파인애플세이지는 30cm 정도로 자라면 밑동을 놔두고 수확해서 약용한다.

## 번식

종자(4월) 또는 꺾꽂이

## 키우기

1 양지 또는 밝은 반그늘에서 키우는데 양지를 권장한다.
2 물빠짐이 좋은 알칼리성 토양을 권장한다.
3 수분은 조금 건조하게 관리한다.
4 정원에서 암석정원 등을 꾸미거나 아파트 베란다의 햇볕이 잘 드는 곳에서 키운다.
5 겨울에 실내로 옮긴다.

## 설사, 변비, 신장 질환에 효능이 있는
# 데이지

국화과 한/두해/여러해살이풀 *Bellis perennis* 10cm

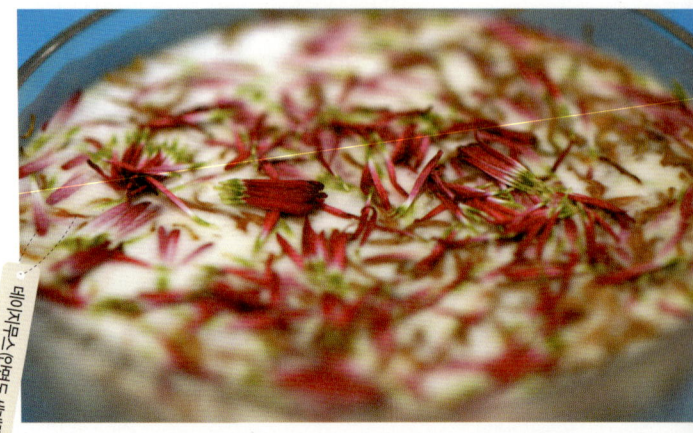

(데이지무스 출처: 네이버블로그)

 오랫동안 먹어 온 꽃 데이지는 유럽, 영국, 서아시아가 원산지이며 흔히 '잉글리시데이지'라고 불린다. 그 외에 샤스타데이지, 리빙스턴데이지, 하이데이지, 페리스데이지 등의 품종이 있는데 우리가 알고 있는 데이지는 보통 잉글리시데이지를 말한다.

 꽃은 봄과 가을 사이에 피고 흰색, 분홍색, 붉은색 꽃이 달린다. 높이 10cm 내외로 자라고 긴 꽃대가 올라온 뒤 두상화서로 하나의 꽃이 달린다.

데이지처럼 두상화서 모양의 꽃이 피는 국화과 식물들은 대개 차로 우려 마시는 경우가 많다. 만일 싱싱한 꽃을 식용하고 싶다면 보통 혀꽃이라고 불리는 꽃잎 부분만 식용한다. 예로부터 약용

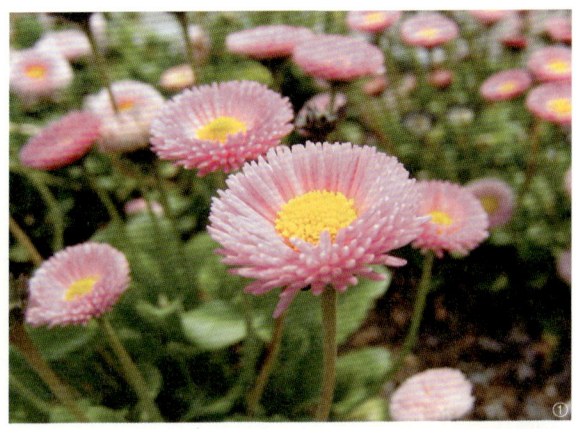

및 식용 꽃으로 많이 알려진 식물이지만 꽃의 맛은 그다지 좋지 않다.

아프리카가 원산지인 리빙스턴데이지는 잎의 생김새가 두툼한 다육질이므로 쉽게 구별할 수 있다.

① 잉글리시데이지
② 리빙스턴데이지

## 꽃의 맛

싸하고 쓰다. 때때로 맵거나 신맛이 난다.

### | 먹는 방법 |

중앙의 관상화 부분을 제외한 혀꽃(꽃잎) 부분만 식용한다. 샌드위치, 샐러드, 수프에 넣어 먹거나 각종 요리에 데코레이션을 겸해 식용한다. 잎은 매운맛이 나며 보통 익혀서 식용한다.

### | 약성 |

말린 꽃, 또는 전초를 약용한다. 각종 통증, 설사, 변비, 관절염, 간 염증, 신장 질환에 효능이 있다.
최근 에이즈(HIV) 치료제로서의 가능성이 연구되었다.
잎은 각종 상처와 타박상에 외용으로 바른다.
푹 달인 뿌리 즙은 습진, 괴혈병 치료제로 사용한다.

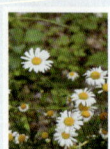
**샤스타데이지**

### | 번식 |

3~5월, 9월에 씨앗을 수확하자마자 바로 파종한다. 발아온도가 15~20°C이므로 여름철과 겨울철에는 파종을 피한다.

### | 키우기 |

**1** 화원에서 건강한 모종을 구입한다.
**2** 양지 또는 밝은 반그늘에서 잘 자란다.
**3** 토양은 가리지 않지만 물빠짐이 좋은 점질 토양을 권장한다.
**4** 수분은 보통보다 조금 건조하게 관리한다.
**5** 겨울에는 실내로 옮긴다.

## 기침, 감기, 기관지염에 효능이 있는
# 멕시칸스위트

마편초과 여러해살이풀 *Phyla dulcis* 2m

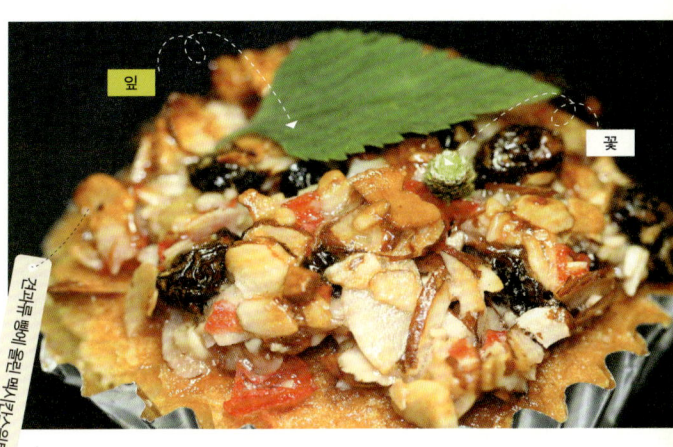

잎

꽃

건조시킨 잎에서 스테비아보다 강한 단맛이 난다

설탕보다 1천 배의 단맛이 나는 멕시칸스위트는 아즈텍스위트 허브(Aztec Sweet Herb), 하니허브(또는 Honeyherb)라고도 불릴 정도로 단맛으로 유명한 이 식물은 멕시코와 카리브해의 쿠바, 푸에르토리코, 콜롬비아, 베네주엘라가 원산지이다.

고대 아즈텍에서 설탕 대용으로 사용된 이 식물은 스페인 탐험가들에 의해 16세기경 유럽에 상륙하였다. 당시 스페인의 화학자들은 이 식물의 당도를 규명하려고 애를 썼는데 훗날 프란체스코

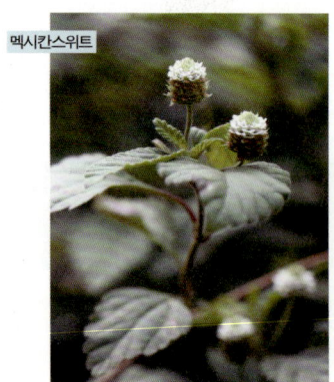
멕시칸스위트

헤르난데스라는 의사에 의해 이 식물의 감미성분이 발견되었고, 이 감미성분에 자신의 이름을 따 Hernandulcin라고 이름 붙였다.

이 성분은 사탕수수나 사탕무에 들어 있는 감미 성분보다 1천 500배 높은 감미 성분이므로 꽃잎을 씹으면 말 그대로 설탕이 혀에서 살살 녹는 느낌이 든다.

하지만 이 식물은 장뇌 성분이 풍부해 사탕수수처럼 설탕으로 산업화하기에는 난관이 많아 결국 잊혀져 갔고, 근래 들어 천연감미료 붐이 일어나면서 외국의 식물애호가들 사이에서 은근히 인기를 얻기 시작하고 있다.

꽃의 크기는 지름 1~2mm 정도일 정도로 매우 작다. 꽃을 식용할 경우 꽃받침까지 식용해야 하는데 꽃받침이 매우 쓰므로 가급적 꽃잎만 속아서 음식물에 뿌려 먹는 방식으로 식용한다. 일반적으로 각종 음료의 감미료로 사용하는 것이 좋다.

멕시칸스위트의 전초는 높이 50~200cm로 자라고 꽃은 7~8월 사이에 개화한다. 줄기는 쓰러지는 경우가 많고 덩굴처럼 제멋대로 자라는 속성이 있다. 꽃, 잎, 뿌리에 강한 향기가 있고 씹으면 단맛과 쓴 맛을 함께 느낄 수 있다. 흰색 꽃잎 부분만 분리해 식용하면 쓴 맛이 나지 않는 100% 단맛을 보여준다.

# 꽃의 맛

아즈텍 인들이 설탕 대용으로 식용한
단맛이 나는 꽃으로 유명하다.

## | 먹는 방법 |
꽃을 식용할 경우 꽃잎은 달고, 꽃받침은 매우 쓰므로 꽃받침을 분리한 뒤 식용한다. 잎에서도 쓴 맛과 단맛이 공존하는데 아무래도 쓴 맛이 매우 강한 편이요. 멕시코에서는 여러 요리에서 조미료 대용으로 사용한다. 이 식물의 쓴 맛은 약간의 독성이 있는 것으로 연구되었다. 이 독성 중 몇몇 성분이 암 치료에 가능성이 있을 것으로 연구되고 있지만 아직 정확하게 내려진 결론은 없다.

## | 약성 |
아즈텍의 주술사들은 감기에 달콤한 허브를 처방하였다. 멕시코의 민간에서는 예로부터 기침, 감기, 기관지염, 천식, 복통 치료에 이 허브를 사용한 기록이 있는데 19세기경 스페인 의사들은 이러한 처방을 타당하다고 인정하였다.

## | 번식 |
종자, 포기나누기, 꺾꽂이

## | 키우기 |
1 허브 전문 식물원을 통해 건강한 모종을 구입할 수 있는지 문의해 본다.
2 양지 또는 반그늘에서 잘 자란다.
3 토양은 가리지 않지만 물빠짐이 좋은 토양을 권장한다.
4 수분은 보통으로 공급한다.
5 중부지방에서는 겨울에 실내로 옮긴다. 남부지방에서는 노지에서 월동이 가능할 것으로 추정된다.

## 저감미료 시대의 최고 허브식물
# 스테비아
국화과 여러해살이풀  Stevia rebaudiana  70~100cm

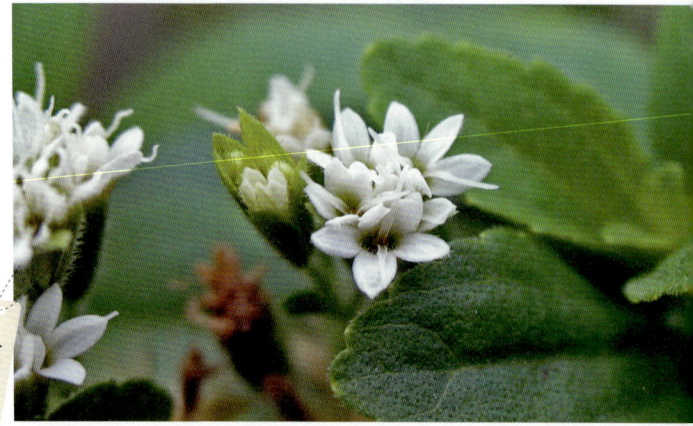

스테비아의 꽃

 앞에서 설명한 '멕시칸스위트'는 단맛과 쓴 맛이 공존하기 때문에 날것으로 먹기에는 고충이 많지만 '스테비아'는 순도 100%의 단맛만 가지고 있어 입에 넣는 순간 혀에서 살살 녹는다.
 식물체에는 알려진 독성이 전혀 없으므로 꽃과 잎을 동시에 먹을 수 있는데 그 옛날 먹었던 신화당의 맛을 연상시키듯 매우 달콤한 맛이 특징이다. 꽃은 말 그대로 입에서 살살 녹는 느낌이며 잎 또한 사르르 녹는 느낌이다.

남미의 브라질과 파라과이가 원산지인 이 식물은 스테비오사이드(stevioside) 성분이 감미의 근원이며 이는 설탕의 300배에 달하는 단맛을 보여준다.

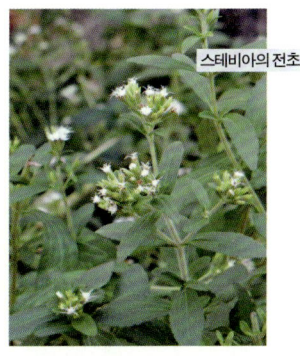
스테비아의 전초

식용 방식은, 꽃을 수확하거나 잎을 수확해 날것으로 바로 먹는데 먹는 순간 매우 달콤한 맛을 바로 느낄 수 있다. 잡맛이 전혀 없는 달콤한 감미를 자랑하는 식물이므로 가정에서 한 번쯤 키워 볼 만하다.

원산지에서는 하천 주변의 습한 곳에서 자생한다. 높이 1m 내외로 자라며 마주난 잎은 가장자리에 톱니가 있고 식물체 전체에 부드러운 잔털이 있다.

꽃의 크기는 지름 0.6cm 정도이고 관상화가 5~6송이씩 모여서 핀다. 근대 초에는 이 식물의 정체가 명확하게 규명되지 않아 이 식물의 식용을 여러 국가에서 금지해 왔으나 이웃 일본은 수십 년 전부터 양성화했고 미국 또한 최근 식품 첨가물로 양성화했다.

국내에서는 1970년경부터 연구 목적으로 재배하기 시작하였고 최근 캔디, 제과 등을 제조할 때 식품 첨가물로 스테비아를 양성화시킬 예정이다. 수확 최적기는 9월이다.

속명 Stevia는 스페인의 식물학자이자 의사인 페트로 자코브 스티브(Petrus Jacobus Stevus)의 이름에서 따왔다.

## 꽃의 맛

세계적으로 달콤한 맛이 나는 꽃으로 유명하다.

### | 먹는 방법 |
설탕에 비해 당도가 150~300배 정도 높고 당도가 오래간다. 싱싱한 꽃은 날것으로 먹어도 매우 달콤하다. 잎도 6~7% 정도의 감미 성분이 함유되어 설탕보다 40배의 단맛이 있으므로 날것으로 식용한다.
싱싱한 잎과 건조시킨 잎은 각종 절임 음식에 설탕 대용으로 사용하거나 계절음료에 설탕 대용으로 사용한다. 가루 잎은 차로 음용한다. 칼로리가 낮은 천연 감미료이므로 저감미료 붐에 알맞은 최고의 식물이다.

### | 약성 |
알려진 약성 정보가 없다. 아직까지 알려진 독성 성분도 없다. 현재는 몇몇 국가에서 코카콜라를 비롯한 각종 상업용 음료수 및 설탕 같은 감미료 제조에 화학감미료인 사카린 대신 이 식물을 사용하고 있다.

### | 번식 |
종자(씨앗이 작아 실패율이 높다.), 꺾꽂이(매우 잘 된다.)

### | 키우기 |
1 화원에서 건강한 모종을 구입한다.
2 양지 또는 반그늘을 권장한다.
3 토양은 가리지 않지만 물빠짐이 좋은 토양을 권장한다.
4 수분은 보통보다 약간 건조하게 공급한다.
5 겨울에는 실내로 옮긴다. 남부지방에서는 겨울철 월동이 그 해 기온에 따라 때때로 가능하다.

## 향균, 살균의 효능이 있는
# 라벤더

꿀풀과 여러해살이풀/소관목  *Lavandula x heterophylla*  0.4~1.5m

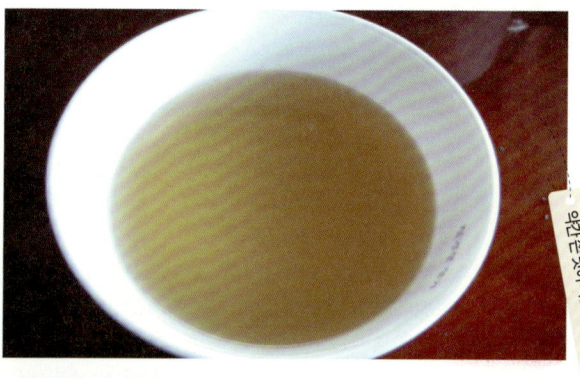

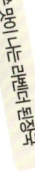

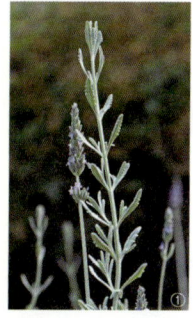

국내에서 흔히 볼 수 있는 스위트라벤더(*Lavandula X heterophylla*)는 지중해와 카나리아 제도에서 자생하며, 프랑스 서부지역에서 자생하는 *Lavandula dentata*와 *Lavandula angustifolia*의 교배종으로 보고 있다.

키는 60cm 내외로 자라고 잎은 가장자리가 뭉툭하게 갈라져 있다. 꽃은 보라색이고 수상화서로 자잘하게 달린다.

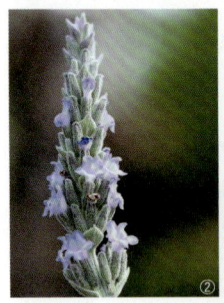
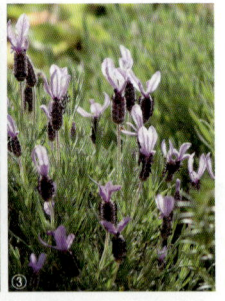

① 스위트라벤더
② 스위트라벤더 꽃
③ 프렌치라벤더 꽃

라벤더의 원종 중 하나인 *Lavandula dentata*는 '프리지드라벤더'라고 불린다. 꽃과 잎을 건조시킨 뒤 포프리나 각종 맛내기용 조미료로 사용할 수 있다.

잉글리시라벤더(*Lavandula angustifolia*)는 진짜 라벤더라는 뜻에서 '트루라벤더'라고도 불린다. 꽃과 잎을 건조시킨 뒤 포프리나 각종 맛내기용 조미료로 사용할 수 있다. 일반적으로 라벤더를 식용 및 약용하려면 변종보다는 원종을 사용해야 한다. 교배종에서 볼 수 있는 잡성분이 없기 때문이다. 스위트라벤더와 달리 높이 1.5m 이상 자란다.

허브식물원에서 흔히 볼 수 있는 피나타라벤더(*Lavandula Pinnata*)는 라벤더 품종 중에서 향이 가장 약하다. 잎의 가장자리가 고사리처럼 깊게 갈라지는 것이 특징이다.

프렌치라벤더(*Lavandula stoechas*) 혹은 스패니시라벤더라고 불리는 라벤더 품종은 앞의 라벤더 품종과는 전혀 다른 모양의 꽃이 핀다. 일반 라벤더에 비해 향이 조금 자극적이지만 약용 효능은 일반 라벤더와 비슷하다.

## 꽃의 맛

꿀샘이 조금 있고 달달한 맛이 난다.

### | 먹는 방법 |

라벤더의 꽃은 단맛이 있지만 화서에서 분리해서 먹기에는 너무 작다. 신선한 꽃과 잎은 깨끗이 세척한 뒤 전자렌지로 건조시켜 즐기거나 아이스크림, 패스츄리, 샐러드, 수프, 국물 요리 등에 사용하지만 일반적으로 건조시킨 뒤 맛내기용 조미료로 사용할 것을 권장한다. 어떤 용도로 먹든 간에 소량 섭취를 원칙으로 한다. 섭취 가능한 라벤더는 *Lavandula angustifolia*, *Lavandula latifolia* 등의 원종들이며 프리지드라벤더(*L. dentata*) 등도 건조시킨 뒤 조미료로 섭취하는 경우가 많다. 프렌치라벤더(*L. stoechas*)는 향이 자극적이고 미각적으로도 맛이 없으므로 관상용으로 키운다. 교배종(하이브리드) 라벤더는 오일을 추출하기 위해 키우고, 대개 향수 제조 목적으로 키우므로 식용에서 제외시킨다.

### | 약성 |

라벤더 원종들은 향수, 아로마 오일, 비누, 의약, 포푸리 용도로 고대시대부터 사용되어 왔다. 원종들은 항균, 살균 효과의 아로마 테라피에 특히 좋다. 교배종 품종은 낙태 성분 같은 잡성분이 있으므로 라벤더 엑센스 오일을 임산부가 사용하는 것은 주의해야 한다.

### | 번식 |

종자, 꺾꽂이

### | 키우기 |

1 화원에서 건강한 모종을 구입한다.
2 양지에서 키운다.
3 물빠짐이 좋은 사질 토양에서 잘 자란다.
4 수분은 보통보다 조금 적게 공급하고, 습도가 높은 장마철에 주의한다.
5 겨울에 실내로 옮긴다.

## 살균, 황산화 성분이 있는
# 로즈마리

꿀풀과 여러해살이풀 *Rosmarinus officinalis* 1.5m

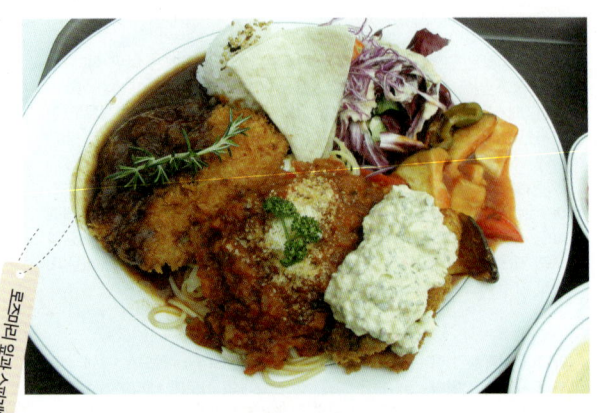

로즈마리 잎과 스파게티

지중해가 원산지인 로즈마리는 고대 그리스 때부터 허브로 유명하였고 기억, 우정, 사랑을 상징하는 약초로 알려져 왔다. 또한 피부질환 개선에 도움을 주어 아로마 허브로도 정평이 난 식물이다.

꽃은 품종에 따라 3~7월 사이에 개화하는데 연한 보라색, 하늘색, 분홍색, 흰색 꽃이 피고, 온실에서 키울 경우 겨울에도 꽃이 핀다. 박하 향이 나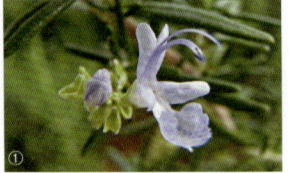

①

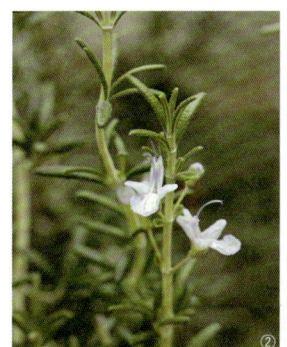
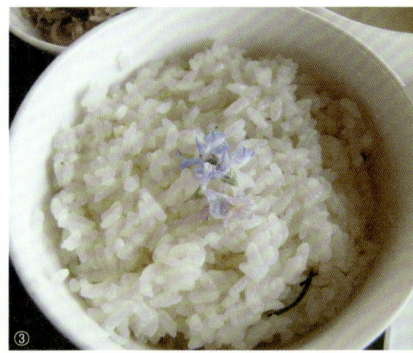

는 이 꽃은 향기가 좋을 뿐만 아니라 살균, 진정 효과가 있어 정신 건강에 많은 도움을 주므로 실내 식물로도 안성맞춤이다. 실내에서 키울 경우 베란다의 햇빛이 잘 드는 곳에 키우는 것이 좋다.

<u>줄기</u>는 높이 2m까지 자라고 가지치기를 하지 않으면 텁수룩하게 자라는 경향이 있다. 줄기의 단면은 사각형이고 밑둥이 나무처럼 단단하게 자라는 성질이 있다.

피침형의 가느다란 잎은 향신료로 인기가 많은데 보통 9월에 수확해 향신료 등으로 사용한다. 잎은 날것으로 섭취하거나 건조시킨 뒤 각종 요리에 사용한다.

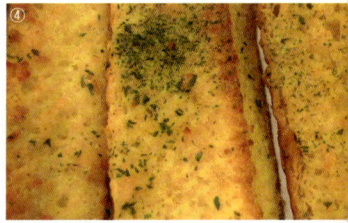

① 로즈마리 꽃
② 로즈마리
③ 로즈마리 꽃밥
④ 로즈마리 마늘빵

## 꽃의 맛

부드럽지만 쓴 맛이 가미되어 있다.

### |먹는 방법|

꽃은 부드럽지만 쓴 맛이 있어 생으로 먹기보다는 레몬 주스에 넣어 먹거나 건조시킨 뒤 조미료로 먹는다. 싱싱한 잎은 쓴 맛이 매우 강하지만 육류 요리나 구이 요리에 한두 가닥씩 곁들여 먹는다. 수프, 국물 요리에는 소량 사용하며 생잎을 아주 잘게 썰어 사용하거나 건조시킨 잎을 가루내어 사용한다. 가루낸 잎은 육류를 조리할 때 사용하거나 생선구이 등의 향신료로 사용한다. 각종 야채 요리, 제과·제빵, 잼, 젤리의 맛내기에도 안성맞춤이다.

### |약성|

염증, 살균, 자양강장, 우울증, 정신피로, 수렴, 감기, 두통, 복통, 복부 가스에 효능이 있고 항산화 성분이 있다. 과다 사용시 임산부의 낙태를 유발하므로 임산부는 복용하지 않는 것이 좋다. 잎은 아로마테라피, 목욕제로 사용한다. 정원에서 키울 경우 해충을 쫓아내는 효과가 있다.

### |번식|

종자, 휘묻이, 꺾꽂이(초여름)

### |키우기|

1 화원에서 건강한 모종을 구입한다.
2 최소 6시간 이상 햇빛이 드는 양지에서 잘 자란다.
3 약한 알칼리성의 조금 건조한 토양을 좋아한다.
4 흙이 마르면 수분을 공급한다.
5 감자와 함께 키우면 성장이 불량하고 그 외의 식물과는 성장이 양호하므로 정원에서 키우기 좋다. 소금기에도 비교적 강하므로 바닷가 펜션에서도 키울 수 있다.
6 남부지방에서는 월동이 가능하고 중부지방은 겨울에 실내로 옮긴다.

## 두통에 효능이 있는
# 베고니아

베고니아과 *Begonia semperflorens* 15~30cm

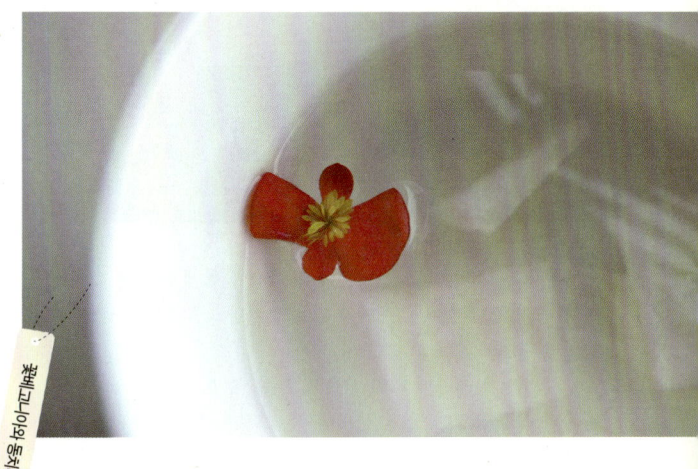

꽃은 음식의 데코레이션

세계적으로 1,500여 종의 품종이 있다. 품종에 따라 '꽃베고니아', '나무베고니아(목베고니아)', '구근베고니아(알베고니아)' 등으로 구분한다. 이 중 꽃베고니아는 사철 내내 꽃을 볼 수 있다고 하여 '사철베고니아' 라 불리고 '왁스베고니아' 라고도 말한다.

꽃은 비빔밥으로 먹을 수 있다. 목베고니아(*Begonia picta*)와 베고니아 팔마타(*Begonia palmata*)는 어린 잎을 데쳐서 먹거나 피클로 담가 먹는다.

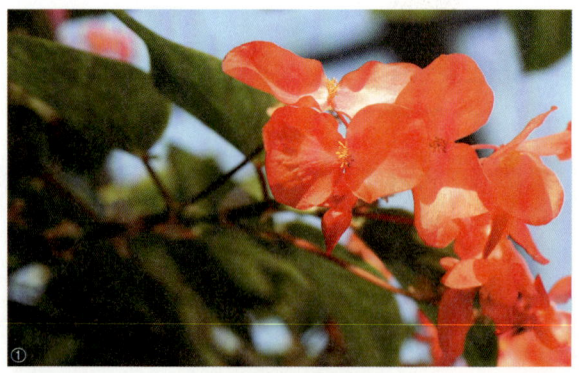

 브라질 원산의 꽃베고니아는 1828년경 유럽에 도입된 뒤 다양한 품종이 개발되었다. 계란형 잎은 모여나고 녹색잎, 구리빛 잎 등이 있다.

 <u>꽃의 색상</u>은 품종에 따라 붉은색, 분홍색, 흰색 등이 있고 홑꽃 품종과 겹꽃 품종이 있다. 국내에서는 도로변 화단이나 가정집 화단에서 즐겨 키운다.

 베고니아 품종 중 하나인 김정일화(Begonia tuberhybrida)는

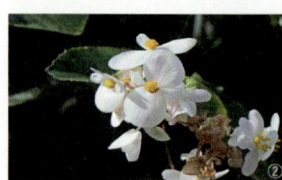
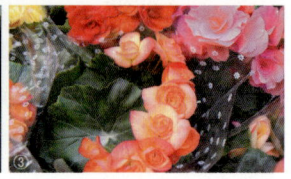

일본 원예학자인 가모 모토데루가 육종한 품종으로 북한에서는 '불멸의 꽃'이라는 별명이 있다. 김정일의 생일인 2월 16일에 개화되도록 육종된 김정일화는 최근 북한의 국화로 인정받는다고 한다. 우리나라에서는 '구근베고니아'의 하나로 취급하는데 꽃잎이 겹으로 핀다.

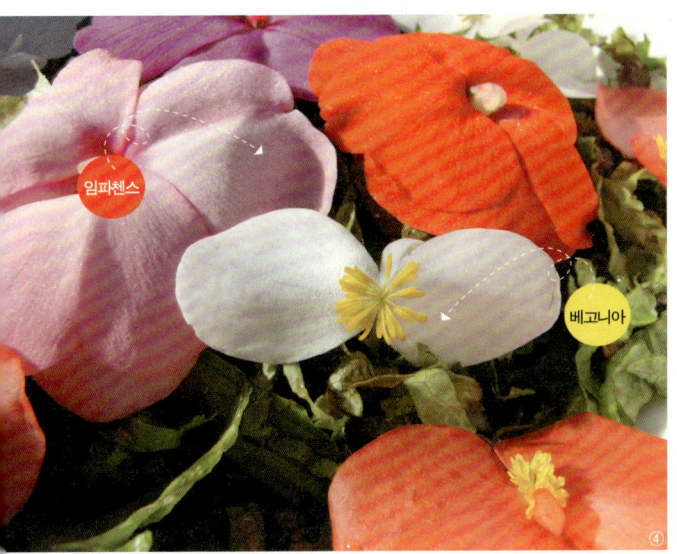

① 베고니아 품종
② 꽃베고니아 흰색 품종
③ 베고니아 겹꽃 품종
④ 베고니아 비빔밥

# 꽃의 맛

전통적인 먹는 꽃으로 유명하다.

## | 먹는 방법 |

베고니아의 꽃에는 비타민과 철분 성분이 함유되어 있으므로 생으로 먹기에도 안성맞춤이다. 노란색 꽃밥은 약간 떫은 맛이 난다. 꽃잎 아래쪽 꿀주머니 부근이 매우 시큼하다. 전체적으로 시큼한 맛으로 먹기에 좋다. 꽃을 비빔밥에 넣어 먹으면 좋고 샐러드로 먹기도 한다.

## | 약성 |

식물 즙은 두통에 효능이 있다. 넓은 잎은 아픈 젖꼭지에 찜질팩처럼 사용한다. 외국 민간에서는 뿌리 즙을 안약 대용으로 사용한 기록이 있다.

## | 번식 |

종자 또는 포기나누기

## | 키우기 |

1 나뭇잎과 꽃봉오리 상태를 확인한 뒤 시각적으로 건강한 모종을 구입한다.
2 반그늘 토양에서 10~20cm 간격으로 구멍을 판 뒤 약간의 유기질 비료를 채운다. 그 위에 모종을 심고 토양이 축축해질 때까지 수분을 충분히 공급한다.
3 여름에는 1주일 간격으로 수분을 공급한다.
4 햇빛을 가리지 않고 잘 자라지만 한여름에는 약간 차광을 하고, 낙엽진 잎은 보일 때마다 제거한다.
5 겨울에는 실내로 옮긴다.

## 차로 즐기는 먹는 꽃
# 제라늄
쥐손이풀과 여러해살이풀 *Pelargonium spp.* 30~50cm

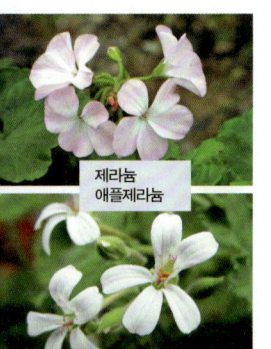
제라늄
애플제라늄

남아프리카 원산인 제라늄의 꽃과 잎을 식용한다. 예로부터 먹어온 전통적인 먹는 꽃 중 하나이다. 세계적으로 수많은 품종이 있는데 이 중 제라늄은 잎과 꽃을 식용할 수 있고, 애플제라늄과 페퍼민트제라늄은 잎을 식용할 수 있다.

제라늄의 경우 꽃의 맛에서 쓰고 신맛이 난다. 애플제라늄과 페퍼민트제라늄은 꽃에서 박하 향미가 있다. 잘 말린 꽃과 잎은 차로 음용하거나 케이크 등을 만들 때 사용하고, 싱싱한 꽃은 샐러드, 샌드위치, 비빔밥으로 섭취한다. 품종에 따라 다르겠지만 대부분의 제라늄은 양지에서 잘 자라고 실내에서 월동한다. 비옥한 토양을 권장하며 번식은 종자나 꺾꽂이로 할 수 있다.

참고로, 일부 사람들에게 몇몇 제라늄 품종의 잎에는 독성이 있어 개와 고양이에게 좋지 않고, 제라늄 오일이 피부발진을 일으킬 수 있다고도 한다. 따라서 섭취할 때 주의해야 하며 잎이나 오일을 섭취할 경우 가급적 조리하거나 소량섭취하는 것이 원칙이다.

Part 6

# 계절별
# 독성
## 식물들

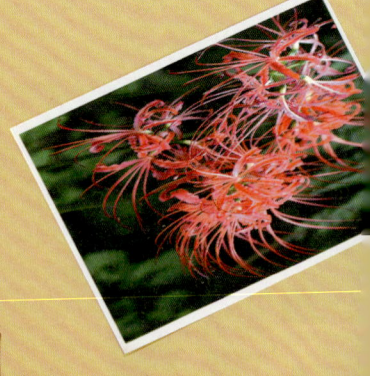
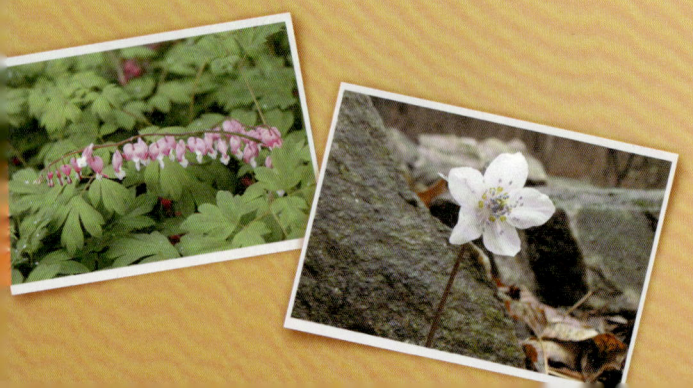

# 봄, 식용할 수 없는 꽃들

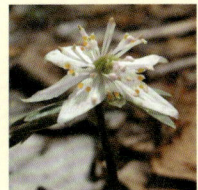

너도바람꽃 (개화 3~4월)
미나리아재비과의 독성 식물

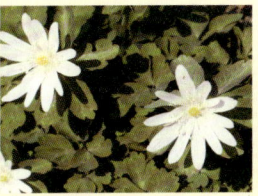

꿩의바람꽃 (개화 4~5월)
미나리아재비과의 독성 식물

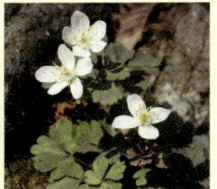

만주바람꽃 (개화 3~4월)
미나리아재비과의 독성 식물

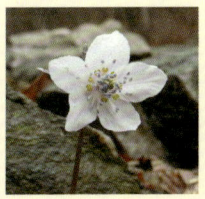

변산바람꽃 (개화 2~3월)
미나리아재비과의 독성 식물

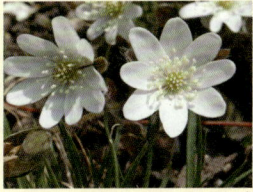

노루귀 (개화 3~4월)
미나리아재비과의 독성 식물

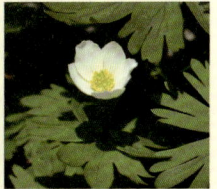

홀아비바람꽃 (개화 4~5월)
미나리아재비과의 독성 식물

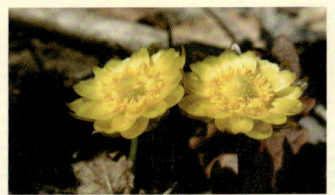

복수초 (개화 3~4월)
미나리아재비과의 독성 식물

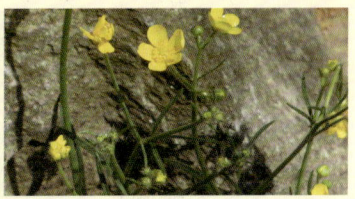

미나리아재비 (개화 5~6월)
미나리아재비과의 유독 식물

# 봄, 식용할 수 없는 꽃들

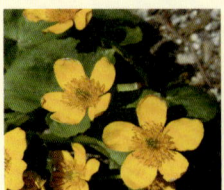

동의나물 (개화 4~5월)
미나리아재비과의 독성 식물

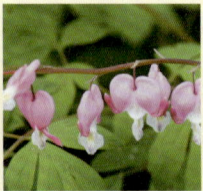

금낭화 (개화 5~6월)
미나리아재비과의 유독 식물

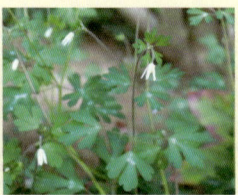

개구리발톱 (개화 4~5월)
미나리아재비과의 독성 식물

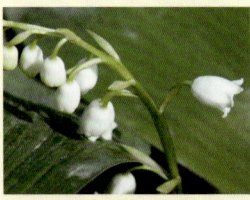

은방울꽃 (개화 5~6월)
백합과의 유독 식물

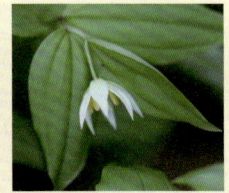

애기나리 (개화 4~5월)
백합과의 독성 식물

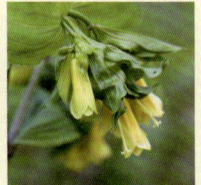

윤판나물 (개화 4~6월)
백합과의 독성 식물

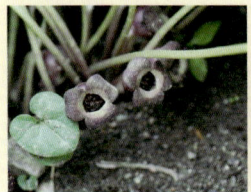

족도리풀 (개화 4월)
쥐방울덩굴과의 독성 식물

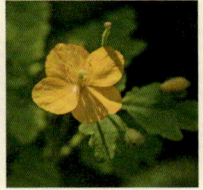

애기똥풀 (개화 5~8월)
암술대에서 불쾌하고 쓴 맛

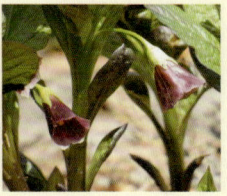

미치광이풀 (개화 4~5월)
가지과의 독성 식물

# 여름 · 가을, 식용할 수 없는 꽃들

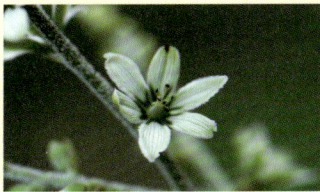

박새 (개화 6~7월)
백합과의 유독 식물

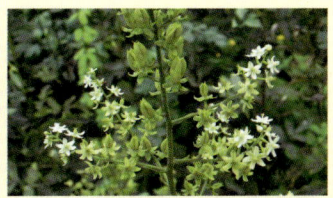

여로 (개화 7~8월)
백합과의 유독 식물

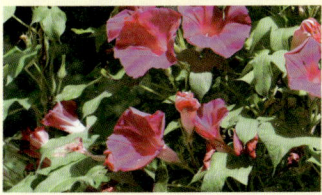

나팔꽃 (개화 7~8월)
메꽃과의 저독성 식물

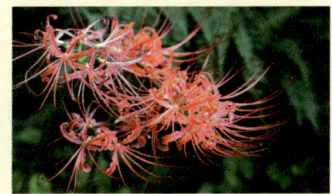

석산 (개화 9~10월)
수선화과의 독성 식물

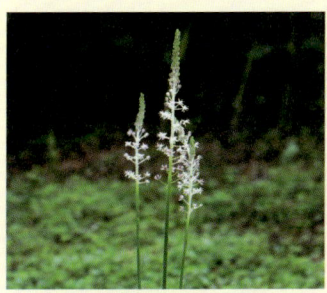

무릇 (개화 7~9월)
백합과의 독성 가능성 식물

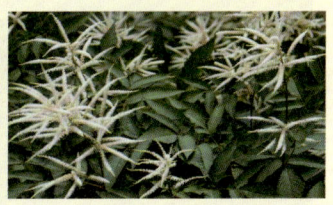

눈개승마 (개화 6~8월)
장미과의 독성 가능성 식물

# 여름·가을, 식용할 수 없는 꽃들

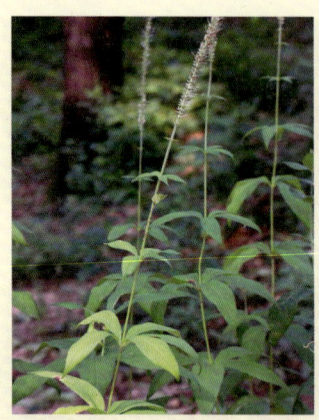

냉초 (개화 7~8월)
현삼과의 독성 식물

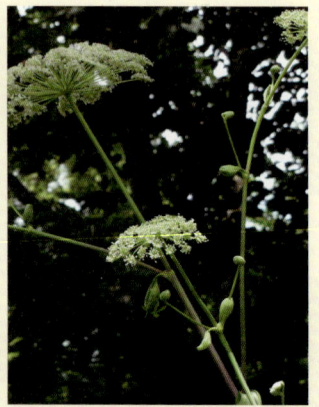

지리강활 (7~8월)
산형과의 유독 식물

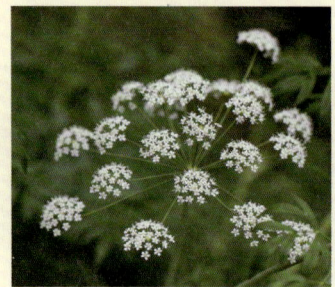

독미나리 (개화 6~8월)
산형과의 독성 식물

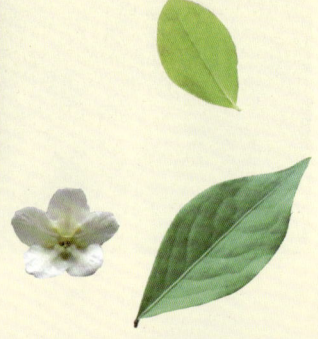

# 식용을 피해야 하는 독성 나무 꽃

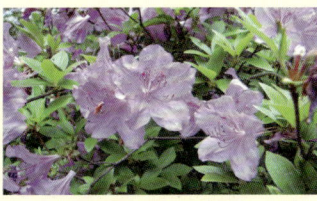

산철쭉 (개화 4~5월)
진달래과의 독성 식물

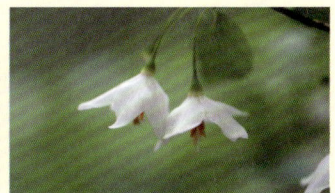

때죽나무 (개화 5~6월)
때죽나무과의 저독성 식물

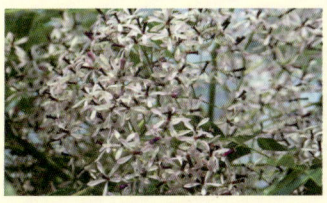

멀구슬나무 (5~6월)
멀구슬나무과의 독성 식물

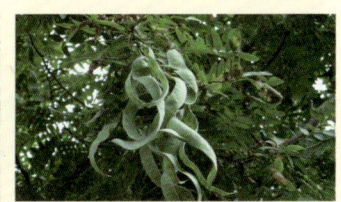

주엽나무 (개화 6월)
콩과의 독성 가능성 식물

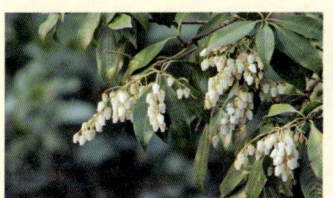

마취목 (개화 4~5월)
진달래과의 독성 가능 식물

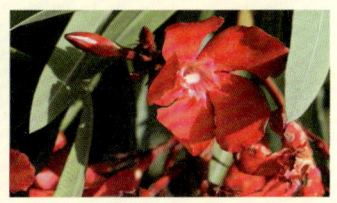

협죽도나무 (7~8월)
협죽도과의 유독 식물

# 추가 식용 가능한 꽃

| | | |
|---|---|---|
| 겨자 꽃 종류 | *Brassica species*<br>다량 섭취시 피부질환이 발생할 수도 있다. | 겨자 맛, 약간 매운맛 |
| 고수 | *Coriander sativum* | 비눗물 맛 |
| 국화 | *Chrysanthemum coronarium* | 쓴 맛 |
| 금어초 | *Antirrhinum majus* | 쓴 맛 |
| 금잔화 | *Calendula officinalis*<br>차로 마시거나 요리에 꽃잎을 넣어 먹는다. | 매운 후추 맛, 차 |
| 글라디올러스 | *Gladiolus spp* | 상추 맛 |
| 딜 | *Anthum graveolens* | 딜 맛 |
| 라일락 | *Syringa vulgaris* | 레몬향, 꽃향 |
| 레몬 | *Citrus limon* | 귤껍질 맛, 밀랍 |
| 레몬버베나 | *Aloysia triphylla* | 레몬향, 차 |
| 로켓 셀러드 | *Eruca vesicaria* | 매운 후추 맛 |
| 마조람 | *Origanum majorana* | 단맛 |
| 말로우 | *Malva sylrestris* | 미세하게 달콤 |
| 말리화 | *Jasminum sambac* | 약간 달콤, 차 |
| 매리골드 | *Tagetes tenuifolia* | 쓴 맛 |
| 무 | *Raphanus sativus* | 달콤, 매운 무 맛 |
| 민들레 | *Taraxacum officinalis*<br>어린 꽃봉오리를 튀겨먹는다. | 약간 쓴 맛 |
| 민트(박하) | *Mentha species* | 박하맛, 쓴 맛 |
| 바나나 유카 | *Yucca baccata*<br>다량 섭취시 피부질환이 발생할 수도 있다. | 바삭바삭한 맛 |
| 바질 | *Ocimum basilicum* | 레몬, 민트 |
| 비 밤 | *Monarda species*<br>베르가못 종류이다. | 차 |
| 보리지 | *Borago officinalis* | 가벼운 오이 맛 |
| Burnet | *Sanguisorba minor*<br>서양의 오이풀 종류이다. | 가벼운 오이 맛 |

# 부록

| | | |
|---|---|---|
| 붉은인동 | *Lonicera japonica* 열매는 독성이 있으므로 식용할 수 없다. | 식용하기도 한다. |
| 수레국화 | *Centaurea cynaus* | 달콤하고 매운맛 |
| 아니스 히솝 | *Agastache foeniculum* | 달콤한 감초 맛 |
| 안젤리카 | *Angelica archangelica* 생선요리(때때로 알레르기 증상 발생) | 샐러리 맛 |
| 오크라 | *Abelmoschus aesculentus* | 무궁화 꽃과 비슷 |
| 완두콩류 | *Pisum species* | 풋콩 맛 |
| 원추리 종류 | *Lily Hemerocallis* | 풋콩 맛 |
| 잇꽃 | *Carthamus tinctorius* | 약간 쓴 맛 |
| 접시꽃 | *Alcea rosea* | 무궁화 꽃과 비슷 |
| 쥬키니호박 | *Cucurbita pepo spp* 꽃봉오리를 쪄서 먹는다. | 약간 달콤 |
| 차이브 | *Allium schoenoprasum* | 부드러운 양파 맛 |
| 치자나무 | *Gardenia jasminoides* | 약간 단맛 |
| 치커리 | *Cichorium intybus* 꽃봉오리를 피클로 먹는다. | 부드럽고 연한 맛 |
| 카네이션 | *Dianthus caryophyllus* | 사과향, 차 |
| 카모마일 | *Chamaemelum nobile* | 달콤, 매운 무 맛 |
| 타임 | *Thymus vulgaris* | 레몬, 박하 맛 |
| 툴바기아 | *Tulbaghia violacea* | 부드러운 마늘 맛 |
| 프리뮬라 종류 | *Primula vulgaris* 몇몇 종은 알레르기를 유발할 수도 있다. | 약간 달콤 |
| 해바라기 | *Helianthus annus* 꽃봉오리를 쪄 먹는다. | 약간 쓴 맛 |
| 후쿠시아 | *Fuchsia X hybrida* | 약간 신맛 |
| 훼이조아 | *Feijoa sellowiana* | 열매 맛과 비슷 |
| 휀넬(회향) | *Foeniculum vulgare* | 약간의 감초 맛 |
| 히솝 | *Hyssopus officinalis* 단지 임산부, 고혈압, 간질 환자는 식용하지 않는다. | 식용할 수 있다. |

# 찾아보기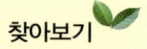

※ 빨간색 글씨의 꽃은 독성이 있음.

**ㄱ**
가는장구채 211
갈퀴나물 206
감국 243
개구리발톱 342
개나리 189
개별꽃 25
겨자 꽃 종류 346
계절별 독성식물 340
고로쇠나무 171
고수 346
고추나무 173
골담초 156
괭이밥 34
구절초 246
국화 346
귤나무 255
글라디올러스 346
금낭화 342
금어초 346
금잔화 346
금창초 53
긴병꽃풀 51
까마귀밥나무 109

꽃다지 44
꽃사과나무 123
꿀풀 58
꿩의바람꽃 341

**ㄴ**
나팔꽃 343
냉이 50
냉초 344
너도바람꽃 341
노각나무 258
노랑무늬붓꽃 75
노루귀 341
눈개승마 343

**ㄷ**
단풍나무 164
달맞이꽃 213
당개지치 31
당단풍나무 167
데이지 320
도라지 232
독미나리 344
돌나물 64

동백나무 285
동의나물 342
두릅나무 288
두메부추 195
둥굴레 202
등나무 153
딜 346
땅나리 216
땅콩 209
때죽나무 345

**ㄹ**
라벤더 329
라일락 346
레몬 346
레몬버베나 346
로켓 셀러드 346
로즈마리 332

**ㅁ**
마쉬멜로우 261
마조람 346
마취목 345
만주바람꽃 341

만첩빈도리 268
말로우 346
말리화 346
매리골드 346
매발톱나무 158
매자나무 158
맥문동 234
멀구슬나무 345
멕시칸스위트 323
모과나무 137
모싯대 226
목련 99
무 346
무궁화 261
무릇 343
문배나무 140
미국산딸나무 179
미나리 219
미나리냉이 192
미나리아재비 341
미역취 240
미치광이풀 342
민둥꽃아까시나무 250
민들레 41
민트 346

ㅂ
바나나 유카 346
바질 346
박새 343
박쥐나무 271
박태기나무 150

박하 346
배나무 142
뱀딸기 144
Burnet 346
벌개미취 246
벌깨덩굴 56
벚나무 112
변산바람꽃 341
병꽃나무 103
베고니아 335
보리지 310
복사나무 131
복수초 341
복숭아나무 131
복자기 169
부추 198
분홍아까시 251
불나무 186
붉은인동 347
붓꽃 75
블루베리나무 264
비목나무 98
비밤 346
비비추 205
비올라 299
비파나무 255
빈도리 268
뽕나무 161
뽈남천 93

ㅅ
사과나무 123

산국 243
산당화 116
산돌배나무 140
산딸기 144
산딸나무 179
산뽕나무 161
산사나무 143
산수유나무 106
산옥매 119
산자고 22
산철쭉 345
살갈퀴 61
생강나무 96
생열귀나무 274
서부해당화 121
석산 343
섬초롱꽃 230
세이지 316
소영도리나무 103
수레국화 347
수리딸기 144
스테비아 326
신나무 170

ㅇ
아까시나무 250
아니스 히솝 347
안젤리카 347
애기나리 342
애기똥풀 342
앵두나무 128
야광나무 125

얼레지 28
여로 343
연꽃 289
영춘화 189
오크라 347
옥잠화 237
완두콩류 347
왕벚나무 112
원추리 199
원추리 종류 347
유채 47
윤판나물 342
은방울꽃 342
음나무 288
인가목조팝나무 147
임파첸스 304
잇꽃 347

ㅈ
자두나무 134
자작나무 182
잔대 229
장미 278
접시꽃 261
정금나무 264
제라늄 339
제비꽃 67
조팝나무 147
족도리풀 342
주엽나무 345
줄딸기 144
중국단풍 168

쥬키니호박 347
지리강활 344
지치 80
진달래 88
짚신나물 223
찔레나무 278

ㅊ
차나무 258
차이브 347
참꽃마리 78
참나무과의 꽃들 184
참나물 219
참산부추 198
천문동 71
청괴불나무 186
청시닥나무 172
초롱꽃 230
치자나무 347
치커리 347
취 153

ㅋ
카네이션 347
카모마일 347
큰괭이밥 34
큰구슬붕이 38

ㅌ
타임 347
토끼풀 82
토레니아 307

툴바기아 347

ㅍ
팬지 299
페퍼민트 313
풀솜대 205
프리뮬라 종류 347

ㅎ
하늘말나리 216
한라부추 198
한련화 294
해당화 274
해바라기 347
홀아비바람꽃 341
홍단풍나무 164
화살나무 282
황매화 - 176
회잎나무 282
협죽도나무 345
후크시아 347
훼이조아 347
훼넬(회향) 347
히솝 347